中国临床药师成长实录

顾　问　游一中　蔡映云

主　审　朱　珠　姚文兵

主　编　葛卫红

副主编　王建华　夏培元

编　委（按姓氏笔画排序）

　　　　方　芸　方晴霞　孔旭辉

　　　　甘克苏　张天镇　张　峻

　　　　陈幼亭　陶　祥　魏筱华

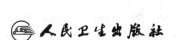
人民卫生出版社

图书在版编目（CIP）数据

中国临床药师成长实录 / 葛卫红主编. —— 北京：
人民卫生出版社，2018
ISBN 978-7-117-27635-1

Ⅰ.①中… Ⅱ.①葛… Ⅲ.①医药学－文集 Ⅳ.
①R-53

中国版本图书馆 CIP 数据核字（2018）第 243833 号

人卫智网	www.ipmph.com	医学教育、学术、考试、健康，购书智慧智能综合服务平台
人卫官网	www.pmph.com	人卫官方资讯发布平台

中国临床药师成长实录

主　　编：葛卫红
出版发行：人民卫生出版社（中继线 010-59780011）
地　　址：北京市朝阳区潘家园南里 19 号
邮　　编：100021
E - mail：pmph @ pmph.com
购书热线：010-59787592　010-59787584　010-65264830
印　　刷：三河市博文印刷有限公司
经　　销：新华书店
开　　本：710×1000　1/16　印张：28
字　　数：401 千字
版　　次：2018 年 11 月第 1 版　2020 年 5 月第 1 版第 6 次印刷
标准书号：ISBN 978-7-117-27635-1
定　　价：68.00 元

打击盗版举报电话：010-59787491　E-mail：WQ @ pmph.com
（凡属印装质量问题请与本社市场营销中心联系退换）

编者名单

（按姓氏笔画排序）

丁跃辉	马 欢	马祝悦	王 刚	王 旭	王 茜	王 敏	王 韵
王国团	王宝彦	王建华	王露婕	卜晓洁	计 成	石佳娜	卢珊珊
叶 静	冯朴琼	吕振华	朱巧玲	朱春梅	任海霞	刘 涛	刘 婧
刘 静	刘立立	刘言香	刘金春	刘梦颖	江 洁	安琳娜	祁金文
孙福生	阳丽梅	严思敏	苏 适	李 俐	李 娜	李 倩	李 潇
李 霞	李东锋	李欣宇	李晓蕾	李嘉琪	杨 贤	杨 勇	杨 雅
杨 婷	杨秀丽	束 庆	吴丹娜	吴秋惠	吴晓燕	邱 爽	何 瑾
何忠芳	谷文睿	沈爱男	宋小玲	宋周烨	张 蔚	张杜枭	张明珠
张晋萍	张桂凡	张海霞	张淑青	陆晓蕾	陈 杰	陈 晨	陈大宇
陈顺生	邵腾飞	邵燕飞	林玮玮	林杰茹	罗吉敏	邰世超	周素琴
周晓燕	郑明昱	居博伟	孟安娜	赵全凤	胡 颖	胡 巍	胡晓蕾
柳汝明	郗有丽	洪正飞	费 祥	姚 瑶	贺春晖	聂 力	夏培元
顾智淳	钱晓宏	徐 丹	徐 航	徐 媛	徐银丽	徐瑞娟	凌 亚
凌春燕	席骏钻	曹 红	曹艳花	曹祥武	崔瑞瑾	梁 培	彭云云
彭苗苗	彭洪薇	彭雪芹	葛卫红	蒋陈晓	蒋金凌	蒋婷婷	韩 玉
韩 舟	韩学诚	程利娟	谢 菡	蒲 文	蒙 龙	赖 珺	蔡 俊
薛晓燕	魏琪格						

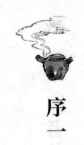

序
一

  该书是由百位青年药师撰写的临床用药笔记，字里行间透露出他们的困惑与坎坷、思考与思想、进步与成长，虽然历程各异，但奋发向上的主旋律相同！可亲可敬的青年药师，你们是中国药师的脊梁，是用努力与实力托举起未来的佼佼者，是患者可以性命相托的人！

  由尊敬的游一中教授等前辈创意和组织、人民卫生出版社于 2017 年出版的《中国药师海外游学札记》，将有幸以访问学者身份出国学习和考察的一批中青年药师们的所学、所思汇集成册。本书可视为它的姊妹篇，由南京大学医学院附属鼓楼医院药学部总体筹划和组织编撰，是我国医院药学向以患者为中心的药学服务转型过程的缩影和印迹，是研究中国医改与药学服务转型的珍贵资料。

  《曾文正公嘉言钞》中所述："以勤为本，以诚辅之。勤则虽柔必强，虽愚必明。诚则金石可穿，鬼神可格。"它告诫后人以勤奋为做人的根本，以真诚相辅；能够做到勤奋，即便柔弱也必定会变得坚强，即便愚蠢也必定会变得聪明，用心真诚能够穿透金石，可以抵抗鬼神。

  谨以此名句，与经历中国新医改和药学服务转型、处在自立进程中的药师们共勉。

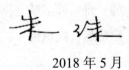

2018 年 5 月

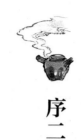

序

二

　　20 世纪 50 年代后期，美国首先提出临床药学概念，通过改革药学教育，设置临床药学专业，培养临床药师，在医院建立起临床药师制度，让药师参与临床药物治疗，从而提升药物治疗水平，保障患者用药安全。在此背景下，临床药学迅速发展，药学学科内涵得到充实。20 世纪 80 年代，国内各大医院临床药学工作兴起，但因高校临床药学专业设置不足，医院临床药师人才匮乏，临床药学服务内容受到局限。

　　随着新医改的深入推进，"以药养医"的时代已经终结。医院药学工作正由传统的供应保障服务转向全面深化药学学科建设，增强学科专业实力，提高药物治疗水平，保障患者用药安全，提升药学专业服务价值的内涵发展之路。医院药学学科以临床药学服务为核心，以为患者提供安全、有效、经济、适当的药学服务为目标，加快临床药师人才培养，注重临床药师的实践与成长。临床药师们和着改革的节拍，带着专业的自信，谨慎、认真、热忱、投入地实践着临床药学服务，博观而约取，厚积而薄发，构筑了一道探索行业发展、展示专业形象的美丽风景线。

参与编撰本书的百余位药师，他们承接转型重任，探索服务内涵，代表行业水准，进门诊，下病区，联手医护，直面患者。年轻药师们围绕专科药学指导、门诊药学服务、临床用药监测与评价、ADR 监测等全面开展临床药学服务。从初试生疏、熟悉掌握到游刃有余，一路走来，年轻的临床药师们带着新奇与热情，迎着困难与挑战，守着理想与坚持，随风潜入夜，润物细无声。一天天、一月月、一年年，收获了成功与成长，成就了专业与事业，留下了美好与感动。千淘万漉虽辛苦，吹尽狂沙始到金。临床药学服务这朵鲜嫩娇艳、蓬勃绽放的药学之花，为药学专业的发展注入了生机，为药学学科转型奠定了基础，为药学事业的兴盛带来了希望。

　　如今，《中国临床药师成长实录》即将出版，感谢药师们对自己心路历程的分享，它是启迪，是观照，亦是激励。长风破浪会有时，直挂云帆济沧海。是为序。

2018 年 5 月

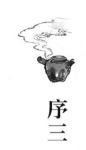

序
三

对于药品，用之"锱铢必较"，畏之"豺狼虎豹"，如何安全、有效、经济、适当用药，达到"甘之如饴"的效果，中国药师肩负着药学服务的伟大使命，不忘初心，努力前行。

临床药师是"平凡"但不"平庸"的职业，工作中必须通过细致的观察、耐心的询问、专业的分析才能帮助医护人员或者患者解决用药问题。

"千里之行，积于跬步。"本书中每一个小故事都是药师平凡的日常，犹如一幅幅鲜明的油画，通过药师们严谨的态度、叙事的口吻，将朴实、重要的临床药学工作以记叙的手法娓娓道来。

年轻的中国药师将自己在从事临床药学服务工作中的点点滴滴以随笔的形式进行记录。分别以"患者沟通""用药教育与指导""医护沟通""给药方案分析""用药方案设计""药师内功提升""收获与心得"等为主题，描绘了药师们严谨认真的工作态度，触摸到了临床药学专业的学术精神。

"万里之船，成于罗盘。"如今，药师的培养，除了熟练掌握药理学、药动学、生理学、病理学、药学信息检索、循证医学等相关学科知识，更需要培养临床思维。

书中文章叙述："如果将从书本中获得的知识比作一棵树，那么在治疗疾患的实际过程中遇到的问题和获得的经验则是一片森林。从一棵树到一片森林，也正是我们每个临床药师的成长过程。"药师们发挥自己在药学监护方面的优势，发现问题，循证分析，给出有理有据的建议，体现药师在临床中的价值。药师们在内心驱动价值的指引下，谱写着美丽的人生。

2018 年 5 月

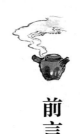

前言

　　20世纪80年代，临床药学的概念引入我国，经过30多年的发展，尤其是近10多年来，在卫生行政部门的支持下，在老一辈药学人的不懈努力下，我国的临床药学工作取得了长足进步。那么，作为临床药学的主力军，临床药师们在认识临床、融入临床、开展临床药学的过程中有着怎样的心路历程呢？

　　为了全面、客观地呈现我国临床药师在医院药学转型初期的工作状态及成功经验，本书收集了来自全国20个省、市、自治区48家医院127名药师提供的171篇稿件。这些稿件以亲身体会或真实案例的形式展现了临床药师们在进行医患沟通、用药教育与指导、用药方案分析及给药方案设计等临床工作时所经历的困难与困惑、成功与收获。

　　由于我国高等院校临床药学专业教学的滞后，参与本书编写的临床药师们大多是非临床药学专业出身，其专业方向有药剂、药理、药物分析，甚至还有药物化学，要让这些传统药师转型从事临床药学工作，就必须要补上临床基础课程。本书"小荷才露尖尖角"一文作者这样写道："那段时间，每天回家后，我就埋首书堆之中，一本本厚重的大部专业书籍堆在书桌上，一篇篇打印整齐的国内外指南文献铺展在卧床上，我似乎找回了读研时的那种学习劲头，不断学习，不断充电。我牢记着初心：成为真正的临床药师，为患者提供药学服务！"这段话一直深深地刻在我的脑海中，也一直深深地感动着我。这是面对陌生的环境、病种和医学术语，药师们废寝忘食、自强不息的学习激情的写照。

临床药学和临床医学一样，是一门实践性很强的学科，除了要求具有扎实的理论基础，还必须具有丰富的临床实践能力，如采集病史、用药史、药物过敏史的能力，制订药物治疗方案的能力，具备临床思维的能力，以及与医患的沟通技能和职业精神等。本书中《癫痫用药日记》就是一个有关职业精神的典型案例。作者用自己编写的《癫痫用药健康教育材料》和《癫痫用药日记》，使患者的癫痫发作次数明显降低。为了更好地帮助到维吾尔族癫痫患者，作者还请专业人士将《癫痫用药健康教育材料》和《癫痫用药日记》翻译成维吾尔文。这个案例打动了本书的主审，被患者记录满满的《癫痫用药日记》和译成维文的《癫痫用药健康教育材料》成了本书为数不多的图片资料之一。

　　在临床药学工作中，要想成为一名真正优秀的临床药师，不仅要求在专业上达到精良，还要求有视患者为亲人的境界，将大医精诚、医者仁心作为职业生涯的座右铭。"'龙猫药师'成长记"一文值得细细品味。作者从 2012 年开始解答小朋友的用药问题，到 2015 年创办国内首个专注于 0～12 岁儿童安全用药的微信公众号"龙猫药师"，再到 2017 年"国际志愿者日"成立国内首个专注于儿童用药安全的"龙猫药师"公益基金，短短 5 年时间，作者快速成长为受患儿家长追捧的国内知名的药师。"龙猫药师"急患者所急，想患者所想，付出超乎常人想象的艰苦努力，其事业成功是必然的。"龙猫药师"的成长经历，是我国众多扎根临床与医护一起情系患者安危的临床药师的典范和缩影。

我们希望透过本书百余名临床药师所写 170 多篇亲身经历和真实案例，使读者尤其是医院药学同仁和临床药学专业学生，找到共鸣、受到启发与鼓舞，更加明晰临床药师该学什么、做什么和怎么做。倘若如此，则是对本书编者的莫大肯定。

本书得以顺利出版，其间得到了众多专家、前辈的指导与支持。在此，我要特别感谢尊敬的朱珠教授、姚文兵教授给予的真诚鼓励与慷慨支持，感谢他们给予的许多建设性指导意见。

本书中包含很多临床案例，其中不少既专业又复杂，虽然经过反复审查核对，但由于能力与水平所限，一定仍会有疏忽或不当之处。抛砖引玉，恳请各位同仁和读者批评指正。

葛卫红

2018 年 9 月 16 日

目 录

一、 心心相印　情系患者 ——患者沟通篇

二、 术业专攻　施药精准 ——用药教育与指导篇

五、 药海游弋　心缜技精 ——用药方案设计篇

六、 业精于勤　行成于思 ——药师内功提升篇

七、 辛勤耕耘　一树百获——收获与心得篇

八、　怀昔抚今　任重道远 ——其他篇

一、心心相印 情系患者——患者沟通篇

好吃的"糖豆"

邵腾飞　南京大学医学院附属鼓楼医院

"哈哈哈哈……"我们正在办公室进行病例讨论的时候，一个穿着病号服、十四五岁的女孩嬉笑着跑了进来，躲在了办公室的桌子底下。她的父母气喘吁吁地跟了进来，对我们连声道歉，连拖带拽把她从桌子底下拉了出来，带出了办公室。出门时女孩脸上依然挂着灿烂的笑容。

这个女孩叫小爱，是大前天入院的。她两岁的时候，有一天正在家里玩耍，突然全身强直抽搐，口吐白沫，神志不清。从此以后，病情便一发不可收拾，平均一个月要发作三到四次。家里人带着她四处求医，心力交瘁。因为长年带她住院，她的父母都没有稳定的工作，家里的经济状况非常紧张。尽管如此，家里人始终对她不离不弃，精心照料着她的生活，她也逐渐长大成十四五岁的大姑娘。然而她的智商却因为频繁的癫痫发作，停留在了四五岁的水平。去年，他们家辛苦攒了一笔钱，在外院做了脑部外科手术，切除了癫痫病灶。术后虽然没有完全恢复正常，发作形式也换成了单侧肢体抽动，但是再没有出现过癫痫大发作。在花费大量手术费用后，总算有了一个令人宽慰的结果：小爱之前服用三种抗癫痫药，依然频繁发作癫痫，术后逐渐减少为卡马西平一种，尽管仍有发作，但是频率已经减少为每个月发作一两次。

小爱这次入院的原因似乎与癫痫并没有太大的关系。在入院前一天，她出现了精神不振、嗜睡的症状。以往癫痫大发作后，她也会出现类似的症状，只要睡一觉就好了。这一次她没有癫痫发作，却突然出现了上述症状，而且睡了很久才被父母拍醒，醒后也没有精神，因此来我们医院就医。

入院后医生询问完病史，回来跟我简单介绍了一下。小爱是个老病号了，在这里已经住过好几次院。虽然经济条件不好，但他们家依从性非常好，每天都按医嘱定时定量吃药，而且定期复查血药浓度，从不落下。这次她突然出现了嗜睡症状，不能排除卡马西平服药过量的可能性，但是入院前三天癫痫复诊时她的血药浓度在正常范围内。同时，这个剂量已经服用一年多了，近期生活上也没有特别的变化，血药浓度突然波动的可能性比较小。小爱的父亲说最近资金短缺，希望能少做些检查，于是医生考虑等她出院时再复查血药浓度，先排除其他原因。

下午我例行去做新入院患者的药学查房，刚好碰到小爱在床上哭闹，她的精神倒是比早上好了一些。她父亲说今天小爱就是不肯吃药。这可不行，抗癫痫药不按时服用会有诱发癫痫的风险。我不禁问起平时在家时她服药情况怎么样。她父亲说："平时在家吃药都很乖，但这次进了医院却不肯吃药，可能是情绪不太好。"我向她父亲交待了一下住院吃药的注意事项，就准备离开了。毕竟是老病号，一些接触过的药物不需要特别交待。本来应该跟患者沟通的，但面对智商如同小孩的小爱，我不知道该如何交流。

走出病房的时候，女孩还在嚷嚷，这次却是听清了她在喊什么："不要吃药，要糖豆！"我转身跟她父亲说："你可以买点糖，哄哄她，让她把药吃下去，反正吃糖对癫痫不会有什么影响。"她父亲告诉我，她要的糖豆不是真的糖果，而是曾经吃过的卡马西平片（得理多）。去年在外院住院时，因为术后疼痛，女孩哭闹不止，护士哄她得理多是糖豆，她才肯乖乖吃药。不过因为得理多比较贵，出院后他们改成了国产的卡马西平小白片。这一年来一直吃的是小白片，怎么突然想起一年前的药了呢？出于职业的警惕性，我下意识地问小女孩："你最近吃过糖豆吗？"女孩说："糖豆都吃完了。"

原来，去年出院时医生给他们开具了一盒得理多，还没来得及吃完就换用了国产的。那一盒药就放在柜子里，直到前一天被小爱翻出来并都吃了下去。她父亲不记得那盒药还剩多少片了，于是我紧急联系医生给小爱做了卡马西平血药浓度监测，果然比正常范围高了两倍多。我赶紧建议医生停用卡马西平，考虑到女孩精神已经比入院时有改善，我们未做下一步处理。住院两天后，小爱恢复了活力，于是就有了开头那一幕。

如果要说从这件事情得到了什么启示，那就是要尽量跟患者本人多沟通。神经内科的患者因为自身病情特点，常有神志改变，或有智力缺陷，但我们仍要竭尽一切努力跟患者沟通，有些事情，需要的就是往前多走一步。另外一个启示是，一定要教育好家长把药品放在儿童或有智力缺陷患者够不到的地方，以免再发生"糖豆"这样的事。

2018 年 1 月 12 日

小事精致，足以动人

李东锋　新疆医科大学第一附属医院

他是一位肿瘤患者，明确诊断为：直肠癌中分化腺癌，侵犯膀胱；直肠膀胱瘘；放化疗后，临床分期：T4bNxM0 Ⅲ c 期。他还很年轻，孩子也不过刚刚蹒跚学步，但他已经是肿瘤科的老病号了。此次入院主诉会阴部疼痛及尿道刺激痛症状明显，不能耐受，给予多种镇痛方案均效果不佳。经过摸索调整，后来给予盐酸羟考酮缓释片（奥施康定）510mg q12h，镇痛效果尚可。虽然每天的治疗费用很高，但他的依从性很好，一直遵照医嘱用药。有一天早晨，我随医生查房来到他的床旁，在例行询问了几个问题后，正准备转身离开的瞬间，突然瞥见了他似乎欲言又止的眼神。我头脑飞速地转动了一下，感觉他应该有要说明的情况，便决定留下来与他做进一步的沟通。

我询问了他每日用药的具体情况：什么时间服用，服用后感觉如何，吃了哪些食物等。随着看似随意的对话的深入，他心中的顾虑渐渐消退，最终说出了心里话，因为疼痛控制不佳，镇痛药物剂量经多次调整，目前他正使用奥施康定 510mg q12h。而奥施康定在我们医院仅有 10mg/ 片一种规格，所以每次仅止痛药物他就必须服用 51 片，每天看着满满一大捧药片就觉得头疼、揪心。不吃吧，疼痛难忍，吃吧，这么多的药片短时间内吃进去难以下咽。近日，他甚至产生了偷偷把药片扔掉的念头。

他的内心忧虑和实际困难引发了我深深的思考，我默默地想：如果是自己的亲属要服用这么多药，那医生、药师会怎么办？毫无疑问，增加药品规格是最简单有效的方法之一。于是，我立即与主治医生沟通，执笔将患者用药困难和临床建议写成书面材料，反馈给了药品采购部门。经过多方协调，一批 40mg/ 片规格的盐酸羟考酮缓释片临时被采购进了医院。

隔天碰巧在病区过道遇见他，情绪略显激动的他对我说："现在吃的药片少多了，效果不差，还省了钱。"临别时，他目送着我，连声说道："谢谢，谢谢！"

回到办公室，想起这件事情的整个过程，我思绪万千。临床药师的工作方方面面，细节的观察尤为重要，如果没有转身离开病床时的那一瞥，如果没有怀疑，如果没有立即与医师沟通写出书面报告，可能患者还在大把大把地服药，关爱患者，细节做起，岂不还是空话？想到老药师讲的"容易的事做好就不容易，简单的事做好就不简单"，我更深深体会到"小事精致，足以动人"的意义。

2018 年 1 月 19 日

肛栓与"心栓"

钱晓宏　新疆医科大学第一附属医院

生活是由许多个值得我们铭记的日子组成的。记忆中难忘的"那一天",可能是从清晨到日暮,也可能是某一天的某一个时刻。我记忆中的"那一天",是因为我的老师问过我几个问题,让我思考至今。"作为药师,我们的定位是什么?而作为临床药师,我们又能做些什么?我们常说自己是医生的助手、患者的朋友,难道药师的定位仅此而已吗?"这几个问题无法用只言片语来回答,只能在亲身体会中找答案。

初入临床时,有一天医生查完房回到办公室,谈到有一名患者痔疮复发出血好几天了,请会诊后给予醋酸氯己定痔疮栓止血消肿,可效果不佳,这个问题解决不好会影响后续治疗,患者也很痛苦。当看到那名医生一筹莫展时,我想也许我能做点什么,于是我对他说:"我去跟患者聊聊吧。"他疑惑地望着我,说:"好。"

那是一位老年男性患者,老伴在身旁悉心照料,我来到他床前,开场白是:"叔叔,您好!"之后我微笑着做了自我介绍,告诉他我想了解他使用栓剂的情况。听到我是药师,他跟我聊了起来,一来二去地说出了心里的小纠结。

原来他接触过有机化学课程,用药前都会翻看说明书研究下药物的结构式。他知道苯是有毒的,于是他认为只要带苯环的药毒性都很大,碰巧这个栓剂的有效成分带苯环,他说:"小姑娘,我真是不敢用啊,但是我不敢告诉医生。"

面对这个令人哭笑不得的想法,我首先对他表示了理解,然后耐心地给他答疑解惑，逐渐解开了他的心结。谈话结束后，他答应我会遵医嘱用药。回到办公室，我把与患者的谈话内容告诉了医生，医生感慨地对我说："还是你们药师细心啊，我们病区有专职药师真不错！请帮我重点关注这位患者的用药依从性。"之后我每天都会找那位患者聊一聊，问问他前一天用药有无出现新的问题，也偶尔拉拉家常，熟络之后，他对自己的用药哪怕有一点点新的疑惑都会询问我，我也会尽己所能一一解答。在患者放下心结遵医嘱用药后，他的痛苦很快就得到了缓解，完成后续治疗后顺利出院。

一个月后，他再次入院做常规复查和治疗，当我跟医生来到病房查房，他的老伴儿立刻认出了我，跟我热情地打招呼，还直用手指捅捅他的老伴儿并指着我说："看谁来看你了。"他开心地向我打招呼："钱药师，你好啊！"他告诉我他的病恢复得挺好，感谢我对他的帮助。当时我看到他们老两口脸上绽放的笑容真的非常开心，那一整天我的心情都特别好。其实我只是做了分内之事，还存在很多不足，但我的真诚是满满的，也许就是这种朋友般的真诚换来了患者的信任，也让我体会到了作为一名药师的成就感。

回到最初的那几个问题。人们常说"医患"，就是指医生和患者，在古代，这无可厚非，那时医药一体，比如写下皇皇巨著《本草纲目》的"药圣"李时珍，是医药学家；"药王"孙思邈，也是医药学家。但是在今天，医学分科越来越细，患者所处的医疗关系应该是医、药、护、患关系，这其中的"药"，就是指我们药师。医生负责诊断疾病，制订并执行治疗计划，药师负责协助制订用药计划，审核并调配药品。换个角度来说，无论内科外科，医生的治疗计划中有很大一部分是靠药物来完成的，而药师，就是默默站在医生身后，支持医生完成治疗计划的人。

每个患者都希望能药到病除，每个医生都希望能够安全、有效、经济、适当地用药。作为药师，我们既肩负着患者的期望，又是临床医生最可信的依靠。任重道远，我们将砥砺前行，无怨无悔。

2018 年 2 月 9 日

鱼汤惹的祸

卞晓洁　南京大学医学院附属鼓楼医院

刚吃完午饭，我感觉有些疲劳，于是下楼买了杯咖啡，放松一下。伴随着咖啡的阵阵香味，我想，再审完剩下的几份医嘱，就差不多该午休了。这时，门口突然传来激烈的争执声。

"你不是说手术很成功吗，我现在连班都没法上！"

"手术确实很成功啊，你怎么了？"

我走出办公室，发现一个中年男人正在和吴主任争执着，我记得他是前段时间做过胆囊切除术的一个患者，不知道今天为什么跑来了。

"我现在每天上大号，五六趟，严重影响正常工作，这种日子怎么过！你从没告诉过我，会出现这种情况，你说现在到底怎么办？"中年男人的声音越来越大。

"手术真的很成功，大便次数增多，是一部分患者可能出现的正常现象……"吴主任解释道。

"正常？你试试每天这样还叫正常吗？"中年男人打断了主任的话，"我要投诉你，手术很明显有问题！"

听到这，我立刻走过去。"师傅，您不要着急，听我说两句，好吗？"

"你是谁？跟你有什么关系？"对方态度很蛮横。

"这是我们科的临床药师卞老师，专门研究术后患者的营养调理，你先听听她说的有没有道理。"主任介绍道。

"您先别着急，先听我说。"为了让对方情绪好转，我放缓语速。

"好吧，你说！"中年男人有点不耐烦。

我问他："您告诉我，您术后回家这几天，三餐都吃了些啥？"

中年男人想了想，说："回家三餐我吃的都很简单，出院的时候说了要忌口的，我荤的完全不吃，饭也是以软食为主，蔬菜稍微吃点。"

"就这样吗，没有吃过其他东西？"

"嗯，每天会喝黑鱼汤补补身体，我爱人怕我营养跟不上，所以隔三差五地买黑鱼给我熬汤喝。"

"哦？是这样，这就是您大便不正常的主要原因。"

我继续："您听我仔细说。我们老百姓习惯在手术后喝黑鱼汤补身，认为鱼汤营养价值很高，其实不然，鱼汤中大部分营养成分其实是脂肪，只有很少部分是蛋白质，营养价值很低，真正营养价值高的是鱼肉。胆囊是储存胆汁的器官，一般情况下，进食高油脂的食物会刺激胆囊释放大量胆汁，从而消化脂肪。您做了胆囊切除手术后，由于身体其他器官短期内无法行使代偿的功能，导致进食高油脂食物后无法及时消化，所以出现腹泻增多的现象。"

"这样啊，那我该怎么办？"中年男人开始相信我说的话，态度也逐渐缓和下来。

"您按我说的做：第一，这半年内，记住要低脂饮食，避免进食高油脂食物，比如鱼汤、排骨汤、鸡汤、肥肉这一类的；多补充富含蛋白质的食物，例如清蒸、水煮的鱼肉或虾肉。如果进食含油脂食物出现腹泻，但每日不超过3次属正常现象，不用担心。一般来说，半年以后会逐渐好转，但进食高油脂食物后还是有可能出现腹泻。第二，如果低脂饮食仍然发生腹泻，可补充肠道活菌制剂或进食富含益生菌的乳酸饮料调整肠道菌群，现在超市里还是很多见的，可以缓解腹泻。第三，如果低脂饮食以及口服活菌饮料后大便次数仍然较多，可以采取少量多次的就餐习惯，比如说每日进餐5~6次，每次5~6成饱，同时放慢进餐的速度。"

"噢，好的！我回去试试。主任，对不起，我这个人，脾气有点急，请您谅解！"中年男人不好意思地说道。

主任说："您按照卞老师说的办，应该很快就见效。"

中年男人急匆匆走了，我和主任相视一笑。

主任说："谢谢你，晓洁，幸亏你出来解围。"

"没关系，这是我分内的事情，我还有几份医嘱要审，我先去忙了。"

一周过去了，这个患者没再出现在病房，两周后我电话随访：患者大便次数恢复正常。

作为营养专业的临床药师，不能只关注患者的肠外或肠内营养支持，科学的饮食对于患者来说同样重要，而很多患者恰恰缺少这样的指导。这次的小纠纷使我意识到：患者的出院教育不能仅局限于药品，一些特殊患者，比如术后患者的饮食指导同样需要形成常规。

2018 年 1 月 20 日

补叶酸那些事

吴秋惠　南京大学医学院附属鼓楼医院

"药师,你们医院有叶酸不?朋友让我代买一瓶。"一位打扮入时的青年女性,急匆匆走进诊室问道。"有,请问您朋友买它做什么用?""有就好。"她喃喃道。"小张,赶紧去找医生开吧,不然又要等半天。"没待我问完,女孩就被她的同伴催促着走出了诊室。我忙着招呼其他患者,也就没再留神这事了。

接下来,前来咨询的患者一个接一个……

"药师,教教我这个吸入剂的用法,隔壁的林主任让我们来这学一下。"

"药师,我关节疼好久了,医生给我开了这些药。我还有高血压、冠心病,这些药跟我平时吃的药有没有冲突,麻烦您看下,谢谢!"

"药师……"

在忙忙碌碌中,我度过了一个上午。

下午刚一上班,门口站了位年轻女子,随着我开门进了诊室。"药师您好,等了您一中午了,想咨询您件事。我今年29岁了,准备要宝宝了。在很多书上看到备孕妈妈需要提前3个月吃叶酸,我应该吃多少量呀?能不能多吃些让宝宝发育得更好呀?"

"是这样,您先坐下,我得跟您仔细讲一下。"我一边招呼她坐下,一边胸有成竹地准备给她上堂课。做咨询药师3年多,备孕用叶酸的咨询遇到不少,我自己也摸索出了些"套路",将患者关心的问题一一整理成了笔记。我开始按部就班地给患者讲解起来。

"您能有服用叶酸备孕这个意识是很不错的，这对预防孩子神经管缺陷、贫血、唇腭裂等有积极作用。当然这是在正常的剂量下。"我解释道，"古人云：'适可而止'。这句话还是极有道理的。不少妈妈为了追求最佳效果就盲目地过量服用叶酸，这是不可取的。"

"那我应该补多少，什么时候开始补呢，药师？"女子急切地问。

"关于叶酸的服用疗程和剂量都是挺重要的。目前推荐的是从准备怀孕的前 3 个月服用至怀孕后 3 个月。一般每天一次，一次 0.4mg 就可以了。当然如果想要整个孕期都补充也是可以的，但前提是不能超量。"我耐心地解释道。

"如果一段时间内超量补充叶酸，这会造成红细胞叶酸浓度过高，危害身体健康。另外，有研究显示，怀孕期间每天叶酸补充量超过 5mg 的孕妇相比于每天叶酸补充量为 0.4～1mg 的，其子女的精神运动量表分数显著下降，精神运动发育迟缓的风险也会更高。可见，高剂量叶酸补充可能会危害婴儿智力发育。"我补充道："对了，我们医院药房的叶酸规格是 5mg/ 片，不适合备孕患者使用。如需使用的话可以到楼下药店购买。"说完，我想起了早晨帮朋友带药的张小姐，她朋友会不会也是买来备孕的呢？我心里犯起了嘀咕，早晨没问清楚她就走了。

"药师，谢谢你，我差点就准备去门诊开了。"女子的话打断了我的思绪，我又告知她一些生活中补充叶酸的小经验，女子连连感谢，满意地离开了诊室。

患者走后，我赶紧打开门诊药事工作站，找到了张小姐挂号单的流水号，又去收费处查询到了她的联系方式，给她打过去。果不其然，她是给姐姐买来备孕用的。我向她详细地讲解了妊娠用叶酸的知识。她连连道谢，表示因为赶时间没把情况讲清楚，问了药师有叶酸片，就直接找医生开好了。没想到小小的叶酸片里也有这么多学问，更没想到药师如此负责，一个简单的问询能让药师如此重视。

"幸好您跟我同事同名，我记住了，不然我还真找不着您。"我一边解释一边告诉她："以后不能只是简单地问药买药，一定要把相关情况说清楚，不然还是会存在很多问题。"

挂断电话后，我心里踏实许多，总算是避免了一次药害事件，也获得了患者的认可，但是这件事也给我的工作带来警醒。药师咨询的工作看似小事，实际涉及的知识、学问非常大。用药无小事，药师得心存敬畏、踏实负责、清晰准确地解答患者的用药问题。事关生命与健康，容不得半点疏忽与闪失。

2017 年 12 月 18 日

"不平凡"的工作

凌春燕　南京大学医学院附属鼓楼医院

自从 2015 年取得临床药师资格证，我已在临床工作 2 年多了，每天面对着陌生的患者，听着相似的病情和大同小异的治疗方案，时常对自己的工作产生迷茫，我们临床药师能够对患者产生多少影响，给予多少帮助呢？

虽然心中的疑惑没有答案，但每日的常规工作可不能有半点马虎。跟随查房时，我注意到 14 床的患者不太会说普通话，沟通有困难，病程首页中的用药史写着"不详"。今天拟给予糖皮质激素进行平喘治疗，我需要确保患者没有用药禁忌。

"您以前哮喘发作的时候，都吃些什么药呢？"常规的过敏史和家族史都问完了，我开始问用药史。"您有用鼻子或嘴巴吸入的药吗？""没有，吃在老家买的药，一颗一颗的。""您记得药品的名称吗？""我不认识字。"阿姨有些不好意思。"那您记得药品盒子的颜色吗？""没有盒子，就是一个白瓶子。"

又是一个问不出详情的患者。怎么办呢？我一边放慢语速，耐心询问，一边在脑海里搜索平喘药品，可是毫无线索。"那您能把吃的药拿给我看看吗？""好的，就在抽屉里。我这个药以前很管用的，一吃就好，可是这次吃了还是喘，就上医院来了。"征得了患者的同意，我打开抽屉，找到了一个白色的塑料瓶，上面贴了张小白纸片，上面手写了四个歪七扭八的大字：哮喘胶囊。"这是什么？"我不由得起了大大的疑心，打开药瓶，里面是一粒一粒红白相间的胶囊，胶囊的样子不太整齐，有的外面还粘着些许白色的粉末，看上去像是手工灌制的胶囊。"您这个药是从哪个医院开的？"我看着这可疑的胶囊问。"是在我们家乡的诊所买的，吃了后就不喘了，胃口也好。"我的脑海中出现了前段时间国家药监部门的一条新闻，某些黑诊所将地塞米松片磨成粉，装入胶囊，高价卖给患者，牟取暴利。哎呀，假药就在身边呢！患者现在进行平喘治疗，治疗方案里就有注射用甲泼尼龙，如果再自己吃着极有可能含有大剂量地塞米松的胶囊，很容易出现糖皮质激素过量的危险。

想到这，我把这瓶"三无"胶囊还给患者，"这药您不能再吃了，以后也不要再去买了啊！""我这几天还吃着呢。""这个药您一定不要再吃了，成分不明，也没有生产厂家，就是一个假药，对您的疾病没有好处，而且有可能会干扰现在进行的治疗，建议您把这个假药销毁。看病一定要去正规的医疗机构，吃的药品也要是正规药厂生产的才行。"

回到办公室，我既庆幸又痛心。庆幸的是及时地阻止了患者继续服用假药，避免了可能发生的药害事件；痛心的是，在我国，群众的健康素养还远远不够，医药知识非常缺乏，给了丧心病狂的假劣药制造者一个又一个可乘之机。

看来，我们药师平凡的工作也是很重要的，为患者把好用药关，不也是在治病救人吗？多日来盘旋在脑中的疑云似乎消散了，我迈着轻快的步伐走向了下一间病房。

2017 年 5 月 12 日

"我是临床药师"

贺春晖　江苏省无锡市第三人民医院

作为临床药师，每天查完房后我就要给患者做用药教育，今天这位患者是一个60多岁非常注意保养的阿姨，前一天我已经仔细研究过她的病历，对她的情况已有全面的了解。

问过几个问题后，阿姨高兴地拿出一瓶标签全是英文的药品说道："贺医生，我女儿最近在美国帮我买了几瓶保健品，说对心脏好的，您看看，我吃好不好？"我忙说："阿姨，我不是临床医生，我是临床药师。我们是专门保障您的用药安全的。您这个药叫辅酶Q10，可以作为心血管疾病的辅助治疗，但不是必须要服用的药物，您这几天胃肠道有些不适，为了避免加重胃肠负担，建议您暂时不要服用。"阿姨一听，笑容马上收住了，低头喃喃地说道："这买都买了，不吃多浪费啊！"见状，我赶紧凑过去拉着她的胳膊说："阿姨，您女儿真孝顺，您别误会，我不是说这个药不能吃，是建议您胃肠道状况改善后再吃。您现在吃的药还有好几种呢，给我看看，我来告诉您这些药都有什么作用，有什么注意事项！"

随后，阿姨从抽屉里拿出一包药，一盒盒告诉我分别是什么，并很得意地告诉我平时她是怎么吃的，而且还知道同一种药保持在每天的同一时间段服用，我也顺势不停地夸她做得非常好，当拿到一盒阿司匹林肠溶片的时候她还特意说："这药对胃肠道有刺激，我都是饭后服用的……"

我笑着打断了她的话，说道："阿姨，您服药很细心，这很好。不过，您现在服用的是阿司匹林肠溶片，您看盒子上的名字。"我指指那个药盒。"这个药需要饭前服用，您把说明书拿出来看看？"阿姨半信半疑地反驳道："医生就是这么对我说的，我吃了好像没什么问题啊，说明书也不一定对吧？"我赶紧说："以前的阿司匹林普通片确实是饭后吃，因为阿司匹林对胃有刺激。但现在制药技术改进了，阿司匹林做成了肠溶剂型，要在肠道的碱性条件下阿司匹林才被释放出来。在胃部酸性条件下阿司匹林肠溶片不易溶解，较好地避免了药物对胃黏膜的直接刺激。如果饭后服用，食物会稀释或中和胃酸，阿司匹林肠溶片反而可能在胃内溶解，产生刺激的。我一会儿和医生再沟通一下，再给您答复，好吗？"阿姨将信将疑地点了点头。

很快，我找到管床的何医生，告诉了她事情的全部过程，并解释了原因，何医生说："这个问题我也发现了，因为说明书上没有解释为什么饭前服，也没有深入研究。有患者问到，我就说饭后服，以为这样更加保险。现在经你一解释，我就明白了。嗨，看来你们临床药师药剂学知识还是很丰富的！我们一起去给患者解释一下吧！"说着她和我一起来到阿姨床边，先是询问了她的一些情况，然后提到了阿司匹林肠溶片用法。何医生说："这个药应该是饭前服用的，说明书就是这么写的。"接着何医生说："贺药师是学药的，在药物使用方面比我们更专业，你应该相信她说的话。我们有药物相关的问题都请教她们呢！"阿姨很惊讶："啊，原来这样！好的，我以为药师就是发药，原来药师还能指导你们用药，了不起呀！那给我们患者做用药指导更是没问题啦。"阿姨高兴地对我说："贺医生，谢谢你认真、负责的工作态度！以后我有问题就问你啊！"我笑着说："阿姨，我是临床药师，贺药师！""好！贺药师，贺药师！"

阿姨、何医生和我一起开心地笑了起来。

2017 年 3 月 18 日

微笑服务也会闯祸

谢菡 南京大学医学院附属鼓楼医院

"小谢，快去看看吧，你们科的研究生去给 12 床患者做疼痛评估，不知道怎么回事，就把她给惹恼了。"护士跑到办公室焦急地告诉我。我赶紧跑到患者床边，就听到她说："药师是什么？我不需要你的服务！你把药给我就可以了！"研究生一脸委屈地站在病床前，投来了求助的目光。

我赶紧走到病床前，对患者说："大妈，怎么了？是不是又疼了，我们的药师有什么做得不对的地方吗？"这是一位带状疱疹神经痛患者，从带状疱疹发病到入院已有两周时间，入院时疼痛非常剧烈，视觉模拟疼痛评分（VAS）5 分，暴发痛时 VAS 疼痛评估 8 分，每日发作十余次，完全无法入睡。患者入院后经过阿片类药物滴定联合肋间神经射频治疗，疼痛已经明显缓解，疼痛控制在 4 分以下，但仍然有暴发痛的发作，正在进一步调整阿片类药物的使用剂量。新来的临床药学研究生自告奋勇去给患者做全面的疼痛评估，平时我们跟患者的沟通都比较顺利，但是由于疼痛折磨，她无法入睡，还有些焦虑症状，不知道这次做评估为什么情绪如此激动。

当务之急是先让患者的情绪稳定下来，情绪激动也会加剧患者的疼痛，还有可能诱发暴发痛。我赶紧安抚患者："大妈啊，您别急，慢慢说。之前我们药师来给您做评估的时候您配合得都非常好，我们的药物调整也初见成效，相信您也感受得到。今天是怎么了？"大妈终于平静了下来，说道："刚才这个小姑娘进来的时候正是我疼痛发作的时候，疼得我汗流浃背。她一进来二话不说，就开始问我'您疼不疼啊？你的疼痛影不影响您和周围人交流啊？影不影响您的生活兴趣啊？'你们评评理，我都疼成这样了，她问这些，能解决什么问题，也不挑挑时候，还笑呵呵的！"

小研究生也是一脸委屈："谢老师，我每一个问题都是按照简明疼痛量表（BPI）问的，可是……"我知道了事情的原委，也怪自己没有考虑周全，研究生刚来疼痛科不久，之前跟着我做的几次疼痛评估也算顺利，这次我就让她独立去完成，没想到第一次就闯祸了。

我赶紧给患者道歉："对不起，大妈。这个小姑娘是我们科新来的临床药师，给您做疼痛评估也是为了更好地为您调整药物。但是她毕竟经验不足，说话方式上没有注意，给您造成了不好的感受，我向您道歉。下面，我来给您重新做一个疼痛评估，可以吗？""我也不是不讲道理的人，你说我疼得死去活来的，突然进来一个人问一些不相干的问题，你们说放在谁身上不发火？""是的，我们都理解，所以才希望通过完整的评估，尽快调整用药，将您的疼痛尽快控制住啊。"经过安抚，患者的情绪稳定了下来，也顺利完成了疼痛评估。

从病房回到办公室，研究生虽然委屈，但是也知道了自己的不足，说道："谢老师，对不起，我不知道微笑服务也会闯祸。""嗯，这次也怪我，没有跟你交代清楚。疼痛患者是一个十分特殊的群体，疼痛对患者心理和生理上的折磨都是非常巨大的，但是疼痛又没有特别明确的检查指标，所以只能通过一系列的量表进行评估，这些量表大都是外国学者设计的，所以在评估疼痛的同时，还特别关注疼痛对患者生活质量的影响。由于中外文化的差异，这些量表在中国疼痛患者使用上有时也会有些小'麻烦'，这个患者就是一个典型的例子。想起我刚上临床的时候，也遇到过这个问题，比如追着疼痛患者打 VAS 评分，有些文化程度低的患者就是没办法理解。我会慢慢地教你疼痛评估的技巧以及每一种量表的使用范围和使用方法。"听了我的解释，研究生也释怀了。

然后我就 BPI 量表的使用方法给研究生进行了介绍，BPI 量表内容较多，评估耗时过长。如果遇到患者正处于暴发痛发作的时候，应该用单维的 VAS 评估后，马上将评估结果反馈给护士和医生，尽快处理暴发痛，待患者疼痛缓解后再进行评估。在评估的程序和态度上也要注意：首先，应该进行自我介绍并向患者介绍疼痛评估的重要性，取得患者信任，让患者能够配合评估。第二步，进行疼痛评估，对于知识水平较高，理解能力较好的患者，可以让患者自己填写，但是对于老年人或理解能力较差的患者，需要逐条给患者解释，这个过程中，如果患者有疑问，尽量用通俗的语言去给对方解释。比如 BPI 量表中有一个问题"疼痛对生活兴趣的影响"，如果患者不能理解这个问题，可以给她解释，比如患者平时喜欢去跳广场舞，那是不是出现疼痛后，就无法参加这项活动了？用这种方式解释，让患者能够知道每个问题的含义。得到了疼痛评估的结果后，药师也需要安慰患者，对疼痛患者而言，有人关注他们的疼痛，对疼痛的缓解也是有意义的，所以"总是去安慰"的理念在疼痛评估的过程中需要时刻牢记。获得疼痛评估的结果后，如果疼痛控制不佳，药师需要反馈给医生和护士，同时给出药物调整的建议，这样才是一个完整的疼痛评估过程。

　　这件事让我意识到微笑服务也会闯祸，细节也会直接影响到临床药师在团队中的工作。只有处理好这些细节，临床药师才能在团队中更好地发挥作用，更好地为患者服务。

2013 年 9 月 1 日

从调剂药师到临床药师

程利娟　河北省石家庄市第四医院

我是妇产医院的一名调剂药师，能熟练掌握妇产医院常用药物的用法用量、不良反应及配伍禁忌。对于医生的每一张处方，我能很快地判断它是否合理，所以常常自认为，只要做好"四查十对"，不发错药，工作任务就完成了。

然而，我特别庆幸，主任给了我一次进修临床药师的机会，而这次进修，彻底地改变了我的看法。

我进修的科室是内分泌科。第一次跟着医生查房，听见医生说给患者做个"小抑制"（小剂量地塞米松）、做个"开博通"（卡托普利）试验，完全听不懂他们在讲什么。我意识到自己查房前需要做功课，在进入一个科室之前，必须要了解这个科室的常见疾病、诊断及治疗，还要提前熟悉患者的病情及目前治疗方案。

内分泌科的患者常常伴有一个或多个并发症。有一次查房遇到一名 2 型糖尿病合并肝脓肿的患者，抗菌药物的应用是我的弱项，预感到医生要问我相关用药问题，我提前缩在队伍的最后面。果不其然，一会儿我便听见医生问："药师呢？可以用舒普深（注射用头孢哌酮钠舒巴坦钠）吗？需要联合奥硝唑吗？"那一刻尴尬至极，肝脓肿最常感染的细菌是哪些我都搞不清楚，怎么能知道用什么药？那次查房以后，我恶补抗菌药物应用的相关知识，临床药师用药不能有短板，内科医生对本科室的用药都相当精通，专科外的药物使用是药师在临床发挥作用的一个切入口。还有一次我跟医生查房时，发现一名糖尿病合并高血压的患者一直使用硝苯地平控释片进行降压，血压控制得挺不错，这次住院查出尿中有微量白蛋白，主任问管床医生要怎么处理（管床医生是刚轮转到内分泌科的），管床医生说要换成血管紧张素Ⅱ受体拮抗剂（ARB）或血管紧张素转化酶抑制剂（ACEI）类的药。主任问："为什么？"管床医生又答道："因为这两类药有肾脏保护作用。"没想到主任还继续追问两类降压药的药物机制，管床医生噎住了。然后，主任立马看向了我，问："药师，你给大家说说为什么？"我信心满满地答道："ACEI和ARB对出球小动脉和入球小动脉都有扩张作用，且扩张出球小动脉的作用强于扩张入球小动脉，故能直接使肾小球内'三高'（高压、高灌注、高滤过）降低，从而减少尿蛋白。"那是我进修以来，第一次在临床有底气的发言，作为一名临床药师，我们要熟知药物的作用机制，知其然，更要知其所以然！

作为临床药师，药学查房是我们日常工作内容之一，也是我们与患者沟通，了解病情的主要途径。有一次药学查房，患者问为什么自己不缺钙仍要给他补钙，说着就拿出了"钙片"——阿托伐他汀钙。我告诉他，他有颈动脉斑块，该药的作用是调血脂、稳定斑块，不是补钙的。继而我问他，这药昨天就发了，为什么没有服用，他说自己胃不好，不想服用那么多药。为了消除他的疑虑，提高服药依从性，我耐心给他解释了动脉斑块对心血管的危害，坚持服用阿托伐他汀钙的必要性，以及服用的注意事项和需要关注的不良反应。听完后，他很认真地说："以后一定不会随便停药了。"

只有服务于患者、服务于临床，我们的价值才能够体现出来。作为一名临床药师，我们不仅需要有扎实的理论基础，更要学会与患者、医生及护士进行有效沟通。从调剂药师到临床药师，还有一段很长的路要走。这次进修的经历将让我获益终生。

2017 年 8 月 20 日

癫痫频发的真相

胡颖　浙江省人民医院

2015 年 7 月，某个晴朗的早晨，我照例去病房查看患者。新入住的患者靳某，因为外伤导致癫痫发作已有好多年，既往服用过多种抗癫痫药物治疗，病情仍然控制得不太理想。目前使用卡马西平、氯硝西泮、丙戊酸钠三种药物联合治疗，每天仍有十余次癫痫发作，多表现为频繁眨眼等动作，无肢体抽搐。患者由于脑外伤后，认知功能受到损伤，生活不能完全自理。我和其母亲进行了沟通，得知一直是她对患者的服药进行管理。她自述患者药物服用很规律，但是疗效仍不够理想。我安慰她我们会根据患者体内的药物浓度和他的症状进一步调整药物以达到较好的疗效。

我和医生商量后，予以监测患者丙戊酸钠及卡马西平的药物浓度，结果发现卡马西平的药物浓度过高，且他的肝功能受损。医生考虑是否是丙戊酸钠和卡马西平合用，导致患者卡马西平血药浓度过高，引发肝功能受损，想要下调丙戊酸钠或卡马西平的剂量。我同意医生的意见，但同时提出应考虑到患者目前服用的卡马西平为 600mg qd，剂量不算高且他的体型较胖，须探查是否可能有其他原因导致这一结果。

我再次向患者母亲询问他的病史。

"能不能再告诉我一下现在您儿子在服哪几种药呀？"我问道。

"一种是一直在吃的丙戊酸钠，一种是什么马西平，还有一种最近加上去的氯什么泮的。"患者母亲对他的用药并不是很清楚。

"那还有没有其他在吃的药呢？"我追问。

"没有了。"

"能不能给我看看您儿子正在服用的药呢？"

"可以啊。"于是她拿出了一塑料袋子的药，我仔细一看，咦，怎么有两种卡马西平片呢？一种进口的，一种国产的。

"这种黄盒子的（进口的卡马西平）是现在在吃的药吗？"

"对呀，就是那个什么马西平嘛。"

"那这个（国产的卡马西平）呢？"

"噢，这个是苯巴比妥嘛。他以前一直在吃这个药，效果可好了。现在医生说给他换别的了，我就给他少吃一点，发作多的时候就吃几颗，很灵的！"患者母亲自信地回答。

"之前有没有和医生讲过呀？"

"这个又不是每天吃的，当然不用讲了。"

"虽然不是每天吃的，还是要和医生讲的，它会和其他药物相互影响的。"我解释道。

"好的，我知道了，我以后会讲的。"

"另外啊，我问一下哦，您的文化程度怎么样呀？有没有上过中学？"

"我们哪里上过学呀，小学都没上的。"

"那您识字吗？"

"就认识名字……"患者母亲有些不好意思。

"哦，这就难怪啦，您说的这瓶不是苯巴比妥，也是卡马西平，只是生产厂家和包装不太一样。"我仔细向她说明。

患者母亲大吃一惊："不会吧，我看和苯巴比妥长得很像呀！"

"嗯，包装是有一点像，但是您看这几个字的样子，是不是和黄盒子（进口的卡马西平）一模一样啊？"我指着盒子上的字对她说

"哎，真的是哦，原来这也是什么马西平啊。"她恍然大悟。

"对的，以后您不要再自己随意给您儿子吃药啦，不然就可能再发生现在这样的情况。现在您儿子就是卡马西平吃太多了，所以肝功能也受到了一定的损伤，所幸现在损伤的不是特别严重，只要及时停药并接受保肝

治疗就会好起来的。以后切记不能再自己加药了，一定要及时和医生讲！"我再三叮嘱对方。

"好的好的，竟然会有这么严重的后果，一定不会再随意给他吃药了！"患者母亲连连保证。

然后，我及时向医生告知了这个情况，医生了解后未再更改丙戊酸钠和卡马西平的剂量。两周后复查患者血药浓度及肝功能，指标都明显下降。

这样的情况在我的日常工作中时有发生，特别是我们工作在大型医院，经常会遇到很多从偏远地区慕名而来的患者。有很多患者及家属文化程度不高，而癫痫患者大多病程较长，特别是对服用药物种类较多的患者来说，应详细询问病史及用药史，对于不识字及认知不全的患者更是如此，这也是一门学问。此外药师还需要进一步仔细核对药品，对于抗癫痫药物的不良反应也应持续监测，这就需要我们临床药师花更多的时间和精力与患者进行沟通，才能发现他们真正的用药指导需求，为他们提供切实的帮助。

2018 年 1 月 15 日

健康是一份事业

吕振华　广州军区武汉总医院

第一次见到老先生是在 2017 年 8 月的一个下午，正值酷暑，老先生却穿着长衣长裤，还披着一件厚外套，在家属的搀扶下颤颤巍巍地走进了医生办公室。经过详细问诊，得知老先生是因为体检发现胃癌，且一周未进食。老先生精神萎靡，被安排在病房休息，等待进一步检查。

作为临床药师，我及时去给老先生做营养不良风险筛查。刚说明来意，老先生就很不耐烦地说："我这半死不活的，哪有什么营养，干脆饿死算了！走吧走吧，我不做什么筛查！"看老先生的状态，配合做筛查是不大可能了，我就向家属询问了相关问题，完成了筛查。结果显示他是有营养风险的，需要营养支持。我随即和管床医生沟通，建议给予肠内营养制剂，管床医生采纳了我的意见。

老先生入院第一天查的白蛋白只有 34g/L，3 天后的白蛋白是 28g/L，我觉得奇怪：按照道理来说，给了肠内营养制剂，即使进食不佳，营养状况也应该有所好转，为什么营养指标不升反降呢？于是我去病房仔细询问了家属，才得知老先生一来嫌营养液难喝，喝几口就不喝了；二来觉得自己没救了，吃不吃都一样，家属怎么劝都不听。看来老先生还是蛮固执的。

我来到病床旁，轻声询问："老爷子，为什么不喝营养液啊？"

老先生也许饿得没力气了，也没轰我走，有气无力地回答："难喝得很，喝了病又不会好，饿死了倒省事。"

一听老人这么说，我有点着急，医务人员尽职尽责是一方面，但患者自己的好心态也是康复的助力器啊，这么悲观可不是什么好事，况且营养跟不上，对后期的治疗是相当不利的。

平复了一下情绪，我耐心地说："老爷子，这个营养液啊，就是药，这一瓶就相当于6只老母鸡呐！这个营养液已经是味道最好的了，其他的营养液比这个还难喝！您好好地吃药，把营养搞好，增强身体抵抗力，治疗效果才能好啊！营养跟上了，您后边才有可能尽早吃自己想吃的啊！"不知是听进去我说的话了还是累了，老先生沉默不语。

第二天，我来看老先生，发现他比昨天多喝了一些营养液，这是个好现象，说明他还是重视身体的。经过一周的营养支持治疗，老先生的营养指标升到了正常范围内，精神状态明显比入院时好。排除手术禁忌后，老先生在全麻下行胃癌根治术，术后安返病房。按照相关指南，需继续进行肠内营养支持。或许老人在术前也意识到营养支持是有效的，术后给予营养支持时就很配合。

术后经过一个月的治疗，老先生病情稳定，可进食半流饮食，可自主活动，予以出院。作为临床药师，我应给予出院饮食教育。老先生出院的当天上午，也是个艳阳天，他心情不错，欣赏着窗外明媚的阳光，对我说："之前对你态度不好，对不起啊！"一位76岁的老人跟我道歉，我哪里敢当，而且只是个小事情，谁还没点小情绪呢。我赶紧说："没事没事，身体不舒服情绪不好，是正常的，别放心上。"在确认老先生识字后，我把饮食教育指导单交给老先生，并且叮嘱注意事项："要忌烟酒油腌腊，饮食清淡，每天吃5~6餐，每餐吃5~6分饱，饭后不要马上走动或躺下，要静坐半个小时。"

老先生一听眼睛都瞪圆了，可不愿意了："这一天吃6顿，不是一整天都在吃？那我一天还能干什么正事啊，不一直在吃吃吃？不行，我就要吃3顿，大不了就是一条命！反正也没几年活了！"

跟老先生相处久了，发现他就是嘴上逞强，说的狠话当不得真。我就耐心地跟他说："老爷子，您往后的日子还长着呐！就把吃饭养身体当成一份事业来做，身体养好了，您的这份事业就是成功的！年轻人可以做到的，您一样可以做到！"

老爷子思考了一会儿，中气十足地说："好吧！那我这把这份事业做好！谢谢你这段时间的关心！"

我看着面前精神奕奕的老先生，再回想他当初入院时连说话都费力的样子，老先生身体状况逐渐好转我是看在眼里的。此时我突然意识到，作为临床药师，不应该只是机械地告诉患者这个营养制剂要喝掉，而要综合考虑患者的精神状态、年龄、性格，结合实际情况给出建议，必要时可以进行心理辅导，把患者当家人，设身处地为患者着想，让对方能切实感受到药师是真心为他好，才愿意配合治疗，药师才能把工作做好。

看到老人身体康复，我由衷地感到开心。老人的生活就应该是子孙承欢膝下，平时养花弄草，饭后闲庭信步，而不应该在医院承受病痛的折磨。希望老先生回家后可以把自己的健康事业做好，安享晚年。

2017 年 11 月 20 日

尽职责圆梦想

陈顺生　福建医科大学附属第一医院

临床药师，是一个听起来光鲜亮丽，让人羡慕的职业。然而，别人不知道的是，我们也曾经多少次徘徊，站在病房门口，惴惴不安，思考着如何更好地与患者沟通交流；也曾经多少次失落过，在查房时、讨论时，未能准确而及时解决医生、护士、患者的疑虑，只能躲在角落默默低头，让自己成为空气。纵然如此，在内心深处，我们仍然热爱这个专业，告诉自己要克服困难，勤奋努力，凭借过硬的职业素养保障患者合理用药。

回忆过往，一幅幅场景犹如电影般在脑海中回放，多数平淡出现又快速消失，但有一件事让我至今难以忘怀，它的出现撞醒了我懵懂的心，让我体会到了做临床药师的一丝欣喜。

那是一个阳光明媚的清晨，我又一次迈着机器般的步伐开始了一天的工作，做着熟悉的、每天都经历的随访。来到30床患者床边，这位小患者前一天刚行脊柱侧弯矫正手术。还是简短而熟悉的开场白："您好，我是麻醉科临床药师，患者是昨天做的手术吧？我今天主要是来对术后疼痛控制情况进行随访教育。"家属回答"好的"。我继续问道："她昨天回来以后感觉怎么样？晚上睡得好吗？疼痛有没有影响到她的睡眠呢？"还没问完，患者家属就急着跟我说："她昨晚十点多喊疼，我们就给她使用了一次镇痛泵，过了一会之后疼痛好转，但是出现恶心、呕吐，总共吐了3次。我们马上跟护士反映，她们就过来打了止吐针，同时把镇痛泵关了，后来小孩的情况也比较稳定，我在网上看了下，看到镇痛泵的一些副作用，就不敢再给小孩用镇痛泵，怕她再次出现恶心、呕吐。"

　　听着家属的诉说，看着小患者忧虑的眼神，痛苦的表情，我对他们解释道："术后疼痛属于急性疼痛，是影响患者康复的一个重要因素，按照目前她的疼痛情况可以暂时继续使用这种镇痛方案。但是如果后面出现疼痛加重的情况，你们可以再把镇痛泵开启，观察她会不会再次出现恶心呕吐的现象。同时，也无须过分担心，镇痛泵里有芬太尼、昂丹司琼、地塞米松 3 种成分，其中芬太尼是镇痛药物，出现恶心、呕吐可能就是这个药物引起的。泵里剩下的另两种成分，都有止吐的效果。至于网上提到镇痛泵成瘾的问题短时间使用并不会出现。"

　　接着，我又耐心解答了患者家属的其他困惑、疑虑。慢慢地，我感觉到他们的心态在改变。于是我趁热打铁对他们说："我们时刻关注着你家小朋友的病情，明天我会再来看她。你现在要做的就是好好配合医生、护士以及药师的治疗工作，信任我们，相信小朋友也会很快就好起来。"说完，我对他们微微一笑，挥手告别，走向下一床。

　　第二天，当我再次来到 30 床，我感受到他们脸上有了一丝轻松，或许是因为昨晚病情稳定，或许是他们对我工作的认可。我再一次细致地询问患者的情况，一切安好，顿时我心里甜甜的。接着我跟他们详细介绍镇痛泵使用结束后可能存在的疼痛控制问题及处理方案。第三天如期而至，再次随访，小患者情况稳定，当他们微笑着和我亲切对答，听着他们朴实无华的一句"谢谢"，我顿感欣慰。也许，这就是临床药师平淡工作中得到的最高奖赏。

　　一阵手机铃声，让我从场景中穿越回来。我定了定神，不禁心生感慨：也许，在大多数时候，临床药师只是扮演着配角，然而，小角色也能有大作为。做好自己的本职工作，在医疗团队中充分发挥药师的作用，为患者的治疗和康复尽一份力，这既是我们的职责，也是我们最大的梦想。

2017 年 11 月 20 日

看不见的输液危险

卞晓洁　南京大学医学院附属鼓楼医院

电话铃响了，是医院静脉输液治疗小组（静疗小组）护士长打来的。她告诉我说："神经内科有一位患者正在输注的甘露醇注射液出现结晶，家属意见很大，认为是药品质量问题，想请药师协助调解。"

接到电话我心里有点小激动，甘露醇注射液低温环境下容易结晶，使用前可置于热水或用力振荡至其溶解后再使用，并不是药品质量有问题。这是我担任医院静疗小组核心成员后处理的第一项医疗纠纷，应该能顺利解决问题，使药师价值得到体现。

当我兴冲冲赶到病房，见到家属，了解情况后时才发现，事情总比你想的要复杂。当我告诉家属甘露醇结晶是正常现象时，家属立马打断我说："我知道，我也是医生。"我心里开始打鼓，小声问道："那您有什么问题吗？""我的问题是，既然结晶应该溶解后输注，那输注过程中出现结晶就是不应该的，肯定会对患者造成伤害，你们看该怎么解决这个问题？"

平时最怕遇到这样的"专业人士"，他们对药物有所了解，但不够深入和全面，并且经常质疑治疗过程。医生对于给药方式和途径其实常常不如药师和护士熟悉，这位家属认为的伤害根本不存在。我耐心分析给他听："现在的输液皮条都自带过滤装置，普通输液皮条过滤装置孔径一般 $10\sim15\mu m$，而我们医院规定：输注甘露醇必须使用孔径 $5\mu m$ 的精密过滤器，也就是说直径大于 $5\mu m$ 的微粒绝大多数都会被拦截。其实，超过 $50\mu m$ 以上的微粒才是肉眼可见的，您看得见的结晶，都会被拦截。真正危险的反而是那些看不见的微粒，有文献报道，5～20μm 的颗粒有致肺栓塞的风险。由于我们医院使用了精密过滤器，这些可能导致风险的微粒并不会输入患者体内，请您放心。"

说完，我特意请护士拿了我们的输液装置说明书给家属看，这位家属看了说明书，不好意思地说："我是太担心了，错怪了你们，对不住啊。""没关系，您有任何意见都可以提，我们一定有则改之，无则加勉。"

一场小风波就此平息。国人对于输液过滤装置的认识非常贫乏，以至于曾经有患者投诉某医院输液皮条比药品贵，居然还投诉成功了，使精密过滤装置的使用被进行了限制。2014 年 5 月 1 日执行的中华人民共和国卫生行业标准 WS/T 433-2013《静脉治疗护理技术操作规范》条例 6.6.2 中提出输注脂肪乳剂、化疗药物以及中药制剂时宜使用精密过滤输液器。即其他输液不宜使用，但是否其他输液就一定不会存在微粒的风险呢？

微粒种类和产生过程有多种，可以在生产、使用过程中带入塑料、橡胶微粒，也可与室内环境接触产生纤维等微粒，也可能存在药物或制剂微粒，甚至安瓿开瓶过程中出现玻璃微粒。而微粒的危害也不仅限于肺栓塞，它的主要临床危害还有以下几个方面：①过敏反应；②静脉炎；③血管栓塞，不溶性微粒在脑、肺、肾、肝、眼等处的小血管内引起堵塞，造成不同程度的组织坏死和损伤；④微循环障碍，成人毛细血管直径为 6～8μm，婴儿的仅为 3μm，药液中直径大于毛细血管直径的微粒，会堵塞毛细血管，形成微循环障碍；⑤动脉硬化；⑥热原反应；⑦肉芽肿，微粒侵入肺、脑、肾等组织毛细血管内时，会引起巨噬细胞增殖，形成肉芽肿，从而引起脑、肺、肾和眼等部位不同程度的供血不足，造成循环障碍；⑧肺栓塞，当血液经循环到达肺部后，肺的毛细血管床起滤网作用，使一部分微粒留下来黏附在血管壁上，易形成肺栓塞、肉芽肿；⑨肿瘤、癌症，有报道称，石棉纤维可引起肺纤维化和癌症。

安全输液的最简便而有效的方法是采用终端过滤器。为了保证患者的输液安全，药师建议：一次性精密过滤输液器的适用人群为儿童患者、老年患者、癌症患者、心血管病患者、危重患者、长期需要输液的患者等。

其适用的药物有：①符合中华人民共和国卫生行业标准《静脉治疗护理技术操作规范》规定的脂肪乳剂、化疗药物以及中药制剂；②凡药物说明书明确要求使用的，比如兰索拉唑注射液、甘露醇等药物；③患者要求使用的，签字后使用。

　　作为药师，不能仅仅掌握药品知识，对安全用药的各个方面知识都应有所了解，例如适宜的给药途径、输液装置等，以保障患者用药安全。

2017 年 10 月 6 日

新药推介也是药师的职责

严思敏　南京大学医学院附属鼓楼医院

长久以来，房颤患者的抗凝治疗药物只有一个选择——华法林。该药物疗效受药物、食物及患者本身的基因情况等多重因素影响，使用起来比较复杂，经常会导致患者依从性较差，进而影响抗凝治疗的效果。

目前，新型口服抗凝药达比加群酯及利伐沙班已在国内上市。但在临床上，一方面，医生对该两种药品的使用经验较为欠缺；另一方面，他们对该两种药品的药理学、药动学及毒副作用等方面了解不够细致。这导致在药物使用上，医生们可能更信赖传统药物华法林。因此，新型口服抗凝药和华法林之间，如何选择，如何与患者进行沟通，是临床在房颤患者抗凝治疗时面临的问题。

作为心内科的临床药师，当得知两种新型口服抗凝药可以在医院使用之后，出于职业的敏感，我想自己应当熟知这两种药物的特性，帮助医生在患者治疗上多一个选择。

又是一个早查房，27床患者，男性，66岁，之前在我院进行过房颤消融术，后复发，此次入院想进行二次消融。一个简单的案例，没想到在查房的时候，却遇到了困难。患者在上次出院后，长期服用达比加群酯，此次入院检查，发现其下肢静脉出现血栓，新型口服抗凝药似乎失去了它神奇的疗效。怎么办？苗主任查房时建议患者换用传统抗凝药物华法林，缓解其下肢静脉血栓。患者听到这句话之后，直摇头："不要不要，我不要吃华法林！吃这种药，又要经常抽血检查，饮食又要严格控制，太麻烦了！"看到患者抵触情绪这么严重，我想到了另一个药物——利伐沙班。

于是和苗主任建议："苗老师，我们要不要尝试一下利伐沙班 10mg qd，这种药物临床试验的结果是对下肢静脉血栓治疗效果优于达比加群酯，且不增加出血风险。但劣势是价格偏高，我们可以和患者详细说明相关情况，然后了解患者的意愿？"苗主任听了我的建议后，眼睛一亮，说："小严，你是临床药师，对这两种新型口服抗凝药这么了解，那么由你去和患者及其家属沟通。""好的，苗老师。"听到苗主任这么信任我，我的心里无比开心。于是，我耐心地把华法林、达比加群酯和利伐沙班的价格、适应证、不良反应等做成了一个表格，到床边给患者及其家人进行了一个详细的讲解。患者听完后，说："哎呀，你们医院真好，有药师给我们提供专业的建议。我选择利伐沙班吧，虽然贵一点，但我们更希望的是在安全治疗的前提下，提高生活质量。"听完，我便小跑回医生办公室，将患者选择的结果向苗主任进行了汇报，最终苗主任给患者换用了新型口服抗凝药利伐沙班。

在内科当一名临床药师，当传统老药遇到新药时，由于新药临床使用经验的局限性，在医生犹豫、患者不了解的情况下，熟练掌握新老药物的特性，专业仔细地向医生和患者介绍，为临床提供多一种选择，也是发挥临床药师作用的一个重要方面。

2016 年 11 月 1 日

"我觉得我得了绝症"

曹红　新疆医科大学第一附属医院

作为一名在妇科摸爬滚打近 10 年的临床药师，我常常能与患者感同身受，甚至认为每一次的查房都是一场心理考验。

今天是主任大查房，提前查看了所有患者的基本信息后，我便随着医生的队伍去查看患者。当查到 12 床患者时，主任在床旁驻足了很久，这位患者也引起了我的注意。

她看起来只有二十多岁，面容清秀，虽然为少数民族，却说着一口流利的汉语。跟主管医生交流时，她的情绪有点激动，忍不住用手不停地抹去眼角的泪水。

主任召唤我到患者床前，将我介绍给这位患者说："这位是我们妇科的临床药师，如果你有什么药物相关的问题，都可以咨询她。"

然后主任跟我说："这位患者是我们新疆医科大学毕业的医学生，她对自己的疾病和用药都有疑问，你可以帮我给她解释一下吗？我一会还要上专家门诊，没有太多的时间。"

"好的，没问题。"我欣然接受了这个任务。

查看完其他患者后，我走到了这位患者床前，正想询问她的病情，她却有点难为情地说："我想换一个地方跟你细说，可以吗？"

"当然可以，那我们去医生办公室说吧，不用着急。"

她松了一口气，跟着我一起走到了医生办公室。我招呼她坐下，我也坐在她的旁边，顺手拿着她的病历翻看着病程记录和实验室检查。

她缓缓地开口说："我也是一名医学生，可是我觉得我得了绝症，我的病程都可以写一篇很长很长的论文了。"

我很诧异她为什么会觉得自己得了绝症，根据病历中的信息，她只是引产后诱发的阴道炎啊！

"我觉得自己命很苦，我结婚以后好不容易才怀孕的，怀到 28 周做产检时发现我羊水少，胎儿缺氧。医生让我提前分娩，可是我很犹豫，又辗转几家医院去咨询意见，结果耽误了时间，等到我决定把孩子生下来的时候，却已经晚了，只能做了引产。我很难过，整日以泪洗面，月子也没坐好。不仅如此，出了月子后我就出现阴道流脓性分泌物，伴有发烧。我也在社区医院用过头孢类、左氧氟沙星、克林霉素，可是效果都不好，我才来住院治疗。我觉得自己的病很严重。"她边说边擦眼泪，声音已经哽咽了。

对于她的经历，我表示很同情，一边安慰她说："不要难过，你的病没有你想象的那么严重。"一边将翻到的分泌物细菌培养结果拿给她看："你确实因为引产导致了阴道炎，你看这是你的检查结果：肺炎克雷伯菌 ESBL（+），但是只要使用敏感抗生素，你的炎症就可以控制住，分泌物颜色就会好转，也不会再有异味。另外你的心理状态也很重要，不要太焦虑，放轻松，一切都会好起来的。"

听完我的这些话，她有点将信将疑。

我继续解释道："你的这个药敏单显示：肺炎克雷伯菌阳性，对青霉素、一代头孢、二代头孢、三代头孢、氨曲南、克林霉素、喹诺酮类药物都耐药，但是对头孢哌酮舒巴坦、哌拉西林他唑巴坦、亚胺培南、美罗培南是敏感的，你现在使用的抗生素就是头孢哌酮舒巴坦，这个药物对你的感染有效，只要你按照医生的医嘱按时按疗程用药，并保持外阴清洁，你的病是可以治好的。"

"那为什么我之前用了那么多种抗生素都不见好呢？"

"那是因为你之前使用的二代头孢、左氧氟沙星和克林霉素都耐药，所以才会无效，现在我们在使用抗生素之前都建议先做细菌培养和药敏试验，就是为了有的放矢地用药，才能药到病除啊！"

　　听完我的解释，她终于相信她的病是可以治好的，眼神里充满了希望。

　　我嘱咐她："使用两周抗生素以后，我们要再复查一次阴道分泌物细菌培养和血常规。如果结果转阴了，就可以停药，同时可以根据阴道分泌物的颜色来判断感染控制的情况。"

　　她很开心地接受了我的建议，拉着我的手感激地说："谢谢你跟我说的这些话，我终于可以安心了，我一定好好配合治疗。"

　　安慰完她，我陪她返回病房，这时阳光透过窗户洒满病房走廊，我们的心都暖暖的。

　　经过 10 天的抗感染治疗，她的阴道炎明显好转，复查细菌培养结果阴性，医生安排她出院。出院之前她特意来跟我道别，精神状态比以前明显好了，人也自信了。

　　通过此次心理疏导和用药教育，让我体会到患者对待临床药师的态度取决于我们对她们的态度。通过自己的努力，不仅可以使治疗得以顺利进行，同时还可以让患者消除顾虑，更加积极面对生活。我们的价值不仅仅体现在用药教育上，更多的是教育患者如何正确地面对疾患。走入患者内心，解开她们心中的郁结，不仅有利于诊疗过程的顺利开展，也有利于患者的心理健康。

　　药师，这个逐步被人们认识的职业，不仅是用药安全的守护者，更是患者心灵的守护者。治病亦是疗心！

2018 年 2 月 23 日

岔路口的选择

周三阳光明媚的午后，我像往常一样来到了妊娠期药物咨询专科门诊。

"杨主任，麻烦你帮我看下这个药对娃娃有没有影响，前阵子输了液，问了好多医生，好像说用的这个药对娃娃发育有影响，但是……"

一位看起来 30 多岁的准妈妈一脸焦急地望着我，语速偏快，说到孩子时更是眉头紧皱，声音里带着哽咽。我能看得出来，患者很想保住这个孩子，内心很担忧。

"不着急，不着急，先坐下来休息一下，慢慢说。"

来到妊娠期用药专科门诊的患者，虽然各自的用药经历不同，但是对孩子健康的担忧都是一样的。我能理解患者的焦急，更知道这个时候需要适时地安抚患者的情绪。

简单询问患者的用药史后，我了解到患者是在不知道自己怀孕的情况下，因为肺部感染静脉输注了盐酸左氧氟沙星，每天 0.5g，3 天后改为口服头孢克洛每次 0.25g，每天 3 次，共 7 天。得知怀孕后，患者及家属很欣喜同时也很担忧，积极找医生咨询药物对胎儿的影响。因为左氧氟沙星对胎儿软骨发育的影响，很多医生建议，最安全的方法是终止妊娠。患者已经 38 岁了，又是第一胎，一旦选择终止妊娠，再次怀孕就比较困难了。患者不愿轻易放弃这个孩子，抱着最后一丝希望，来到了妊娠用药专科门诊。

"左氧氟沙星这个药的确对胎儿的发育有影响，从优生优育的角度讲，最好的选择还是终止妊娠。"

40

"那意思就是这个孩子不能要对吗？可是我今年 38 岁了，这是我的第一个孩子。"这位母亲听到这里，眼里的光慢慢黯淡下去，似乎快要绝望了。

"但是药物对胎儿的影响取决于用药的种类、途径、剂量和时间等。"我又补充道。

"我也想过要拿掉这个孩子，但是好不容易怀上了，实在是舍不得，加上我年纪也不小了。"语音顿了顿，患者又说："如果我想赌一把，坚持把这个孩子生下来，会有哪些风险啊？会影响孩子的智力吗？"

"我能理解你的心情，但是你先别慌，我可以先从药学的专业角度为你评估一下用药风险，然后你再决定到底要不要这个孩子。"

要还是不要这个孩子？这位准妈妈心里着实感到迷茫，这个选择对她乃至她的家庭都有着非同寻常的意义，在这个人生的岔路口，该做出怎样的选择呢？我非常清楚这个孩子来之不易，也很想帮助他们，希望能找出依据，留下这个尚在母亲体内的小生命。我知道患者在咨询了那么多医生的意见后，应该是对这个药物的影响有一定的认识，患者想留住这个孩子，选择了来到我的用药咨询门诊做最后一搏，这既代表着她对我的信任，也是患者最后的希望。为了不辜负患者的信任，同时作为一名临床药师，既要考虑到患者的实际需求，也要从科学的角度评估好药物对胎儿的影响，我希望能通过自己的专业为患者做出最佳建议。

根据我的专业积累和做门诊咨询多年来的经验，我知道要评估孕妇和胎儿面临的风险，必须明确几个问题：①用药时间：什么时候开始？什么时候结束？②末次月经什么时候来？③平时的月经周期多久？

通过询问患者，得知该患者月经周期为 28 天（较为规律），用药时间为末次月经开始后的第 27～29 天。由于人胚胎发育中的致畸不敏感期为受孕后 2 周内（末次月经的第 14～28 天），这个时期药物对胚胎的影响是"全或无"，即要么没有影响，要么有影响导致流产，一般不会致畸。受孕后 3～8 周（末次月经的第 5～10 周）为人胚胎发育中的致畸敏感期。主要器官畸形的最危险时期均在此期，如脑在受孕后的 15～27 天开始分化、发育，眼在 24 ~ 29 天，心脏在 20 ~ 29 天，四肢在 24 ~ 36 天，生殖器在 26 ~ 62 天。不巧的是，患者用药时间为末次月经开始后的第 27 ~ 29 天，刚好跨过了 28 天的相对安全期。研究表明，受精卵形成后，四肢是在 24 ~ 36 天才开始启动发育，四肢与骨骼同步发育。查阅左氧氟沙星的药动学特点发现：该药吸收较迅速、完全，达峰时间约为 1 小时，相对生物利用度好。蛋白结合率约为 30% ~ 40%，在体内分布广泛，不易蓄积，血浆半衰期约为 6 ~ 8 小时，主要以原形自肾排泄，在体内代谢甚少。

根据以上背景推算，四肢、骨骼发育是在受精卵形成后 24 ~ 36 天，相当于末次月经后 38 ~ 50 天。该孕妇用药时间是在末次月经 27 ~ 29 天，距离 38 天还差 9 天。而一般的药物经 6 个半衰期后，就能够被清除 99%，左氧氟沙星半衰期为 6 ~ 8 小时，因此 6 个半衰期后是 36 ~ 48 小时后，也就是说，距离 38 天仍有 7 天。因此，从药学角度评估，根据上述用药时间推算，左氧氟沙星在母体内清除后，胎儿骨骼还没有开始发育，可以认为该孕妇使用左氧氟沙星对胎儿发育的风险几乎没有或很低，可以继续妊娠。

我将以上推断结果详细地告知了患者，同时提醒患者如果有流产或出血迹象，及时至产科门诊就诊。

听了我的分析，这位准妈妈面色慢慢缓解，眼底又重新燃起了希望，在得知药物对胎儿影响很小时，更是开心地说道："等孩子健康出生了，我再带孩子来看您！"

最终患者顺利产下近 8 斤重的健康男宝宝。

作为一名临床药师，我认为给予咨询患者合理的建议是我们的责任，更是一种专业价值的体现。如何帮助患者做好"岔路口的选择"，更好地为患者服务，我一直都在路上！

2018 年 1 月 21 日

当哺乳期撞上带状疱疹

谢菡　南京大学医学院附属鼓楼医院

　　每周四下午都是我的药学门诊时间。疼痛药学门诊自 2014 年 7 月开诊以来，已经走过了三个年头。从最初的医生转诊和免费咨询起步，到现在已经有很多患者主动挂号咨询，还有一些复诊患者。今天来到门诊进行咨询的是一位年轻的妈妈，宝宝刚满六个月。三天前，她突然感觉到腹部开始疼痛，还出了很多红色的小水疱。在皮肤科就诊后被诊断为"带状疱疹"，医生为她开具了阿昔洛韦片。这位妈妈担心药物会对哺乳造成影响，因此医生建议她来药学门诊咨询药师的意见。

　　我认真询问了这位患者的情况，根据她的描述，她的左侧腹部疼痛明显，感觉火烧火燎的，不管什么姿势都不能明显缓解。白天疼痛尚能忍受，但是到了夜里，疼痛就会越发严重，目前勉强还能入睡。毕竟是做妈妈的，她对自己的病情并不担心，最让她放心不下的是孩子会不会在哺乳过程中被传染。她是一位坚定的母乳喂养支持者，特别希望我们能为她推荐不影响哺乳的药物。

　　从交谈中，我充分感受到这位妈妈的焦虑和痛苦。了解患者情况后，我先给她一颗"定心丸"，告诉她带状疱疹并不是哺乳的禁忌证，也就是说病毒不会通过乳汁传染小宝宝。母亲应仔细做好手部卫生，遮盖婴儿可能接触的所有病变部位，就可以正常哺乳了。但是，有一种情况需要特别注意，那就是如果乳房有疱疹性病变的母亲在病变消退前不应以病变乳房哺乳，因为直接接触病变部位可能将疱疹病毒传播给婴儿。这种情况下，可以选择没有疱疹的一侧乳房哺乳，或者将母乳挤出喂养。这位妈妈的疱疹部位以腹部为主，并未波及乳房周围，所以可以放心进行哺乳。

然后，我针对带状疱疹疼痛的病因、疼痛特点、镇痛治疗用药和抗病毒治疗用药等几个方面进行了解释。在抗病毒治疗中，阿昔洛韦、伐昔洛韦和泛昔洛韦是治疗急性带状疱疹感染优先选择的抗病毒药物。阿昔洛韦在哺乳用药的安全性分级中属于 L2 级的药物，也就是说在哺乳期可以安全使用的，用药期间可以正常哺乳。

由于医生没有针对这位妈妈的疼痛症状开具相关药物，我又告诉她，带状疱疹属于神经病理性疼痛，这种疼痛使用布洛芬等一类的药物确实效果有限。对抗这类疼痛也有专门的药物，比如抗癫痫药物中的普瑞巴林和加巴喷丁，都是这类疼痛的一线治疗药物。其中加巴喷丁在哺乳期应用的安全性已经有重复的循证医学证据支持，所以是可以遵医嘱使用的。如果疼痛影响睡眠或者单用这种药物镇痛效果不佳，还可以选择更加强效的镇痛药物。由于几种镇痛的药物均为处方药，所以还是建议这位女士再次就诊开具。

接下来的时间里，我详细询问了孩子的情况，得知六个月大的宝宝现在是纯母乳喂养，刚开始添加辅食。我又告诉她，带状疱疹的传染性比水痘低，且在疱疹结痂后，传染性就基本没有了。在疱疹结痂前，美国疾控中心推荐对免疫功能正常的皮肤带状疱疹患者仅采取接触隔离措施，而不必同时采用空气传播隔离和接触隔离。也就是说只要不让宝宝直接接触疱疹部位，尤其是疱疹破裂后渗出的组织液（传染性较强），就可以在很大程度上避免传染。值得注意的是，小宝宝只有六个月，新生儿的免疫系统还在逐步建立，抵御病毒的能力比健康成人差，更易被传染，所以需要哺乳期的妈妈在做好各种隔离措施的同时，要密切注意观察宝宝的身体情况，一旦出现全身出疱疹、发热等情况，应及时就诊，由医生确诊是否为水痘（水痘 - 带状疱疹病毒初次感染时，多表现为水痘），遵医嘱对症处理。如果宝宝确诊为水痘，也不要过于惊慌，因为水痘通常是健康儿童中的一种轻度、自限性疾病，只要遵医嘱对症处理，不会影响宝宝后期的发育。

这位妈妈终于放下心来，满意地离开了疼痛药学门诊。她的依从性很好，当天就去了疼痛科门诊就诊，开了针对疼痛的药物，并再次来药学门诊询问相关的用法，我将药物的用法和注意事项一一告知。

两周后，这位妈妈又来到了药学门诊，告诉我她的疱疹现在已经痊愈了。整个治疗过程中她都没有停止哺乳，宝宝也没有任何不适，特别感谢药师的帮助。

能够帮助到她，我也非常欣慰。

2018 年 2 月 1 日

焦虑的一家人

魏琪格　新疆维吾尔自治区克拉玛依市中心医院

　　春节值班期间，整个门诊大厅都显得空荡荡，药物咨询窗口前更是门可罗雀。"春节是一年到头可以放下工作，阖家团圆的日子，没什么大问题，一般患者都不会来医院吧"。就在这时，入口处突然出现了一对年轻夫妇，抱着一个年幼的孩子，满脸焦急地直冲我这窗口跑来。不一会儿，他们身后又出现了两位老人。原来过年家里人多没注意，宝宝被小狗咬伤了。孩子年龄小且是爷爷、奶奶的掌上明珠，于是全家人都出动了。

　　询问了情况：患儿，男性，2岁，体重13kg，约于1小时前被宠物狗咬伤，急诊诊断为轻度伤口：损伤局限于皮肤层，皮下组织无明显损伤。伤口已做消毒处理，并注射了狂犬疫苗。我认为急诊医生处理得很得当，可这对年轻的夫妇以及孩子的爷爷、奶奶却有诸多疑问："孩子是被狗咬伤了，不给打点消炎针吗？孩子那么小，抵抗力又差，往后发炎了怎么办？我们刚才就想让医生给我们输液的，可他偏说不需要。他那里人多，我们看这里是药物咨询窗口，你应该也懂得吧，我们宝宝这种情况是不是应该再打点消炎药的，这样保险呀！"我不禁扶额，他们说的消炎药就是我们千防万控的抗菌药物吧，此类药物我们医务人员小心翼翼地使用，患者却觉得用它好得快，疗效好，但凡扯得上边的病症都想用上一用。我们毕竟不能对普通患者要求太高，合理使用抗菌药物的思想仍需慢慢渗透。

　　"动物咬伤创口作为一种特殊的外科创伤，与普通创口相比，具有较高的感染率及较快的感染速度。但抗菌药物的使用需要依据伤口级别、伤口数量和大小即伤口的累积总面积，以及患者的一般情况、致伤动物的情况来选择。您家宝宝损伤局限于皮肤层，皮下组织又无明显损伤，属于1级伤口，是轻度伤，一般不用抗菌药物或只给一种口服广谱抗菌药物，不用输液。"我耐心地给他们讲解。

"照你这么说就算不输液，消炎药还是要吃的吧？"宝宝家长的脸上出现了缓和的迹象，但仍心存疑虑。

我仍旧微笑着解释道："通过按时反复用碘酒或酒精棉球擦洗伤口就可以有效地防止感染，而且出现感染迹象后再使用抗菌药物也不晚。"

"那万一伤口化脓了呢？这不是把小病拖成大病，后果更严重了吗？"

我定了定神继续回答道："即使伤口化脓，通过有效的清创等伤口处理和抗菌药物治疗，伤口也会很快愈合，并且对愈后没有严重影响。"

这时，爷爷一直紧皱的眉头也渐渐舒缓开了，但看到奶奶仍旧一副不放心的样子，我继续解释道："一般非野生腐食性或肉食性动物抓咬伤，伤口如果不处理，感染多在几小时后发生；如果只进行一次有效冲洗，多在一天左右发生感染；即使对伤口进行有效的消毒清创并按时反复用碘酒或酒精棉球擦洗伤口，仍有一部分患者在5天内出现不同程度的感染，而1周后发生感染的病例极少。这当中致伤动物的情况是决定抗菌药物使用方式的关键，如腐食性动物抓咬伤不管再小、再轻，都建议使用杀菌作用强的广谱抗菌药物输液。因为不同动物及同一种动物在不同环境中所携带的致病菌种类和数量相差很大，所以对某一地区或某一病例适合的抗感染方案在另一地区或另一病例可能就不一定适合。如果您的宝宝遇到的是上面这些特殊的情况，就算是您自己不愿意，我们也会为他使用抗菌药物的。"这时连奶奶脸上的愁容也渐渐卸下了。

他们似乎已经从这惶恐中解脱了出来，忙不迭地向我道谢："今天多亏了你啊，不然连这年都过不好了，我们家这小孙子啊，可宝贝着呢！"旁边一直稍显淡定的爸爸也说道："每次来药房拿药，也总见着这么一个窗口，都不知道有什么用处，今天算是帮了我们大忙了。"

一家人怀着焦虑的心情来，带着满意的结果离去。望着一家五口的背影，我感觉自己比他们更开心，不对，是骄傲。一直以来，在老百姓的认知中药师就是抓药的，教他们怎么合理用药那都是医生的事。随着时代的发展，药师的工作渐渐从"以药品为中心"转变为"以患者为中心"，我们需要更严格地把控用药，使更多的患者受益。

2018 年 3 月 15 日

无形的良药

韩玉　新疆维吾尔自治区克拉玛依市中心医院

转眼间，我进入中药房工作已经有半年时间了。在进入医院工作以前，我以为医院的中药师工作就是抓药、发药，一个简单而机械的工作。随着医药领域的不断发展，药师得到了人们更多的认可，药师的职业内容也随之发生着变化。直到 2017 年四川大学华西医院的老师到我们这个祖国西北边疆医院来讲课，告诉我们，在他们医院门诊发药的药师，被称为"门诊临床药师"，我忽然觉得这个职业被重新定义了。我于是暗暗下定决心，也一定要努力成为一名有知识、有内涵的门诊临床药师！

从那之后，我每天的工作都被赋予了新的内涵。我思考着作为一名中药师，我们所做的工作绝不仅仅只是把药品发给患者，在发药前我们首先要审查处方，看医生开的药是否合理，是否存在药物配伍禁忌，医嘱的用法用量是否正确，然后才是调配药品，并且还要对患者进行用药指导和交待。

记得一天下午，一位老奶奶颤颤巍巍来到窗口咨询，她带着一脸歉意向我诉说了事情原委。原来，她早上取药的时候说她不会煮药，调剂药师很详细地向她介绍了中药的煎煮及服用方法，当时她似乎明白了，可是当她下午准备煮药时，竟然全部忘记了，想着要早点服药，又没有电话，于是只能着急地再来医院进行咨询。我微笑着安慰老奶奶，然后又仔细地向奶奶讲了两遍中药的煎煮及服用方法，又让奶奶跟着我一起重复了一遍。

"奶奶，您记住了吗？"

"小姑娘，你太好了，我记住了！"

在反复确认奶奶已经记住了之后，我把自己的电话留给了她，并且又在药袋上做了标记，在纸上写了煎煮及服用方法，告诉她如果有任何问题都可以给我打电话。奶奶拉着我的手向我表示了感谢，满意地离开了。

这件事让我对中药师这个工作有了很深的感悟。每一位患者的用药认识程度都不同，所以我们在对患者进行用药交待时也应根据情况而定。对于经常服用中药的患者，我们只需简单将有特殊用法的饮片煎煮方法交代清楚就行了。而对于那些初次接触中药或者不会煎煮中药的患者，我们就需要给予他们详细的用药指导。首先是一般类药材的煎煮方法，其次是特殊类药材的煎煮方法，最后是服用时间及频次、服药时的注意事项及禁忌。

美国特鲁多医生说过"有时去治愈，常常去帮助，总是去安慰。"在治愈疾病的道路上，医生、药师与患者应并肩作战，互相协作，共同战胜疾病。药师能做的是给患者提供个体化的用药指导，保证最佳的药物治疗结果。

在门诊我们所接触的患者中，中老年患者比较多，动作迟缓，听力、视力都有所下降，有些文化水平不高，因此和他们沟通起来存在一定的困难。我们通常需要叙述 2 ~ 3 遍，有时候还需要拿笔写下来，以免他们回去忘记了。还有一些患者因为疾患的痛苦、就医过程不顺畅等原因，将产生的不良情绪发泄在药师身上，我们应该给予理解，并耐心细致地安慰。我相信诚恳的微笑、耐心的安慰，会让患者焦躁的心情得到缓解。

我们常常以为患者能很好地理解我们的意思，并且按照我们提供的用药指导去用药，但实际上并非如此。记得一次有位患者问我"后下"的药物是在煎煮时第一遍后下，还是在第二遍后下。我告诉他是第一遍，他听了之后大吃一惊，他说以前药师都是告诉他，后下的药品最后煮 10 分钟就可以了，他就以为是第二遍中最后煎煮 10 分钟，直到今天他才知道，原来过去的煎煮方法都是错误的。这件事之后，我才意识到，无形中我们和患者之间就有了理解偏差。从那以后再遇到后下的饮片，我都会向患者说明是在第一遍煎煮结束前 10 分钟，投入后下药品。

中药和西药所不同的是西药每个药品里面都有说明书，即使患者不知道药品的使用方法，在阅读了药品说明书也可以正确服用。然而中药是没有使用说明书的，我们必须在发药的时候对患者做详细的用药指导和细节交待，确保每位患者都能正确地煎煮及服用，我们中药师就是患者的"人工智能说明书"。

随着工作的逐步开展，我深深地感到和患者沟通交流的重要性。只有真正地从患者的角度考虑问题，用通俗的语言传播药学知识，耐心、细心、贴心地向他们提供服务，才会逐渐地被患者接受和认可，得到他们的信任。

良好的沟通是药物治疗的重要前提，是一剂无形的良药。

2018 年 3 月 1 日

让你重拾往日的快乐

计成　南京大学医学院附属鼓楼医院

每天早晨，医院里熙熙攘攘，有些患者匆匆而来，匆匆而去，再也没有出现过，也有些患者在一次次的就诊中与医务人员熟络起来，慢慢建立起了信任，在遇到困难的时候还会先想到我们。

比如75岁的武大爷，每次都在约定的时间来"糖尿病综合门诊"就诊。虽然有时因为他的听力减退，我们的沟通不是很顺畅，但是每次就诊都能让他满意而归。但是忽然有一天，他的爱人用轮椅推着他过来，请求我们救救他。细问后才知道原来他最近住院了，血糖一直不稳定，因此特地到门诊求助。这样的例子还有很多，正是因为患者的信任，我们的工作责任感和信心才越来越强。

那是一个星期二的中午，我们已经接诊了很多患者，正累得口干舌燥，突然进来一位女士，开口就问："计药师，我可以去拉萨了么？"仔细一瞧，原来是我熟悉的患者。赵女士，38岁，是个事业有成的女强人，生病之前每年至少有3个月在世界各地旅游。

2016年9月，她因"口干、多饮，1个月"来医院检查，化验结果显示空腹血糖（FPG）7.35mmol/L，餐后2小时血糖（2hPG）16.2mmol/L，糖化血红蛋白6.7%，诊断为糖尿病。确诊后，她就在门诊建立了档案，接受我们糖尿病综合管理团队的管理。由于血糖很高，赵女士非常焦虑，很害怕失去往日的生活方式，尤其是她喜爱的旅游。我们对她的血糖进行了评估，由于她当时血糖控制较差，我们叮嘱她每两个星期来就诊一次，如果情况好转，就诊频次可以从每两星期一次过渡到每个月一次，再到每三个月一次，渐渐地她就可以恢复正常的生活。

　　此后，赵女士积极配合，血糖控制得非常好，复诊空腹血糖（FPG）5.63mmol/L，餐后 2 小时血糖（2hPG）7.0mmol/L，糖化血红蛋白 5.7%，完全达标。她已经不需要服用降糖药，只要遵循管理团队中的营养师搭配的营养饮食以及运动师为其量身定做的运动方法，定期来医院复查即可。她这次是特地过来咨询是否能去旅游。我告诉她只要按照我们制定的方案，注意合理饮食、适当运动，就能还你一个健康人的生活。现在她可以正常去旅游了，只需每年过来随诊即可。

　　不久之后，赵女士在我们的患者管理微信群里晒了几张拉萨的照片。湛蓝的天空映衬着皑皑雪山，那近在咫尺、仿佛触手可及的白云与格外圣洁的雪山交织成仙雾缭绕的美景。美景中还有赵女士开心的笑容。又过了一段时间，赵女士在微信群里咨询她在澳洲机场买的一个非处方药，问能否服用，原来她又去澳洲旅游了。看到赵女士又恢复了往日快乐的生活，作为管理团队成员的我，由衷为她感到高兴。

2017 年 10 月 23 日

红色困扰

张桂凡　南京大学医学院附属鼓楼医院

"这肯定就是没有溶解的药物，它们是我今早解小便排出来的。"柳大爷指着装在透明塑料杯的一些红色小颗粒说道。

那是 2016 年 10 月的一个上午，我第二次在咨询室见到柳大爷。

初次见面是在一个月前，他走进咨询室，紧锁着眉头，用一种疑惑又略带气愤的口吻问我达比加群酯这个药是不是很难溶解，为什么他服用之后小便里出现红色小颗粒。

柳大爷，75 岁，自 2016 年 7 月份因房颤开始服用达比加群酯，用于预防血栓形成。7 月至 9 月，近两个月内出现 2 次小便带红色小颗粒。他很困惑，也为此伤了不少脑筋。他有点气愤，因为他认定这是药物难溶解造成的，他在怀疑药品的质量是否合格。

作为药师，我本能地想到达比加群酯是不是在尿液里溶解度小，在患者饮水较少的情况下，尿液浓缩，药物浓度升高，从而形成结晶呢？听完柳大爷自己的分析，我发现我俩根本不在一个"频道"上。他对这个问题的理解可爱而朴素：他坚持认为这个胶囊里的颗粒吃下去之后不溶解，颗粒们以金刚不坏之身，穿过肠黏膜，跑到血液里，再跑到肾脏，最后冷不防地出现在尿壶里，吓自己一跳。更不可思议的是，基于这样的理解，他带着一种探索精神做了一个大胆的举措——把胶囊掰开，将颗粒倒入温水中，努力搅拌后再喝下。虽然这样仍不能完全溶解，但柳大爷自认为这样会好一些。在 9 月份见到我之前，柳大爷已经按这种方法服用了将近一个月。柳大爷全然没有觉得这样做有什么不妥，看着他淳朴的神情，我却瞬间凝重起来，脊背有些发凉。

　　我暗自深吸了一口凉气，努力使自己平静下来，向他解释起来："首先，这些药物颗粒吃下去之后，要想穿过肠黏膜，必须要先溶解，形成一个个的分子，而不是像您所理解的那样，直接就可以穿透肠黏膜。所以，就算您小便里的颗粒是药物形成的，那也是药物分子在尿液里重新集聚造成的。其次，您把胶囊掰开，搅拌颗粒，对治疗意义上的溶解、吸收没有任何好处；相反，这可能会使药物吸收过快，血药浓度偏高，增加出血风险，尤其是万一出现内脏出血或脑出血，这是非常危险的！您以后千万不能再掰开来服用了！再者，根据药物特点，虽然不能完全排除药物的可能，但这种可能性很小，考虑到您以前尿酸高过，这些颗粒是结石的可能性大一些，建议您先去泌尿外科就诊。"

　　对于我提到的出血，柳大爷有些后怕，表示不会再掰开胶囊了，况且他自己也承认，在掰开服用的那一个月里，也出现了一次小便带颗粒。但对于我所提的结石可能，他一口否认，自称 3 月份体检才查过肾脏 B 超，没有结石。他仍然认为是药物引起的，并表示下次如果再出现颗粒，一定带过来给我看。

　　"可能性很小，目前还没有发现这个药物在尿液结晶的报道，我建议您还是先排除结石的可能，再考虑药物。"我看着柳大爷特意带来的塑料杯，认真地回答道。

　　"这次你们能不能帮我化验一下这些颗粒，这样就能知道是不是药物造成的了。"他依然坚持。

　　要想改变他的执念，这确实是个可取的方法，遗憾的是我们没有这样的实验条件。

　　"您还是先去做个 B 超吧，这个简单可行，这个真的有可能是结石。"我再次苦口婆心地劝他。

　　柳大爷还是没有答应我，一脸不甘地离开了。

　　一个月后，我第三次见到柳大爷，他略带羞愧地说："张药师，我后来去查了，真的是结石。"

　　我该高兴吗？当然。但同时我在想，像柳大爷这样固执的患者并非个例，他们一旦接受了一些知识，或者认定了一些概念（如保健品推销员的荒谬说辞），便很难听进别的解释，除非铁证摆在面前。该如何与"柳大爷们"高效沟通，让他们尽早接受正确的建议，是我一直在思考的问题。

　　扎实的专业知识，患者心理和认知的准确把握，良好的沟通技巧，患者利益至上的理念，我想这些可能是在面对"柳大爷们"的困扰与固执时，我们应该具备的。

2017 年 12 月 23 日

虚惊一场

凌春燕　南京大学医学院附属鼓楼医院

每个周四的下午，我都会准时来到位于门诊妇产科诊区的 1 号诊室，因为这个时段是我的妊娠期和哺乳期用药咨询门诊。不知道今天会是哪些患者，又会问什么样的问题呢？

打开电脑门诊诊疗系统，点下通知键，大厅里回响起亲切的叫号声。很快，患者就来到了诊室，这是一位长相秀美的女士，精致的妆容和得体的衣着掩饰不住眉宇间的焦虑和忧愁。

"崔女士，请坐。"不待我提问，患者急切地掏出病例、报告单和几张检查收据，无比悔恨地说："真是好倒霉呀，我不知道已经怀孕了。这阵子胃一直不舒服，经常恶心，上周去查了幽门螺杆菌，还吃了药物，直到这周才想起来月经延期了。您看，我已经怀孕了。我可怎么办呀？"

"您先别着急，让我来看看您做了什么检查，吃了哪些药物，再帮您分析分析。"我翻开她的收据，"^{13}C 尿素呼气实验"，原来做了检查幽门螺杆菌的呼气实验。"我当时吃了一个胶囊，昨天我上网查了一下，哎呀，里面有同位素，我知道同位素是有辐射的，网上说那个辐射代谢很慢，要五千年才能从体内消除！我这几天吃不下，睡不好。"说着说着，崔女士的眼圈红了，声音也有些哽咽，"我今年已经 34 岁了，前面一直忙于工作，准备 30 岁时要一个孩子，连着几年也没能够怀孕，做了许多检查，去年还进行过一段时间的中药调理，一直都没能够怀孕。现在好不容易怀孕了，可是我又做了有辐射的检查，还吃了药物。我怎么就没想到胃不舒服可能是怀孕了呢，我可真是太大意了。这个宝宝我能不能要啊？受到辐射会不会有问题呀？"

"崔女士，我刚刚了解了您的检查，明白了您的心情和担心。首先您做的是筛查幽门螺杆菌的检查，上周您采用的是 ^{13}C 尿素呼气实验。根据您的描述，您在网上查的资料是不是关于 ^{14}C 尿素呼气实验呢？""啊？还有两种检查呀！我记不清了，只看到是检查幽门螺杆菌的呼气实验。""记不清也没有关系，尿素呼气实验是可以采用碳的同位素 ^{13}C 或是 ^{14}C，如您所说，^{14}C 不稳定，有少量放射性，半衰期为 5730 年，但是 ^{13}C 是稳定性核素，对人体无损害，您不必担心。"

"这样的呀，那可太好了！哎，我想起来了，检查时除了吃了一粒胶囊，还让我喝了 100ml 的液体，有一股酸酸的味道，这是什么呢？对我怀孕有没有影响呢？""您是指在两次呼气之间服用胶囊时喝的液体吗？""是的，我感觉有一股酸酸的怪味道。""哦，那是白水啊，您感觉到有酸酸的怪味道，可能是您吃完胶囊后的感觉。"我笑着说道。崔女士的担心和忧虑一扫而空，紧锁的眉头舒展开了，忙不迭地感谢着："太谢谢您了！这下我终于放心了！"

"不客气！"目送崔女士轻快地离去，我也会心地笑了。

2017 年 7 月 13 日

"药师，医生让我来找你"

宋小玲　南昌大学第一附属医院

2017 年 3 月 15 日，又到了星期三下午，这次轮到我和藏族同学拉姆跟杨老师一起上药物咨询门诊。每个进修学员都很期待这一天，每一次随杨老师出诊都受益匪浅。

杨老师的药物咨询门诊主要接受备孕期、妊娠期及哺乳期用药等咨询。虽然已经学习过关于药物咨询门诊运行责任与风险以及药师知识储备等理论课程，但我还没有亲身参与过药物咨询门诊工作。我怀着无比激动的心情同拉姆早早地来到诊室，做好准备，等待杨老师的到来。

杨老师带着他的笔记本电脑和用药咨询单来到诊室，刚坐下不久，一对清瘦的藏族小夫妻来到诊室，我接过用药咨询单准备记录。小伙子操着不太熟练的汉语说："药师，我妻子在呼吸科住院，医生诊断她得了结核性胸膜炎，已经吃了大半个月的抗结核药物。前天检查，发现她怀孕了，医生说他不知道宝宝能不能要，让我们找产科医生或来药物咨询门诊咨询。我们咨询了产科医生，他们也没有说明白，让我们来药物咨询门诊。"

我在记录的同时，脑海中回忆老师讲述的知识要点。患者特点是结核性胸膜炎、诊断之前有 CT 暴露史，诊断之后接受标准四联抗结核治疗（利福平 + 异烟肼 + 吡嗪酰胺 + 乙胺丁醇）。这些都不利于妊娠。接下来还需要对患者的末次月经、妊娠时间、药物对妊娠的影响及疾病对妊娠的影响等进行一系列的评估。

杨老师问："你的末次月经是什么时候？"姑娘摇摇头说不记得了，

这时小伙子从包里掏出几张报告单。杨老师接过报告单，沉思了一会儿，对我说："小宋，请在咨询单辅助检查一栏记录一下，该患者2017年3月7日B超可见原始心管搏动。"

我心里"咯噔"一下，这可不太好，见原始心管搏动，说明用药时已过"全或无"的安全期（受精后的两周）。UPTODATE（临床顾问）关于妊娠合并结核的综述中提到，已有报道在使用利福平后发生胎儿畸形和出血性疾病的罕见病例，吡嗪酰胺目前没有详细资料，通常不将其用于妊娠期结核治疗。而该患者处于妊娠早期，胎盘屏障尚未完全建立，药物对胎儿的影响更直接。

杨老师严肃地说道："抗结核治疗疗程很长，而且在怀孕早期使用四联抗结核药，又拍过两次胸部CT，这些对胎儿发育都有影响。"

姑娘听罢，眼泪止不住得往下掉，哽咽着问道："那我不治结核了，宝宝能保得住吗？"

杨老师回答："结核一定要治，不治不仅对你本身有影响，而且对胎儿也可能会产生致命的危害！"

小伙子小心翼翼地问："那抗结核药对宝宝有哪些方面的影响？假如宝宝只是有些小缺陷的话，是不是也没有关系？"

"具体对胎儿哪方面的影响不好说。"杨老师面带难色地回答："已有文献报道孕妇使用利福平后可能导致胎儿畸形；妊娠期与哺乳期用药指南中也提到，动物试验发现利福平会对胎仔造成骨骼、脊柱和上腭的畸形。吡嗪酰胺目前缺乏相关数据，其他两个药还好。为了你的身体着想，我建议还是放弃这个宝宝。"

听了杨老师的回答，姑娘不禁放声痛哭起来，小伙子安慰着伤心的妻子。杨老师也安慰道："姑娘，没关系。你们还年轻，先把病治好了，再尝试怀孕，对孕妇和宝宝都好。"虽然我也很不忍，但最终还是在咨询单建议栏中，写下"终止妊娠"。

不幸的是，小伙子和杨老师的安慰都没有起效，姑娘越哭越伤心。

这时，拉姆对杨老师说："杨老师，我用家乡话藏语试试吧。"

拉姆简单地跟小伙子聊了几句，确定他们的藏语可以交流。拉姆用藏语跟姑娘聊了一会，似乎是在安慰对方，姑娘的情绪渐渐恢复平静，并时不时点头示意。最后，小伙子向我们表示谢意，牵着姑娘离开了诊室。几天后，我们从医生那里得知，姑娘已经做完流产，带药出院了。

这次门诊让我感触很深。药物咨询门诊解决了困扰医生和患者的药学专业相关问题。临床药师承担起这项工作后，患者可以得到专业建议，医生在遇到相应问题时也会想到咨询临床药师。这项工作体现了临床药师的专业价值，也将使越来越多的人知道药师这个群体。同时药物咨询门诊对药学专业人员要求较高，需"懂医精药"，并掌握良好的沟通技巧，承担专业责任的同时又能有效规避风险。

药物咨询门诊工作是挑战，也是机遇，将促使我们不断学习、提高专业水平和服务能力，成为医疗团队中不可或缺的一部分。

2018 年 3 月 16 日

此"甲"非彼"钾"

洪正飞 湖北省中西医结合医院

周五上午，我像往常一样坐在门诊药房隔壁的用药咨询窗口，给有用药困惑的患者提供用药咨询服务。一位中年妇女向我走来，拿着手机上的图片（左甲状腺素钠片，商品名为优甲乐）问道："你好，我想问一下，你们有没有这个药？"我看了一眼说："有。""多少钱一盒，怎么开药？"她接着问。我说："稍等，我帮您查一下。""29.35元，挂个简易门诊号开药。"我回道。

出于药师的敏感性我多交代了几句"这个药在早餐前30分钟服用，服用剂量需根据您的甲状腺功能，建议您定期复查。"她说"甲状腺功能？我是在你们医院住院的患者，刚出院，住院的时候查了血钾低，医生给我打针，液体药很难喝，隔壁床的病友告诉我出院后吃这种药补钾。"我接着问"那您的甲状腺功能正常吗？既往病史有哪些？"她说："甲状腺功能是正常的，我有高血压、心脏病，还有血钾低，其他的都很好。"

经过进一步的询问，我终于明白了：这个患者不是因为甲状腺功能减退需要服用优甲乐，而是血钾低，住院期间打针和口服液体的药都是用于补钾的，出院后是隔壁床的病友推荐她用的优甲乐补钾。我很是惊讶，连忙向她解释："左甲状腺素钠片（优甲乐）是用来补充甲状腺素的，用于甲状腺功能减退的患者，如果您的甲状腺功能是正常的，只是血钾低的话，您需要用的是氯化钾进行口服补钾治疗，而不是优甲乐。""哦，原来是这样，优甲乐是治甲减的，和补钾的是两种药，幸亏我过来问你了，不然就吃错药了。"她听懂了我的话，领悟过来了。

"现在您的血钾是多少呢？"我继续问道，"出院的时候查的血钾是正常的，现在没有查。"她回答道。随后我又仔细向她交代："血钾正常的话是不需要补钾的，过量使用氯化钾可引起高钾血症，也是非常危险的，平时我们可以从食物中获取，比如香蕉、绿色蔬菜，钾含量都是很丰富的，如果复查了血钾低的话才需要服用补钾的药。另外，药是不能随便吃的，需要听从医生的专业判断，千万不要随意听从非专业人士的建议。""哦，原来是这样，我知道了，谢谢你，谢谢！"她连忙道谢，并轻松地离开了。

通过这位中年妇女，不难想象患者中存在着大量的用药误区。常见的有这么几种情况：①服用药物不听从医生和药师，容易受病友、他人或各类广告的影响，自作主张，随意多吃或少吃；②不注意服药的具体时间，尤其是不注意空腹服用还是饭后服用，更不要说对"顿服"这样生僻的专业词汇的理解；③还有人认为牛奶既是营养品，又是液体，用它服药，不影响药效。殊不知有些药物，如氧氟沙星、四环素等不能与牛奶同服；④还有患者不了解饮酒对服用药物产生的影响，如服用了头孢类的抗生素一定禁止饮酒等，还有患者把保健品当药吃……

我认为一名药师不仅要对患者负责，更应该对整个社会的用药人群负责，我想通过我们一点点的努力，推动药学服务的理念在中国普及，为更多的人群提供药物咨询服务，科普用药知识。

2017 年 12 月 25 日

流产原因的纠结

卢珊珊　昆明医科大学第一附属医院

"有时去治愈，常常去帮助，总是去安慰。"美国医生特鲁多的这句名言流传甚广，讲述了为医的三种境界，是众多医务工作者的座右铭。作为工作在一线的临床药师，我也在工作中努力实践着这句名言。

2016年以来，我的工作增添了一项新的内容——妊娠期用药咨询门诊，在帮助孕妇解决各种各样用药问题的过程中，我对这句名言有了更加深刻的体会。其中有这样一位咨询者，让我记忆犹新。

这天下午，门诊来了一位年轻的咨询者。一进来，我就发现这位年轻女性有些与众不同，她没有像其他人一样，急于把自己的问题讲出来，而是默默地坐了下来。

我感觉有些奇怪，但还是热情地说："您好，我是卢药师，您有什么问题需要咨询？"

她犹豫了下，说："您好，我刚拿到自己的检测结果，想知道自己叶酸吃得对不对。"

这下我心里有谱了，原来是咨询叶酸相关基因检测结果的。我常规询问了她的基本情况，在我问她是不是怀孕时，我发现她回答"是"时有些迟疑，而在我问到末次月经时间并计算孕周时，她的神情变得有些不自然。经过信息的核对，我肯定了她叶酸的用法用量没有问题，只需要继续原方案用药。这时，我感觉她仿佛松了一口气。

接下来，我耐心地跟她做了叶酸补充的相关教育。最后，我问她："您还有不清楚的地方吗？"她摇了摇头说："没有了，但是……"看她吞吞吐吐，我意识到她可能有什么难言之隐，于是继续追问："还有什么我可以帮您的吗？"此时，我发现她的眼圈红了，哽咽地说："卢药师，我7周多的时候已经流产了，我来咨询是想知道自己流产是不是因为叶酸没吃对，结果看来没有问题，那就一定是因为我擅自停了黄体酮！"说完她的眼泪就流了下来。

我赶紧安慰道："先别难过，跟我讲讲到底怎么回事，为什么要吃黄体酮？"

她断断续续地说："我怀孕6周多的时候查出孕酮低，只有二十几，医生给开了黄体酮片，让我吃一周然后再复查。我怕吃药对宝宝有影响，而且自己也没有什么不舒服的，于是只吃了三天就停药了，后面也没有到医院复查。结果停药后几天，下面出现流血，上厕所时有个像肉块的东西掉了出来，急忙到医院做B超，医生说是自然流产，孩子已经流掉了。"说到这里，她停了下来，流露出难过的神情，内疚地说："一定是我没有听医生的话，把药停了，孩子才没有保住！"

听完她的叙述，我明白了她为什么一开始隐瞒自己流产的事实，她在纠结流产原因并充满自责。

我赶紧给她解释："自然流产的病因是很复杂的，约50%是随机发生的胎儿绒毛染色体错误。其他公认的病因还有子宫畸形、内分泌因素、易栓症等，其中内分泌因素包括糖尿病、胰岛素抵抗、甲状腺功能减退、排卵障碍等问题会导致孕酮不足，这时医生就会给予黄体酮。以上这些问题您有吗？"

她摇了摇头说："没有，孕前和孕期检查一切都正常，就是孕酮稍低了一点。"我接着说："如果是这样，倒不一定是停用黄体酮的原因。因为黄体酮并非孕期中的常规用药，仅仅针对先兆流产，也就是怀孕中出现少量的阴道流血，并无腹痛和其他不舒服的情况；或是复发性流产，也就是连续发生两次以上自然流产，可以预防性使用黄体酮。像您这种孕酮稍低了一点的情况是不需要吃黄体酮的，通过饮食调节也可。而且，目前研究表明，孕酮低不代表就会发生流产，补充黄体酮也不能完全避免流产，有些流产的发生是偶然事件。所以呢，您的这次流产与您停药的关系可能不大，不需要太过自责，现在应该放松心情，养好身体，三个月后就可以开始备孕了。"

听完我的详细解释，她黯然的眼神中有了光彩："真的么，不是我停药的原因？因为这个事情，我已经好多天吃不下饭，睡不好觉了。之前复诊的时候我也问过医生，可是医生太忙了，也没有时间好好地跟我解释。听了您的解释，我心里这块石头终于可以落下了，太感谢您啦！"

我微笑着说道："放心吧，你还年轻，好好准备下，相信不久就可以听到你的好消息。我这有个二维码，你可以扫一下，这是春城家庭药师群，我们药师都在这个群里，有什么用药相关的问题可以随时咨询。"随后，我又详细交代了备孕时期需要注意的事项。

半年后，她告诉我说，她又怀孕了，一切指标都正常，并再次对我表示感谢。回想起来那段时间，她感觉自己已经抑郁了，是我专业的解答帮她走了出来。没想到过了这么久，她还记得我，我由衷地感到欣慰。

临床药师是专业技术人员，除去技术之外，药师也需要用温情去帮助、安慰患者。赠人玫瑰，手有余香。

2018 年 1 月 10 日

留下遗憾的沟通

郑明昱　陆军军医大学第一附属医院

"24 床目前抗感染治疗有了一定的效果，但情况还没有完全稳定，需要继续巩固治疗，抗感染治疗不能停。"药剂科住院总态度坚决、严肃地对我说。"但是……患者坚决要求出院，我也是建议患者继续治疗，可是患者不听。其实我看患者精神状况挺好的，腹部已经没有压痛、反跳痛了。她要求出院的时候都……都要从病床上跳起来了。"讲到这里，我开始有些结巴，声音也越来越低。"走吧，我们去产科看看患者情况，顺便跟医生和患者再交流一下。"说着住院总起身往门外走去，我赶紧跟上。此时，我内心是沮丧和纠结的，作为一个从事临床药学工作不到一年，到产科不到 4 个月的临床药师，遇到不好沟通的患者完全不知道从何下手，更何况我对于患者目前的病情也有自己的疑惑。

没等我理清头绪，我们已经站在产科医生办公室了。一抬头就看见 24 床的管床医生在书写病历，住院总轻拍她的肩膀："赵医生，你好，我是药剂科住院总，我们想了解一下 24 床的情况，能麻烦给我简单介绍一下她的病情吗？"赵医生立刻拿起桌旁的病历认真地说："患者是一名 27 岁女性，因停经 16+3 周，转移性右下腹疼痛 3 天、加重 1 天于 2017 年 12 月 31 日入院。诊断为：①妊娠合并急性阑尾炎；②孕 16+3 周，孕 2 产 1（剖 1），待产；③瘢痕子宫。患者入院体温正常，右下腹压痛明显。查血象：WBC 16.65×10^9/L，Neu% 93.5%；PCT 0.17ng/ml，给予头孢他啶 2g q12h 抗感染治疗。12 月 31 日行"剖腹探查术＋坏疽性阑尾切除术＋肠粘连松解术"。术中诊断为妊娠合并坏疽性阑尾炎。术后第三天患者无发热，全腹压痛，以右下腹压痛为主，较前有好转。盆腔引流管在位，引流出淡黄色液体约 70ml。复查血常规（2018 年 1 月 3 日）：WBC $15.42×10^9$/L，Neu% 91.2%；PCT 0.32ng/ml，换用哌拉西林他唑巴坦钠 4.5g q8h。今日（1 月 8 日）患者未诉不适，腹部无压痛，盆腔引流出淡黄色絮状液体 15ml。今日血常规：WBC $10.59×10^9$/L，Neu% 77.4%；PCT 0.32ng/ml。请问她的抗菌药物今天可以停了吗？"赵医生说完，将患者的病历递给住院总。住院总接过病历，翻看了手术记录、病程记录及检查、检验报告，说道："患者术中脓液培养结果是产超广谱 β- 内酰胺酶（ESBLs）的大肠埃希菌，前期使用头孢他啶抗感染治疗效果欠佳，现已使用哌拉西林他唑巴坦钠 4 天，患者症状得到缓解，血象下降明显，考虑目前抗感染有效。但是患者目前血象未完全恢复正常，PCT 仍较高，建议继续当前抗感染治疗方案。"赵医生面露难色："现在患者坚持要出院，能不能带口服药出院呢？"住院总始终保持微笑，语气柔和地说："考虑患者是妊娠期，而且抗菌药要覆盖产 ESBLs 的大肠埃希菌，目前没有比较合适的口服药物，还是建议继续住院治疗。现在患者还有淡黄色的盆腔引流液，如果感染控制不佳，可能引起宫腔或整个盆、腹腔感染，甚至影响胎儿。"

听到住院总的一番话，医生意识到事情的严重性，要求我们一定要跟患者及其家属详谈。我们来到病床前，患者躺在病床上玩着手机游戏，见我们进来，立马要求道："我要出院，我肚子不痛了，我觉得很好，让我出院。"住院总询问病情后，耐心地向患者及家属分析了她的病情及利害关系，希望患者能留下，继续配合治疗，但患者态度很坚决，一定要出院。再三劝说无效，最后只能让患者签署相关知情同意书后自动出院。在这之后，我实在不放心，对患者进行了随访。出院后，患者未继续规范地进行抗感染治疗，切口反复感染，一直有脓性分泌物，在 20 周左右引产，自娩一死胎。

这件事对我触动真的很大，其实当时我们的判断是正确的，我们也积极地做了工作，可是最后的结果并不是我们想看到的。一直知道专业知识是开展工作的基础，良好的沟通是前提。但是经过这件事，我反复问自己：什么才是良好的沟通呢？首先，专业的知识储备是沟通的基础。当一名临床药师有了足够的专业储备，对临床问题才能做出准确的判断，给出合理的建议。其次，沟通需要真诚和技巧。与患者沟通时，良好的沟通不仅仅体现在一个真诚的微笑，一个关心的眼神。我认为切身地为患者考虑，将艰涩难懂的专业知识用通俗易懂的方式表达，细致地分析个中利弊才能更大程度地保证沟通质量。最后，要成长为专业的临床药师，还需不断实践、思考、再学习、再实践，在如此循环往复中将理论知识融会贯通，灵活地应用于各种临床问题。业精于勤，行成于思，意识到了问题，就该更加努力。

2018 年 5 月 10 日

二、术业专攻　施药精准——用药教育与指导篇

太阳与月亮

张桂凡　南京大学医学院附属鼓楼医院

四月周末的一个早晨，我去附近的菜场买菜，一个熟悉的身影映入眼帘：菜场入口的第一个摊位，一位身穿花格子棉袄的老奶奶，弓着背，神情专注地挑拣着新鲜的马兰头，右脚边的地面上放着一袋 10 斤装的东北大米。她是赵奶奶，大约一个月前的下午，我曾在门诊用药咨询室接待过她。

"医生，我拿了药不会吃，想问一下，需要挂号吗？"一个老奶奶手里提着药，操着一口浓重的老南京话，站在咨询室门口问道。"不用，您进来吧。"我微笑着打量起这位胖胖的奶奶，她头发花白，步履蹒跚，由另一个年纪稍小一点的奶奶搀扶着走进来。经过仔细询问并查看病历，我了解到：这位奶奶姓赵，82 岁，因浑身酸痛半月来就诊，医生诊断：骨质疏松，开了 3 种药，分别是美洛昔康片（莫比可）、骨化三醇胶丸（罗盖全）和强骨胶囊。

赵奶奶说自己不识字，用药指导单上的字太小，也看不清楚。我心想，她应该是识字的，只是像大多数患者一样，更习惯于看贴在药盒上的用法用量标签，而不习惯看用药指导单。于是，在确定没有禁忌证后，我在"莫比可"药盒上写下：一日一次，一次 1 片（图 2-1）。那是我一天中写得最整齐的几个字，而且字体也足够大。习惯性地吹了吹药盒上未干的字迹后，我把它递到赵奶奶的眼前，问："这个您能看懂吧？"她摇摇头，还未来得及开口，旁边那位年轻的奶奶（后来我了解到，她是赵奶奶的亲妹妹）说话了："我姐不认得字，没得上过学，一个字都不认得，她一个人住。"神情里满含关切，又夹着一丝焦虑，更显得无奈。我从她的眼神里，看到了殷切的期待。

```
莫比可：一日一次，一次 1 片
罗盖全：一日二次，一次 1 粒
强骨胶囊：一日三次，一次 1 粒
```

图 2-1　用法用量标签（1）

先入为主的做法与以患者为中心的理念有时难免背道而驰。之前被一些患者"欺骗"过，但今天赵奶奶没有骗我，她确实不识字，而我囿于既往经验，不假思索地认定她应该多少能认些字，结果在现实面前栽了跟头。我定了定神，更加专注起来，问道："1、2、3……这些数字您认识吗？

"嗯嗯，识得。"

"那一、二、三……呢？"

"嗯……也识得。"

在得到肯定答复之后，我立即用新思路改写了用法用量标注（图 2-2），中文"一二三"代表每天服用的次数，阿拉伯数字"123"代表每次服用的粒数。标注并向赵奶奶解释之后，我高兴地问道："奶奶，这您能看懂了吧？"没想到赵奶奶依旧脸露难色，说道："就怕到时次数、粒数搞混了……"顿时，我不禁在心里默默感叹：奶奶啊，您这真是考验我啊！我俩面面相觑，赵奶奶显得有些不好意思，仿佛在说"小伙子，对不住啊，给你添麻烦了……"

```
莫比可：　　　一　　　1
罗盖全：　　　二　　　1
强骨胶囊：　　三　　　1
```

图 2-2　用法用量标签（2）

　　保证患者正确用药是药师的基本使命，从事用药咨询已近两年，如果连药品的用法用量告知我都解决不了，我实在难以接受。我开始着急，耳朵感觉有些发烫。就在我一筹莫展的时候，突然灵光一闪，我想我有办法了：嘿嘿，图3便是我的救命法宝，这便是一组儿童图画（图2-3）：早上的太阳，中午的太阳，晚上的月亮，一粒粒的药片……在我稍作解释之后，赵奶奶乐呵呵表示"这还不简单嘛！"临走时，赵奶奶的妹妹也笑了，并向我说了句："你看你多来斯哦！"——也是老南京话，很能解决事情的意思，可不是很会惹事哟！

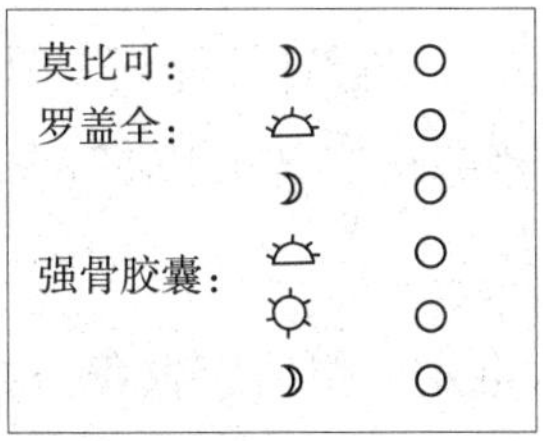

图 2-3　用法用量标签（3）

　　望着奶奶离去的背影，我陷入了沉思：专业知识本身是没有温度的，但作为药师，当知识由你传递出去的时候，它就应该是有温度的。如果我们把患者只看作患者，就会陷入标签化，背离个体化。每位患者，他（她）首先是一个人，是一个鲜活的生命，会有自己独特的生活状态、家庭关系、心理状况、偏好和信仰等。我们传播专业知识不应该是冰冷的，应关注和考虑到患者职业、年龄、受教育的程度等实际状态，并尊重和结合这些实际状态传播专业知识，就会有宜人的温度。毫无疑问，扎实的专业知识和技术对药学监护至关重要，但仅有此，还是不够的，赵奶奶离开时慈祥而感恩的笑脸告诉我，药学监护需要人文关怀，这就像月亮需要太阳光来照亮一样。

2017 年 8 月 11 日

一呼一吸之间

张桂凡　南京大学医学院附属鼓楼医院

2017 年 8 月 15 日，秋意渐浓，正是哮喘多发的季节。

她是韩阿姨，52 岁，来自安徽蚌埠农村，是一名哮喘患者。

医生诊查之后，开了沙美特罗替卡松吸入剂（舒利迭），并告知取药后到我们所在的药物咨询室。

"医生，这个药我不太会用，想请您教我一下！"

"您之前有用过吸入剂吗？"

"嗯，用过，我前面用过舒利迭，就控制得不好，每次吸完后我也感觉不到药，赵主任让我来问问您用得对不对。"

"好，那您演示一遍给我看看。"

她穿着朴素整洁，淡蓝色外套，卡其色休闲裤，脚穿黑色的带扣子布鞋。有些腼腆，不太敢正面看我。

她熟练地打开"舒利迭"，右手大拇指放在推杆上，正准备往下推（注："舒利迭"操作时，推杆往下推，就会准备好药粉），但她并没有立即推下去，而是起身站起来，向后退了两步，含住吸嘴后，迅速按下推杆，同时马上深深地吸了一口气。整个过程显得紧张仓促。

突然间，我发现这个画面似曾相识。对，就是她，大概两个月前她来的时候，左手也戴了一只银镯子。当时她演示的时候也很仓促，我想她大概是个急性子吧，吸气时看上去也没什么问题，表情、胸廓的起伏都到位了。看她基本掌握后，我简单交代了几句，便让她离开了。

"您为什么要含住吸嘴后才按下推杆呢？"我好奇地问道。

"我怕按下推杆后，吸嘴含得不够快，药会跑掉。"

我很诧异，但马上意识到了原因，"您是不是以为里面的药是气体啊，推杆一按，它就会跑出来？"

"嗯，不是吗？"她一脸茫然地瞧着我。

我忍住了，没笑。稍作解释之后，我让她重新来一次。显然，她已开始走上正确轻松的道路：打开，按下推杆，呼气，含住吸嘴，都没毛病，而且从容不紧张。最后一步的吸气看上去也很到位，但是，我隐约听到了鼻子吸气的声音。

"等等，您把吸气这个动作再做给我看一下！"她重新演示了一遍，果然，她双唇含住吸嘴，却用鼻子在吸气，细心一点，你就会发现两侧鼻翼在动。

"您怎么能用鼻子吸气呢？您明明是用嘴唇含住的吸嘴，这样用鼻子怎么能把药吸进去啊？"我急了，提高了一些音量。

她没说话，尴尬地笑了笑，脸色发红。

我突然意识到我不该这么讲。对于一个经你指导过的患者，她用药过程中犯错了，就代表你自己犯了错，原因可能是由于你经验不足，或者就是态度问题。但不管哪一个原因，你都没有理由去责备她，而是应该自省。

我开始内疚起来，并降低了音量。

"您看啊，您主要存在两个问题：首先，这个药是粉末不是气体，可以慢慢吸；其次，这个药是用嘴吸的，通过气流把药粉带到肺里面起作用的，鼻子不要吸气。您再来试一下。"我微笑着把药递到她手里，让她依照我的指导重新试了一次。

"这次对吗？"她不安地问道。

"对了，您这一次做得很好，以后每次都要这样！"她开心地笑了，我也感觉轻松了许多。

随后，我又交代了其他一些应该注意的问题，比如要坚持每天吸入药物，避免接触过敏原等。聊到工作时，她说她在一家餐馆工作，可一闻到餐馆厨房的油烟，咳喘就变得厉害。

"考虑到您的病情，我建议您换一份工作。"我向她提议。

"唉，不行啊，餐馆包吃包住，工资给得也不少，况且我读书少，不好找其他工作。"

我不好再说什么。

临走时，她突然往桌上血压计的后面放了十五元钱。"医生，谢谢你，这个给你买烟抽。"说完就快步走了。

我懵住了。吃惊，感动，歉疚，那一刻我心情很复杂。回过神后，我马上拿起桌上的钱，赶在她进电梯前还给了她。

吃惊，是因为这个钱给得如此突然，让我毫无防备；我不知道她省吃俭用到什么程度，但在外面 15 块钱的面条她应该不舍得吃，她却给了我，这份心意让我感动；因为我工作的不到位，导致她浪费了很多药物，同时也耽误了病情，如今她却在感谢我，而且是以这样一种质朴的方式，我有些无地自容。

生命健康，关系重大。药师，关注于每一次呼吸间，一刻也不可马虎大意。

2017 年 8 月 15 日

看不见的药粉

吴秋惠　南京大学医学院附属鼓楼医院

张大爷算是药物咨询诊室的"铁粉"了，但凡来医院看病开药，一定会来诊室跟我们唠叨几句，问问用药方法、副作用，以及相互作用等。他每次都能满意离开。今天张大爷又来了，但脸色有些不对。待我接待完问诊的患者，张大爷板着脸对我说："小吴啊，这次问题比较严重。你们医院的药有问题，这次发给我的是空盒，没有药。我都准备投诉你们药房了，但是想到你们每次用药咨询的态度都很热情诚恳，给你个面子，这次我就不声张了。你就让你们药房的同事给我悄悄换了吧。我也不告诉别人，咱就当这事没发生！"

我一脸茫然，急忙问道："张大爷，您先别生气，是什么药？您拿给我看看，一般这种情况不太可能发生。我帮您了解下情况，如果是我们的问题，我们不会推卸责任的。"只见他在包里摸摸索索，掏出了一支布地奈德福莫特罗粉吸入剂（信必可都保）。"就是这药，我回家后按医生要求吸的，但是每次都觉得啥都没吸进去。我给老伴也试了，她也说没有东西吸进去。我一定是被骗了，她让我来医院找药房评评理。"说着张大爷皱起眉头，心里的不悦都写在了脸上。

我接过瓶身看到剂量指示窗口还是"40"。我判断应该是有药的，药粉还没用完，便转身耐心地向大爷解释道："大爷，这个粉末是超细微粒，吸下去以后跟吸空气的感觉差不多。您再演示给我看看您是怎么吸的，我确认下您的吸入方法有没有问题。"我让张大爷给我重新演示了一次他平时的吸药操作。演示过后，我发现他确实是按照我教给他的方法在吸药，没毛病啊！得给大爷证实下他确实吸进药物了，怎么办呢？

突然记起诊室开诊初期，我们当时准备了几块黑色布块，用来验证药粉存在的。我立刻翻箱倒柜，找到了这几块黑布。为了向大爷证实，他确实吸进去药粉了，我将黑色的布盖在装置的吸嘴处。上药后，让张大爷再吸了一次，这个时候黑布上出现了清晰的白色药物粉末。看到这些白色粉末，张大爷立刻红了脸，"还真有药啊，误会，误会你们了。"

"大爷，装置和药品都没有问题。您感觉不到有药粉出来是因为药物的粉末非常细，这是为了不呛到患者，避免不良反应。"

给大爷讲明白这其中的原因后，张大爷恍然大悟地说："原来是高科技产品啊！我这老头啊，都过时了！还好你每次都很耐心地跟我解释，还教我正确的用药方法，这才没闹出大误会！以后啊，关于用药的问题就得问你们药师，你们才是专业的！"

看到张大爷满意地离开后，我这才如释重负。患者在用药过程中存在很多的问题或顾虑，药师在答疑解惑的过程中，要细致入微，想患者所想，才能更好地为患者提供药学服务。

最后给小伙伴们总结一下，吸入剂的颗粒一般都比较细小，吸入时没有很明显的感觉，如果怀疑是装置出问题了，可以找一块深色的布盖在吸嘴处，吸药后如果布上有白色粉末，那就可以放心使用啦！

2018 年 1 月 5 日

半粒降糖药

沈爱男　江苏省苏州工业园区斜塘社区卫生服务中心

正是农历正月，我刚从药房办公室出来，看到以前老房子西隔壁的阿姨，"阿姨好！"我习惯地叫了一声，"来医院开药？""小沈你好！不是来开药，我最近觉得胃口不好，吃不下，没有力气，头昏，来看医生。"阿姨回答道。"好，正好我下班了，我来帮你挂号找医生。"我拿了阿姨的医保卡，很快挂了号，然后带她到诊室，医生询问了一下病情，在病历本上写上：食欲缺乏、乏力四天，觉头昏恶心，无呕吐腹泻，无发热咳嗽。他与阿姨交流道："刚过年，可能是因为孩子回家，您忙累了，加上过年吃多了消化不好，吃点助消化的药吧！"于是开了枸橼酸莫沙必利，健胃消食片。

我看着医生为阿姨开的处方，心想阿姨是一个老糖尿病患者，平时血糖一直控制较平稳，过年比较忙，会不会没有按时服用降糖药呢？于是我询问了阿姨，她说最近一直服用二甲双胍，每次1粒，一天3次；加格列美脲片（亚莫利），每次1粒，每天1次。我问"阿姨我记得你上次来配亚莫利不是一天吃1次，一次吃半粒吗？""是的，过年这段时间我想孩子都回家了，饭菜比平时好，怕多吃了血糖升高就自己多吃了半粒。"听完阿姨的回答，我心里大概明白了她为啥会乏力头晕，当时我没有向她解释，只是交代阿姨："你今天配的药拿了先回去吃，再去开个化验单，明天早上空腹来医院化验室测一下血糖，看看血糖是否正常。"

第二天一上班，阿姨就缴了费抽了血，过了一会儿她拿了化验报告给我看，空腹血糖3.1mmol/L。"阿姨你血糖偏低，最近的症状考虑是低血糖反应。"于是带她去就诊。医生说："糖尿病患者就怕低血糖，低血糖的典型症状表现心慌、手足颤抖、乏力、头昏眼花等，不典型症状可表现失眠、神情淡漠、精力不集中、躁动易怒等精神失常表现，严重的昏迷，意识不清，所以糖尿病患者尤其合并心脑血管疾病的老年人，应注意预防低血糖的发生。阿姨你血糖偏低，要给予静脉补糖。"于是给予阿姨低血糖治疗。两天后，阿姨乏力头晕明显好转，复查血糖 6.2mmol/L，阿姨应该是药物性低血糖，必须调整降糖药物使用方案，停用格列美脲，改格列喹酮这一半衰期较短的药，低血糖发生率较低；另一方面，阿姨糖尿病史较长，食欲缺乏原因不能排除糖尿病性胃轻瘫、胃肠功能紊乱可能，建议继续服用莫沙必利促进胃肠蠕动。经过几天的治疗阿姨乏力头晕的病好转，她说再也不敢自己乱吃药了。

半粒降糖药看似很小，私自加减后果可能会非常严重。患者依从性对疾病治疗的转归有举足轻重的作用，作为一名临床药师，提高患者依从性也是我们的工作职责之一。

2018 年 2 月 5 日

"药"显风流

李倩　河北医科大学第三医院

您曾邂逅这样的场景么？您曾有过如此的经历么？您又是如何回应的呢？

"你在哪儿工作啊？""在医院。"

"哦，你是医生！""不。"

"那，你是护士？""也不是。"

"那你是……""我是药师。"

"哦，在药房抓药吗？"

……

几年前的某一天，面对邻居地询问，我却不知晓该如何解释。想说自己是临床药师，可我该怎样向一位大妈解释临床药师这个职业呢？在医院里，医生负责诊断、治疗，护士负责扎针、输液，照顾患者。大家所知晓的药师，只是在药房发药的人，"临床药师"无从谈起，大家不知道他们的存在。真是感慨我们的身份和在医院的位置——太尴尬了！

我很羡慕医生，有着妙手回春之术，一个个病人在他们的精心治疗下起死回生；我也很羡慕护士，践行南丁格尔誓言，一个个患者在她们的悉心照料下日渐康复。而我这个临床药师，面对那一双双渴望身体健康的眼睛，又能为他们做些什么呢？我寻寻觅觅，可总也找不到属于自己的位置。因此，那时的我是非常抵触去临床的。

就在迷茫之际，我有幸参加了临床药师规范化培训。白天，聆听带教医师讲解临床疾病诊疗方案，倾听带教药师用药宣教；晚上，查文献，记药理，写药历……在带教老师的指导下，我一天天成长，一点点找准了自己的位置。

记得那天，6床患者新入院，我需要去询问他的情况。刚走进病房向他介绍"我是药师……"隔壁5床患者的家属就带着一种质问的口吻说："你们医院的药有质量问题！"我顿时一惊，心想医院的药品无一不是来自正规渠道，怎么会有问题？于是，连忙安慰说："咱先不急，可以跟我说一下是哪一种药，有什么样的质量问题吗？""我们家老爷子吃你们医院的这个降压药，今天……不……就在刚才，竟然原样拉出来了。"说着就取出了昨天刚吃上的那种药。

我接过一看，立刻释然了，原来是硝苯地平控释片。我微笑着说："这个药片，假如老爷子没拉出来，才是真有问题呢！"看着他们疑惑的眼神，我指着药品名称耐心地解释："这是控释片，之所以叫控释片，是因为它进入咱们身体后，可以控制这种药品中的有效成分进入人体的速度，这外壳是不溶于人体消化液的成分，但是呢，这外壳上还有无数个咱们看不到的小孔，通过这些小孔的控制，有效成分几乎是以恒定的速度释放到身体内的。当有效成分释放完全后，这个外壳也就完成它的使命，随后被排到体外。"这个控释原理是说清了，可看着家属还是有些疑惑，我想大概是那几个术语的缘故吧，就拿出药盒里的说明书，把其中关于药片整个排出体外的图示指给她看。她如释重负，有点尴尬地笑了"谢谢您啊，原来是这么回事，给您添麻烦了。哦，您是这里的医生吗？""不是的，我是临床药师，是专门为患者提供用药咨询服务的。您可以叫我李药师，只要与药物有关的问题都可以问我的，很高兴能为您提供帮助。"

一场小小的误会就这样烟消云散。5床这里刚解释完，躺在7床的阿姨就喊我"闺女，能帮我也看看吗？"说完拿出了一兜药，目测有七八种之多。"你说我每天吃这么多种药，都有啥用啊？"我帮7床阿姨详细解释了每种药的药理作用和用途，这时8床阿姨又有请，原来我这个临床药师在临床也是如此被需要啊！

一个新兴职业诞生与发展的路程总是漫长而崎岖的，就如我们临床药师，在这种以医师为主体，支配和控制整个治疗过程的传统医疗模式中，药师长期以来的主要工作就是按方发药，这种历史的惯性定位使我们自己也产生了怀疑和畏惧，不敢成为临床参与者。而作为一名临床药师，我们必须首先冲破这种旧观念的束缚，秉承着为患者合理、安全、有效、适当用药的这种强烈的责任感和进取心来推动整个临床药师事业的发展进程。

一种选择，一份投入，一腔热爱，一个梦想，我深深地懂得，浮云只有傍于雄伟的青山之侧，方能成就她的飘逸与婀娜；明月只有悬于广阔的蓝天之中，方可显示出她的皎洁与光明；临床药师只有在参与临床药物治疗的过程中，找到属于自己的那一片天空，方可尽显风流。

2018 年 3 月 12 日

不起眼的用药细节

计成　南京大学医学院附属鼓楼医院

2017 年的冬天，雪下得比往年都要大，窗外的雪花飞舞，落上了我紧锁的眉头。

我手中拿着一份 1 型糖尿病患者的就诊记录。这位 52 岁的大姐患有 1 型糖尿病，入院后给予了生物合成人胰岛素注射液（诺和灵 R），早 10U、中 8U、晚 9U，餐前注射，以及重组甘精胰岛素（来得时）8U，睡前皮下注射，但是她的血糖仍然有很大的波动。

记录显示这位大姐空腹 C 肽、餐后 C 肽均明显降低，为脆性糖尿病，这种患者的血糖调整难度非常大，对此，我不由地陷入沉思……工作以来，但凡碰上棘手的患者，我都愿意多想一想，多问一问。以小见大，很多时候不起眼的细节总能出乎意料地帮助我找到解决问题的办法。我边走边想，向病房走去，打算近距离接触下这位大姐。

来到病床前，我看到这位大姐似乎闷闷不乐。

"大姐，怎么了，还是担心血糖不好吗？"我首先开口问道。

"嗯，夜里经常心慌，冒汗啊，身上都湿了，都不知道怎么办。"大姐的焦虑显而易见，而我也了解到大姐的低血糖反应比较明显。

"你之前参加了我们的《糖尿病大课堂》吧，对你的情况有没有帮助啊？"我尝试去安抚她。

"有，那肯定有！内容还挺多的，挺好的。"大姐激动地笑着说。

"那我要考考你，你的胰岛素针怎么打啊？"看着大姐笑起来，气氛缓和了不少，我开始询问我想要知道的内容。

"喏，这个。"大姐拿出了她的诺和灵 R 胰岛素注射剂，"吃饭前戳一下肚皮，按住一会，再拔出来，对不对？"

"吃饭前多久呢？"我继续提问道。

"戳一下就吃了。不是打完就能吃的吗？"大姐反问道。

我心里咯噔一下，感觉似乎抓住了什么，向她说道："不同的胰岛素针打完后进食的时间不一样，不是每种胰岛素针打完都能马上吃饭的。这种胰岛素针打完以后 30 分钟才能吃饭。"

"啊，为什么啊？"

面对大姐一脸的迷惑，我开始详细讲述诺和灵 R 的用法及原因："生物合成人胰岛素注射液是六聚体的胰岛素，是六个胰岛素分子合在一起，进入体内后需要分离成单个后才能吸收，起效约 30 分钟。如果注射后立即吃饭，那会导致胰岛素作用时间错过了餐后血糖高峰，导致胰岛素起效时血糖过低，引起低血糖反应。我建议您从下一餐开始，调整为进食前 30 分钟注射诺和灵 R，然后再看看血糖情况怎么样，可以吗？"

"好的好的，原来是这样啊。我以为都一样的呢！"找到了血糖波动的原因，大姐顿时愉快起来，她也为学到了宝贵的知识和经验而感到高兴。

我安慰了大姐几句，走出了病房，接下来要做的是和医生沟通下，继续监测大姐的血糖波动。

和我预想的基本一致，此后大姐的血糖逐渐平稳下来，再没有出现过低血糖反应。

患者之苦难，如荆棘，患者生命之重，如泰山。临床药师的责任体现在不经意的点点滴滴，以小见大，化解患者的用药困境，为患者在康复的道路上保驾护航。

2017 年 12 月 28 日

专业服务助生命之光

王韵　昆明医科大学第一附属医院

"保存，上传！"结束了一天的工作。下班前我把新一期的用药警示上传到全院共享网络平台。这一期的主题是"丙戊酸钠在妊娠期女性中的用药安全"。拟定这期主题的想法，源于之前遇到的一位长期服用丙戊酸钠的女性患者。

半年前一个炎热的下午，我在药学门诊迎来了一位患者，来取之前送检的丙戊酸钠血药浓度检验结果。她叫小芹，是一位年轻的女性患者，今年28岁，从七八岁的时候第一次癫痫发作开始，这个疾病伴随了她大约二十年，丙戊酸钠这个药物她也已服用了大约二十年。多年的患病经历使得小芹的用药依从性很好，几乎没有间断过用药。

但是，作为一个产科的临床药师，我对育龄期妇女的用药安全有着职业敏感性，特别是这样一位从未间断服药的育龄期妇女，她在备孕和妊娠阶段时的用药安全值得关注。于是我详细地询问了小芹的病史，当我问到她是否结婚，有无妊娠史的时候，小芹的脸色就发生了变化。她说道："其实我已经是第二次结婚了。第一次婚姻中丈夫和我感情本来挺好，但是因为我怀孕两次却没有一次能顺利生下孩子，婆婆越来越不喜欢我，我和婆家关系也越来越差，后来就和丈夫离了婚。"我就追问道："孩子是因为什么原因没有顺利生下来？""第一次是因为在第三个月自然流产，第二次是孩子长到六个月的时候B超检查发现孩子发育畸形就引产了。我现在特别想知道到底是什么原因让我不能顺利生下孩子，因为现在我再婚了，处于备孕阶段，我很担心再次出现以前的情况，也很害怕不能拥有一个可爱的孩子，不能和我丈夫有一个完整的家。"她继续和我说，同时也表达了内心的不安。

　　听小芹说完，我立即想到有可能是小芹孕期一直服用丙戊酸钠，导致胚胎发育不良、胎儿发育畸形等，所以不得不终止妊娠。我觉得有必要向小芹详细交代丙戊酸钠用药的相关注意事项，特别是针对孕期的注意事项："长期服用丙戊酸钠可能会影响胎儿发育，它会增加胎儿畸形的风险。目前考虑到您在备孕阶段，同时癫痫控制得比较好，为了安全起见，建议您就诊神经内科，调整专科用药，可以换用其他在妊娠期相对安全的抗癫痫药物。在您换用其他抗癫痫药物前，请务必严格避孕，以免胎儿暴露在丙戊酸钠中。"

　　听我说完，小芹恍然大悟，突然明白了自己以前的不良妊娠史可能是孕期仍持续服用丙戊酸钠导致的，也后悔当初未向医生了解清楚，匆忙备孕，导致两次妊娠失败。她反复向我道谢，并与我互留了联系方式，以便有问题可以向我咨询。

　　经过小芹的事情，我反复思考，用药安全一直是我们重点关注的问题，但实际的临床诊疗过程中能面面俱到吗？我们还有什么欠缺的地方呢？我们对于在院患者予以充分的用药教育，但是门诊的患者呢，我们能否让他们都了解到基本的用药安全知识呢？所以，我决定把丙戊酸钠的妊娠期用药安全知识写成用药警示，向全院医生宣传，希望能通过我们的共同努力，减少用药不良事件的发生，为患者提供更好的医疗服务。

　　前不久，我再次见到小芹，她告诉我上次拿到丙戊酸钠血药浓度结果后就去神经内科复诊。她告诉医生病情控制得不错，且准备要宝宝了，希望医生帮她调整抗癫痫用药方案。经过全面评估，医生把丙戊酸钠调整为左乙拉西坦，并嘱咐她定期来院复诊。听完她的讲述我补充道："现在多数研究表明，在妊娠期左乙拉西坦相较于丙戊酸要安全一些，同时也能较好地控制癫痫。但是，没有任何药物是绝对安全的，所以换用左乙拉西坦后也要警惕是否有不良反应发生，注意服药后有无不适。如果怀孕，一定要定期去神经内科复诊，同时按时产检，请专科医生评估你的病情变化和宝宝发育的情况。"小芹连连点头表示她记在心里了。

目前小芹已经在备孕，她脸上洋溢的笑容和对我反复的道谢，让我真切感受到她对一个小生命的期待和对我工作的肯定。而我的内心也十分兴奋，因为我的专业知识，为一个家庭带来了阳光，带来了欢笑，带来了对生活和生命的期待，我想这就是作为一名临床药师的骄傲和自豪吧。

2018 年 1 月 15 日

心怀病患，自有信任

刘言香　江苏省无锡市第三人民医院

早上正在查房，猛然间抬头看到罗叔叔（心内科一位患者）站在病房外跟我招手，我也赶紧向他挥手致意。罗叔叔上周检查国际标准化比值（INR）是达标的，但还未稳定。为安全起见，我约他一周后到我们的抗凝门诊复查，今天他准时来了。

记得一个月前，罗叔叔因"心房颤动、扩张性心肌病"住院治疗，住院期间征得他的同意后使用华法林抗凝治疗，出院时 INR 已在目标范围，于是我嘱咐他出院后每周一次到医院复查 INR 值，据此调整华法林的用量。

没想到没过多久，罗叔叔就有些不乐意了，跟我商量道："刘药师，我可不可以不要这样频繁地上医院复查？"细问之下，我了解到原来他家住宜兴，来我院就诊不太方便。我耐心地把他目前的情况解释给他听，告诉他服用华法林主要的并发症就是出血，如果不按时监测 INR 值，一旦 INR 值超出目标值，出血风险会增加，进而可能会危及生命；而如果 INR 值不达标，则起不到很好的抗凝效果，形成血栓的可能性会增加，其风险也不可低估；因此只有把 INR 控制在目标范围内，才能够起到很好的抗凝效果，又不增加出血风险。听了我解释，许叔叔说："谢谢你，我明白了！"以后他每周都会准时来医院复查 INR 值。

我走出病房，罗叔叔已等在那儿，他第一句话就是："又不好了！"我一看凝血指标 INR 值5.4，这么高！我心里一惊，不禁疑惑：上一次 INR 达标了呀！华法林剂量没增加，怎么会突然高得那么离谱？于是我连忙问他："最近有没有服用其他药物？"罗叔叔告诉我，他最近多年的关节炎又犯了，到诊所里去买的止疼药双氯芬酸钠肠溶片。原因应该在这里，罗叔叔服用的双氯芬酸钠肠溶片会增加华法林的抗凝效果！

"罗叔叔啊，不能随便加用或减用药物，如果确实需要加用或减用，必须告知医生正在服用华法林，或者咨询药师明确没有明显的相互作用！"我严肃地对罗叔叔说。

他不好意思地笑笑，见他面露窘色，我连忙半开玩笑地说："你呀，不听话！"

罗叔叔委屈地说："我现在关节炎还没好呢，不吃这些药的话好不了怎么办？"

"镇痛药有很多种，如果确实需要用药，一定要在医生或药师的指导下服用，千万不能自行用药。"

罗叔叔这才放下心来，我细细考虑了一下，面对这么高的 INR 值，建议他先暂停服用华法林两天，以后再按照每天 2.5mg 继续服用，一周后来门诊复查。一周后，罗叔叔来复查，INR 值恢复正常，"真好！"罗叔叔连连向我道谢，并保证："以后一定听话！"我也欣慰地笑了。

是呀，只要全心全意为患者，一切从患者的角度出发，患者就会完全信赖你，才会把健康交给你，因为你是他们值得信任的人！

2016 年 7 月 5 日

小事中的药师价值

刘立立　南昌大学第一附属医院

2018 年 2 月 13 日，农历新年放假的前一天，门诊患者似乎并不见少，药师门诊也陆续迎来许多咨询的患者。早上大约 9 点，一位头发花白的老爷爷走过来对我说："医生，这几个药怎么吃啊？你能不能帮我写一下？"我接过他手里的药品和领药单，得知这位老爷爷 78 岁了，诊断是前列腺增生，我把这几个药的具体用法告诉了他，问道："爷爷，您听懂了吗？"他连连道："听懂了，听懂了。"随即又递了一支记号笔给我："你帮我写在药盒上，我怕我会忘记。"门诊的患者中确实有很多存在这种情况，老年人身边没有人照顾，而需要服用的药物种类繁多，时常会忘记，在讲解一遍后，写在药盒上确实是一个提醒的好办法，我帮他一个个写好后，爷爷道声"谢谢"后拿着药离开了。

快 11 点的时候，我正在埋头整理今天门诊的资料。忽然传出一个声音"医生，我又来了。"我一看，原来正是刚才那位爷爷，他满脸笑容，手里抱了一堆比刚才更多的药，并且握着他的记号笔。我看到，这位爷爷原来还有脑梗病史和高血压，这次一共开具了 6 种药物。于是我按照上次的流程，一个个介绍完药物以后，逐一在药盒上注明了用法。但是我同时也想到，加上之前的药物，这位爷爷同时服用的药物有 8 种，有的一天吃一次，有的一天 2~3 次，有的建议空腹服用，有的饭后服用更佳，有的适合晨服，有的夜间服用更佳。每种药物的用法可以写在药盒上，可是这么多的药物如何服用，哪个时间点服用，爷爷估计很难记住。对于这样一位老年慢性病患者，正确服用这些药物显得尤为重要。我心里想着，一定要让他更好地记住这些药的用法。

有了，可以按照服药时间交代用药。于是，我重新拿了一张纸，按照晨起—早—中—晚—睡前5个时间点重新排了一张用药列表，然后我告诉爷爷，"您就按照这张纸上吃，我给您注明了早上起来吃什么，早餐后吃什么，每个时间点该吃的药都给您标清楚了，这样就不容易忘记吃药啦。"爷爷一脸苦涩地看着我："可是我不识字啊。""那家里人呢？马上过年了，家里小孩会回来吗？"我还在担心着。

这时候爷爷笑着对我说："没关系的，就是孩子不在身边，我也会请别人帮我看的。"我看着爷爷小心地把那张纸塞进药盒里，然后他把药一盒一盒地放进随身带来的包里。最后他笑着说："谢谢你啊，今天多亏你了。"

我常常想，临床药师应该如何体现自己的价值，我想这种价值除了体现在会诊、医嘱审核等临床工作中，也体现在做用药教育、用药咨询的临床实践中，体现在我们服务于临床和患者的每一件小事中，用心服务，我们能做得更好。

2018 年 3 月 20 日

"我也想要那个药单"

束庆　南京大学医学院附属鼓楼医院

那是一个出院人数较多的周三早晨，我例行做好用药教育指导单后，再次与医生的出院小结核对，确保出院用药品种和剂量与出院小结一致。然后，我从前组开始去患者床边逐个进行出院用药教育，告知患者药物的用法用量及日常注意事项，比如护胃的质子泵抑制剂需要饭前空腹服用；泼尼松建议在早晨8时服用，不良反应较少；服用改善贫血的琥珀酸亚铁时不要喝浓茶以免影响铁吸收等。

我正给前组的一位患者做用药教育时，突然中组一位管床医生急匆匆走进来拍着我的肩说："一个今天出院的患者不肯出院，嚷着要找药师。"我心里一紧，忐忑不安，是不是患者对药有什么不满或用药的疑问，抑或是突然出现了药物不良反应？

带着疑虑，我立马随着医生赶到这位患者的床边。这是一位年过六旬，头发花白的老奶奶，个人衣物都已收拾完毕，唯留一袋出院带的药摊放在她身边床上。老奶奶一腿盘在床上，一腿耷拉在床沿，眉头紧锁盯着药物。准备带她出院的儿子也是一筹莫展站在老奶奶身边。气氛略显紧张，我赶紧上前自我介绍道："您好，我是免疫科的临床药师，您找我有什么事吗？"老奶奶在转过头看见我的一刹那打开了紧锁的眉头，还伸出了她的手握住我的前臂，乐呵呵地说道："你终于来啦，我也想要一个出院的药单。"

经过交谈我得知，原来老奶奶因为昨天听到了我给邻床出院的患者进行的用药指导，她觉得很详细也很有帮助，今天出院却没看到我来给她解说那个药单，就不肯让儿子带她出院，嚷着要找药师。那一刻，被认可的欣慰感拂去了我先前的担忧，赶紧从手里那一叠用药指导单中找出老奶奶的那一份。接着，我一边对着床上的药一边对着用药指导单对她进行了用药指导。

老人家因为类风湿关节炎在服用甲氨蝶呤。这个药物的用法特殊，需要每周服用 1 次。我们在临床时有见到因为错记为每天服药而导致中毒，发生严重骨髓抑制的患者，不仅耽误了原发病的治疗，增加了医疗费用，更给患者的生命带来了危险。所以，我再三叮嘱："奶奶，要坚持遵医嘱长期服用药物，不可擅自停药；甲氨蝶呤服用的时间为 1 周服用 1 次，千万不能记错啦！"指导了奶奶后，我还特地给她身旁的女儿也专门指出了这个用法特殊的药物。

老奶奶又问道："这么多药我都要吃吗？"这是免疫科患者常有的困惑。我解释道："泼尼松是治疗您疾病的一个重要药物，这个药物您目前需要长期服用，后期等甲氨蝶呤发挥作用了，您来复查的时候，医生会根据您的病情给您调整剂量的。在服用泼尼松期间，您需要注意监测血压、血糖，若有异常，及时到医院进行治疗方案的调整。此外，由于您年龄比较大，又在服用泼尼松 30mg，为了预防骨质疏松，您需要同时服用碳酸钙补钙和促进钙吸收的维生素 D 制剂，这样才能保证您长期的健康。塞来昔布是针对您关节痛进行抗炎止疼的，您先按医生的剂量服用半月后再来复查，若是炎症指标好转和关节痛症状改善，那您就可以在医生的指导下停用这个药物了。奥美拉唑是护胃的，服用泼尼松和塞来昔布后可能会出现胃部不适，所以给您辅以护胃治疗，为了让这个药物的效果更好，您需要早上起来空腹服用。以上的注意事项我都给您在这张用药指导单上标识清楚了，一会儿给您带回去，方便您随时查阅。此外，您以后遇到用药的疑问随时都可以到我院的药学门诊进行咨询。"说完用药单上的药物，奶奶满意地朝我点头道谢。

由于免疫病属于慢性疾病，患者需要长期服用药物，所以用药教育显得特别重要，临床上我们见到许多未遵医嘱用药而导致疾病加重或出现严重药物不良反应的患者，教训可谓惨痛。加强患者的用药教育，医药护共同守护患者用药安全，是我们医务工作者的职责。

2017 年 12 月 5 日

不信任的患者

刘梦颖　南京大学医学院附属鼓楼医院

"请问是易先生吗？"我带着微笑，礼貌地询问着。

"是的，请问你是哪一位？"病床上，一位约莫 40 岁的患者疑惑地问道。

"您好，我是血液科的临床药师，恭喜您今日出院。我了解到医生为您开具了几种药物，不知道您是否会服用？"我真诚地说。

我，是一名临床药师，已在病房工作近两年的时间。每天早晨交班后，我便会来到出院患者的床边，为他们进行用药指导。日复一日，从不中断。我的工作受到了患者们的欢迎，然而依然会有人对我心存质疑。今天，我就遇上了这么一位"不信任"的患者。

对于我的询问，这位患者似乎并不接受，他虚着眼睛不信任地打量了我一番，问道："药师？不是应该在门诊发药的吗，怎么来到病区工作了？"听到他的话，我一点儿也不觉得意外，在病区工作久了，这样的患者也遇到了不少。在来之前，我也对他进行了了解，他曾经是职场精英，如今不幸罹患"弥漫大 B 细胞淋巴瘤"，心里一定不好受，情绪不佳也在情理之中。

出于礼貌，患者并没有阻止我继续询问。得到他的许可后，我将出院患者用药指导单递给了他，上面详细记录着他所服用药物的名称、用法用量、用途、疗程及注意事项。

我继续说道："这是为您准备的用药指导单，上面有您将要服用的药物。我帮您梳理一下！"

他仔仔细细地阅读着用药指导，似乎渐渐放下了心中的戒备，从包里拿出了自己的药品放在我面前寻求指导。

"我为什么要吃这么多种药物呢？"易先生不解地问道。

我不慌不忙地解释道："您现在服用的泼尼松片是糖皮质激素类药物。糖皮质激素被证实能够诱导淋巴瘤细胞的凋亡，因此对您的疾病是有效的。不过，这种药物存在多种副作用，服用后可能造成欣快不安，血糖、血压的升高，胃肠道刺激，感染加剧等。此外长期服用激素可能导致骨质疏松，甚至股骨头坏死。因此，医生为您开具了奥美拉唑肠溶片抑制胃酸分泌，保护胃黏膜，以及碳酸钙 D_3 片补充钙质，预防骨质疏松。"

易先生听后恍然大悟，渐渐理出了头绪，但是听到激素的众多副作用后，内心仍有些忐忑。他继续问道："既然激素有这么多副作用，我回家后应该注意些什么呢？"

"您住院期间其实已经在服用激素了，按照疗程，您回家还需要再服用两天就可以完成治疗。服药时记住一天口服两次，每次 10 片，餐后用温水送服，降低药物对胃黏膜的刺激。服药期间记得定期监测血糖、血压，如有不适，请及时就医。"我娓娓道来："您化疗后免疫力下降，记得外出携带口罩，注意休息，避免感染。"

通过这次指导，易先生全面了解到每一种药物的用途、服用方法、注意事项以及疗程，原本焦灼的心情得到了舒缓，他一再对我表示感谢："没想到药师能够为我解决这么多问题。谢谢您的帮助，谢谢！"

这样的对话几乎每天都在病房重复着，药师终于不再只是躲在幕后，而是大胆地走进病房，走到患者中去，为他们提供专业的药学服务。虽然临床药师对于某些患者来说，还是一个有些陌生的职业，但是药师们依旧通过自己的努力，为每一位病患的用药安全保驾护航，贡献自己的一份力量。

2017 年 3 月 21 日

"不听话"的老太太

曹艳花　山东省立医院

今天药学查房后，我被 12 床的老太太叫住了。老人家很想和我聊聊她的用药问题。看来每天药学查房时自然流露出的关切拉近了我与患者的距离。想想自己作为临床药师进入病区以来，从最初混迹于进修生、实习生中，怯怯地跟在主任身后查房，到勇敢地站出来主动询问患者是否有用药问题，再到能够针对性地为患者进行中医特色的用药教育。对我而言，这的确是一种不可思议的转变。这样的转变源自于"一门深入，长时薰修"的默默坚持。临床工作的突破得益于全力以赴学习中医药理论并深入研究中药药性的累积。

这位八十多岁的老太太 5 天前因"突发口角歪斜"入院。入院中医诊断为：中风 - 中经络，阴虚风动证。由于治疗及时，病情控制得不错。老太太皮肤白皙，面色红润，操着一口吴侬软语。若不看病历，一般人还真看不出她是位中风患者。

"药师！药师！昨天我的血压不好，我这两天自己把降压药改成一天一片了。"

身为临床药师，我知道患者擅自调整用药的危害性。我决定采取循循善诱的策略，先请老太太分析一下自己血压不好的原因。

"前天下午，我吃了个冷包子后，胃就不太舒服，还吐了一次。到了晚上，我家孩子觉得我住院用药太多，没让我吃安眠药，结果我一宿没睡好。第二天起来头就有些晕。"

老太太思路清晰，话语中也透露出她的焦虑。她对血压的变化很敏感，稍微升高一些就会感到头晕、头痛。所以为了缓解不适，她自行将氯沙坦钾氢氯噻嗪片（100mg/12.5mg）由一天半片改为一天一片服用。

经过询问和分析，我判断老太太这次血压的升高很可能是由于饮食、睡眠习惯的改变，属于暂时状况，不宜擅自增加药量。我告诉她："降压药还是应该按照之前的剂量服用。生活中要少吃辛辣酸冷的食物，适当休息，保证睡眠。辅助睡眠的药物不要停用。最近3天再观察观察，让医生根据您的血压情况来决定用药方案。以后再出现不舒服的症状一定要跟医生讲明情况。您自己擅自调整用药有可能会对身体造成不必要的伤害。"

或许是我的殷殷叮嘱触动了老太太。她又向我"分享"了她曾经的"用药经验"，如一付中药分两天甚至三天吃；中成药留到吃完中药汤剂后再吃，感觉症状减轻了甚至就不吃中成药。

"我想留着，不舒服的时候再吃。"

看着老太太春风满面地向我介绍她的"用药经验"，我却不得不陷入沉思。患者用药依从性不高会导致治疗效果不理想。听了这位老太太的讲述，我很是感慨，建立流畅的医患沟通还有很长的路需要走。医患之间若能推心置腹、建立信任，那么临床治疗就事半功倍，否则就事倍功半。如果老太太平时用药依从性高，也许这次因"中风-中经络"住院就能避免。

我真诚地告诫老太太，以后千万不能向医生和药师隐瞒这些不好的用药习惯。中医治病讲究"整体观念、辨证论治"。所谓中医不传之秘在于剂量，就像烹调之秘在于火候。不是老师不愿意传授，而是需要弟子去感悟、体证，才能真正把握好药量，从而达到最佳临床疗效。自古以来中医用药均为"一人一方"，正是现今所讲的"个体化给药""精准化医疗"模式。医生只有全面知晓患者的心理才能更好地去把握用药剂量。

我用最通俗易懂的方式跟她解释了中医用药剂量的重要性。比如柴胡这味中药，3～5g的用量可以升举阳气（如补中益气汤中的柴胡），8～10g能够疏肝解郁（如逍遥散中的柴胡），而用到15g则有疏散退热之功（如小柴胡汤中的柴胡）。自己随意改变用量，也就违背了医生处方中的本意。治病如作战，用药如用兵，打仗应把敌人驱赶到长城以外，而治病也需一鼓作气将病邪从体内赶出去。章法乱了，取胜的机会就没了。如果您只是把敌人（病邪）赶到家门口，他很快就会卷土重来。就像我们烧开水，需要一直加热到 100℃，若每次烧到 50℃ 就停下来，水永远不会沸腾。

老太太连连点头，答应我以后一定改掉擅自调整药物的坏习惯，有用药问题就找医生和药师。最后，老人竟忍不住像孩子一样地笑出了声："嗯，主任也说我是个不听话的老太太，但是他也没批评我，你们的态度真好。"

这是我第一次将中医药理论用在用药教育上，从没想过提高患者用药依从性还可以使用这一招。只要讲透彻了药量与疗效的关系，老人家就容易接受，从此"不听话"的老太太就变成了"听话"的老太太。

2018 年 5 月 26 日

让患者心得安

彭苗苗　南京大学医学院附属鼓楼医院

我是消化内科的一名临床药师，进入临床工作已经有四个年头，得到过很多患者的褒奖。这是对我工作的肯定，同时也是对临床药师价值的认可。

一次药学查房中有一名自身免疫性肝硬化的患者，伴重度食管胃底静脉曲张。床边照顾他的是他的老伴，子女在外地，老两口文化程度不高，看起来不善言辞。老人之前并未因食管胃底静脉曲张出过血，这次是因为双下肢水肿伴活动胸闷气喘入院的。主任查房时制订的方案是按照指南使用普萘洛尔对这个患者进行消化道出血的一级预防，要对患者进行肝静脉压力梯度测定（HVPG），观察该患者对普萘洛尔的应答率。

我去病房找他们的时候，老人床旁的桌面上刚好摆着普萘洛尔片（心得安）。我问："老人家，您知道这个药物是干嘛用的吗？"两人都回答："是用来降血压的。"可老人并没有高血压，没有高血压却要吃降压药，他们本身是有怀疑的，但或许是因为太相信医生的治疗，或许是因为不善于表达，并没有找管床医生把自己的疑问说出来。于是，我就把使用这个药物的原因详细跟两位老人讲了一遍："您的胃镜报告提示是重度食管胃底静脉曲张，但是您之前并未出现过呕血、黑便等出血情况，这时候是有指征进行食管、胃底曲张静脉出血的一级预防的。胃镜没有提示红色征时，一级预防的方案国际上都是推荐使用普萘洛尔这个药物。如果 HVPG 下降到 12mmHg 以下，或者比您的门静脉压力基线水平下降大于 20%，证明这个药物是有效的。我们现在就是要先测一下您的基础门静脉压力，然后开始按照定好的方案吃药，观察您对这个药物是否敏感。所以说这个药物是用来降低您的门静脉压力的，降低血压和心率对于您来说就是这个药物的主要不良反应，用药期间需要每天两次监测您的血压和心率，当心率低于55次/分，或血压低于90/60mmHg，或出现严重的头晕，说明您不耐受，就需要考虑减量了。我这么说您能明白吗？"俩人很认真地忙点头："明白明白。"

我接着说："那您有没有心脏、肺这些方面的疾病？或者支气管哮喘、糖尿病啊？如果有的话这个药还不能给您使用的。"老人回答："都没有。"我说："好的，回头我们会有人专门来告诉您这个药物具体怎么吃和怎么调整剂量的，出院时我也会做一份详细的出院用药注意事项给您带回去。您现在对这个药了解了吧？"老人激动地握着我的手说："谢谢你，小师傅，听你这么解释我明白了，我一定好好配合你们治疗。"疑虑消除了，或许老人的病能更快地好转。

所以，我们的工作如果能做得更细致一点，患者对我们的信任就会更多一点，在面对疾病时便会少一些不知所措，多一份内心的安定。

2017 年 12 月 14 日

难忘的那次用药教育

邻世超　吉林省梅河口市中心医院

　　我是抗感染专业的一名临床药师，第一次接触临床工作是在儿科。初下临床，无论是医生、护士，还是患者家属，询问最多的就是："临床药师是干啥的？"尴尬至极。我是真的喜欢临床药师这份工作，总想做点事情，体现药师的价值，可是我却不知道如何真正融入临床，参与到临床用药的整个工作流程中。每天同医生一起早交班，一同查房，周而复始，我开始疑惑、彷徨，甚至想过要放弃，直到开始那次床旁的用药教育……

　　那是一个很可爱的宝宝，2 岁 4 个月的男孩，因咳嗽 10 天入院，诊断为支气管肺炎。医生开具的主要治疗药物是阿奇霉素静滴抗感染、氨溴索注射液静滴化痰。我到床旁进行用药教育时，竟然得到一个难以置信的消息：男孩的父母在外打工，孩子奶奶一直带着孩子，除了医嘱开具的药物，奶奶还私自给孩子服用了红霉素和板蓝根颗粒！看着慈祥淳朴的奶奶，再看看她手中递给我看的口服药，我既焦急又无奈！

　　"您好，我是病区的临床药师，主要负责患者的合理用药。请问您为何自作主张给孩子加药呢？服药为什么不告诉医生呢？"我严肃地问患儿的奶奶。

　　奶奶回答我说："我想让孩子快点好起来，红霉素治咳嗽好使得很呢，这么多年我一咳嗽就吃红霉素。板蓝根咋能算药呢，有没有病吃了都没关系啦！"

　　看着孩子稚嫩的脸，我真为其感到担心，连忙向患儿的奶奶解释道："老人家，您给孩子口服的红霉素，与医生给孩子静滴的阿奇霉素其实是同一类药，两者合用会增加药物的肝毒性。另外，阿奇霉素与红霉素有交叉耐药性，如果阿奇霉素治疗宝宝咳嗽都无效的话，那红霉素效果就更不用说。"

男孩的奶奶听到这里，原本自信满满的脸上渐渐有了愧色，她不好意思地对我说："没想到我竟好心办了坏事，那么给孩子吃板蓝根总没事吧？"

我顿了顿，接着解释道："板蓝根颗粒属于中药，不能因为它可以抗病毒，就将它当饮料喝。小儿应该避免大剂量、长期服用板蓝根。用的时间长了，吃的数量多了，就会积"药"成疾，酿成后患。在临床中使用板蓝根造成小儿过敏反应、消化系统和造血系统损害的病例屡见不鲜。中药板蓝根虽有抗病毒的作用，但中医学把感冒分为风寒型感冒和风热型感冒两大类，又由于季节不同，感受外邪不同，又有夹湿、夹暑、夹燥的区别，如果患感冒不分寒热、虚实和夹杂，一味用板蓝根治疗，是不科学的。"

接着，我让奶奶停止给孩子服用前述的所有药物，叮嘱给宝宝多饮水。这时，患儿的奶奶仿佛有所领悟，她点点头，感激的神情告诉我她大体明白了其中的道理。

做完用药教育后，我把这件事情告知了医生，虽然孩子精神反应尚可，没有呕吐、腹泻等胃肠道不适症状，也无萎靡不振等全身反应，可是我还是为孩子担忧。我建议医生给孩子查一下肝功能等相关实验室指标。所幸检验结果没有异常，我暗喜：奶奶的用药不当没有给孩子造成进一步的伤害。

通过这次用药教育，我得到了患儿家属的感谢，同时也得到了主治医生的认可，这件事给了我极大的鼓舞，也更加坚定了我做好一名临床药师的决心。

过去憧憬我们药师能做回真正的药师，跟医生和患者成为联合互助的治疗团队。功夫不负有心人，这种憧憬正在变为现实。如今，我走进临床不再是那个茫然的小药师，不再是那个医生后面的小跟班，也不再是患者心中的"问号"。我终于得到患者、医生的认可，坚持学习沟通、床旁用药教育、疑难会诊、全院会诊，走进临床，我要让更多的人知道我们临床药师的职责和价值所在。

2018 年 2 月 9 日

两个"一定要"

依照惯例，每次查房前，我会先自行查阅病历，熟悉患者情况。今天，9 床患者的情况引起了我的注意。、

患者是一位 69 岁女性，两年前诊断为持续性房颤，规律口服华法林 2.5mg qd。一年前患者因经常出现自发性鼻出血，自行停用华法林钠片。此次患者因劳累后出现心慌来我院就诊，心电图示房颤；心脏超声示二尖瓣后瓣发育不良并二尖瓣反流（轻 - 中度），左心房内有血栓形成；同时测 INR 为 1.09。入院后，遵医嘱患者继续服用华法林片 2.5mg qd 进行抗凝治疗，今天是用药的第 6 天，复查 INR 为 1.02。

服用华法林 6 天，患者 INR 却几乎没有任何改变。为什么？一连串疑问涌上心头，是因为患者代谢基因型的影响？还是因为联合用药？亦或是因为患者饮食结构改变？

于是，我仔细核查患者的其他用药，没有发现与华法林存在相互作用的药物。是因为饮食结构改变吗？这得去临床问问患者。

来到患者的床前，我还没开口，就看见患者的柜子上放着几袋单剂量药包。一个怀疑涌上心头：莫非患者入院以来根本就未遵循医嘱服药？带着疑惑，我试探着问患者："阿姨，这柜子上的药是护士发给您的吗？""是的，但是我不想吃。电视上的养生节目说了，华法林是老鼠药，我不能吃。"阿姨毫不迟疑地答道。这下，终于真相大白，原来，患者 INR 没有上升是因为她没有服用华法林。

了解到患者的担心后，我详细为她讲述了华法林的发展史。我告诉阿

姨利用华法林的抗凝血作用，可以导致老鼠出血死亡，所以华法林曾经作为老鼠药用过。但是后来医学、药学专家利用华法林这一特性，经过严格的临床试验，将华法林应用于临床抗血栓治疗，并通过科学、规范的用药和监测，取得了理想的效果。比如观察 INR 指标，就是有效的监测手段之一。所以华法林目前已经是一种广泛应用也相对安全的药物。同时，我又向她讲述了几位患者通过服用华法林很好地控制了血栓形成的小故事，阿姨听了连连点头。

通过这次比较系统的沟通，阿姨同意服用华法林。从那天开始，我每天都会在查房时询问阿姨是否按时吃药，叮嘱她注意是否有出血现象，并对她提出的疑问进行一一解答。

规律服药后的第 5 天，患者复查 INR 为 2.23，几天后，阿姨终于顺利出院了。出院前，我再三叮嘱："阿姨，华法林一定要按时吃，按时复查凝血功能，如果有任何问题，记得打电话给我。"阿姨笑着说："好的，好的！"

患者出院了，我也深深舒了一口气。但细细回想起来，工作还是存在不足：未及时发现患者连续几天没有服药，说明临床药师的工作不够细致。幸好，在查找 INR 不达标原因的时候，并没有主观臆断、只凭推测，而是到了患者病床前，看到那几包被"误解"的药物，终使真相大白。

由此，我对老主任、老药师讲的"临床治疗不能想当然"有了更深刻的体会，也给自己总结了两条在临床药物治疗中发现问题时"一定要"去做的规定：一定要读懂患者病历和各种治疗记录、资料；一定要直接面向患者，实实在在找寻处理问题的依据。

2018 年 3 月 3 日

不拘一格用准药

姚瑶　南京大学医学院附属鼓楼医院

时间如白驹过隙，不知不觉我在风湿免疫科工作已满两年，从最初的小姚，摇身变成小姚老师，身后跟着一个身材高挑的临床药学研究生，工作起来颇有底气，走起路来也觉得脚下生风了呢。

又是阳光明媚的一天，我照常领着研究生进行药学查房，新来的患者是一位患系统性红斑狼疮（SLE）的孕妇，前两次妊娠都以失败告终，一次自然流产和一次胎心停跳。两次打击给这个年轻漂亮的女子带来了莫大的心理阴影，这次妊娠战战兢兢坚持到 16 周多，突发腮腺肿大、发烧，只能入院治疗。

"哭啥哭，晦气死了……"还没进门，就听见里面一阵吵嚷。我推开门，只见一名中年妇女叉着腰对着 26 床的女孩发脾气，女孩无声地落泪，旁边的男子白白净净，沉默不语。"好了好了，这里是病房，你这样会影响患者休息的！"我赶紧制止了中年妇女，她气呼呼地拿了包就往外走。

"谁都不想生病是不是，得病了就得治。以目前的医疗水平，虽然不能治愈这种病，但只要能控制住病情就是胜利，生孩子是没有问题的。你看，56 床患者已经生了两个健康可爱的宝宝了。你得遵医嘱用药，定期复查，咨询药师，我们一起努力把孩子保住！"我安慰着小两口："我是免疫科的临床药师，我们一起核对下你现在的用药吧。"小两口把在院外服用的药物一一拿出，我仔细核对、排查。"你现在吃的是早上两片泼尼松，早晚各两片羟氯喹，所有的药物对胎儿的危害等级从轻到重可以分为 A、B、C、D、X，这两个药都属于 C 类，在对孕妇利大于弊时可以服用。虽然药品说明书上描述的比较严重，服用这些药物会增加胎儿畸形率等，但是国内外的指南都提示，基于目前的临床数据，在规律产检下，羟氯喹和泼尼松（＜15mg/d）也是可以在孕期使用的。腮腺肿大和高热可能是感染引起，等检查结果回来看医生如何判断。放心好了，所有的药我都会给你审核一遍，对你和宝宝都安全才敢给你用的。"我耐心地向患者解释着。"好的，谢谢您了！"小两口的脸上终于又有了笑容。

"姚老师，26床患者谷丙转氨酶（ALT）升高了，都219U/L了！"学生的一个电话把我从午休中叫醒，我一骨碌坐起来，直接去了病房。病房里，医生们围成了一个圈，看来大家都很关心这位准妈妈。"患者SLE病史三年余，长期服用糖皮质激素和免疫抑制剂。近期反复发热，炎症指标及白细胞计数高，考虑病情活动合并感染，痰培养现臭恶假单胞菌，考虑加大激素剂量，并加用抗菌药物。"主任在一旁指示："患者ALT突然升高，可能跟原发病和感染都有关系，只要我们积极治疗应该可以降下去。""可以辅助保肝治疗，给一些降酶的药物。"我在旁边小声地建议着，"小姚，你有什么建议吗？"主任询问道。"目前的保肝药如天晴甘平（甘草酸二铵肠溶胶囊）、易善复（多烯磷脂酰胆碱）、谷胱甘肽都没有明确的妊娠等级，只有熊去氧胆酸和思美泰（丁二磺酸腺苷蛋氨酸）可以使用，但是仅限于肝内胆汁淤积，所以并不符合用药适应证。"我一边说一边摇摇头。"我们产科会诊后再定吧。"主任有些无奈。

次日，医嘱审核时，我发现26床的医嘱赫然写着丁二磺酸腺苷蛋氨酸片1g bid！我想了想，去找26床管床医生进行沟通："丁二磺酸腺苷蛋氨酸只能用于妊娠期肝内胆汁淤积，这个患者没有这个情况，这样用超出了用药适应证。""产科的会诊意见是让我们这样使用的。"管床医生回答道。我说："我再查点相关资料看看确认一下。"于是，我仔细查阅了相关文献和指南后发现，虽然丁二磺酸腺苷蛋氨酸适应证为肝硬化所致肝内胆汁淤积或妊娠期肝内胆汁淤积，但研究表明，丁二磺酸腺苷蛋氨酸也可以降低转氨酶且不良反应少。

原来如此。

果然经治疗，患者的 ALT 逐渐降低，3 周后已降至正常范围。一方面跟原发病控制有关，另一方面也确实是丁二磺酸腺苷蛋氨酸发挥了降酶的作用，产检显示胎儿生长正常。

临床应追求患者获益最大化，这需要医生、护士、药师和患者的共同努力。临床药师要发挥用药的监督管理的作用，一定要深思细究，多方考虑，知其然更知其所以然，唯有如此，才能精准用药，达到最佳治疗效果。

2016 年 6 月 6 日

《癫痫用药日记》

王国团　新疆维吾尔自治区克拉玛依市中心医院

2010年，我有幸参加了卫生部临床药师规范化培训。转眼已经八年过去了。但基地老师的谆谆教导仍时常萦绕在耳边，"临床药师是医生的工作同伴，患者的朋友。"同时基地老师们传授了许多专业技能，我受益匪浅。我现在是新疆维吾尔自治区克拉玛依市中心医院的一名神经内科临床药师。我同大家分享一个病例，谈谈个人工作感受。

癫痫是神经内科常见病，目前药物治疗是主要的治疗手段，不少患者和家属对癫痫认识不足，病情缓解后，会擅自停药，导致癫痫无法得到长期有效控制，反复发作。

2014年1月5日，我院收治了一名癫痫患者，女，43岁，汉族，以"发作性抽搐5年，再发3天余"为主诉入院。患者家属代述患者于入院5年前进食后恶心呕吐，呕吐物为胃内容物，当时突然听患者大叫，发现其意识不清呼之不应，牙关紧闭，双眼向上凝视，四肢抽搐，双上肢屈曲，双下肢僵直不自主抖动，发作持续数分钟后自行缓解，但之后又再发，发作后自诉全身不适，无大小便失禁、发热，家人将其送往本医院急诊科确诊为"癫痫"。治疗后症状较前好转。近3天上述症状反复发作，表现双上肢及下肢抽搐，持续5分钟可缓解，后再次发作，家人再次将其送往本医院急诊科予以德巴金注射液治疗后抽搐停止。今日为进一步治疗，神经内科以"癫痫综合征"收住院。

根据病情，医生给予该患者抗癫痫，改善脑循环，营养脑细胞等治疗。住院期间，作为临床药师，我对患者及家属进行了用药教育，给她们发放了我编写的《癫痫用药健康教育材料》，出院时发放了《癫痫用药日记》（图 2-4）。《癫痫用药健康教育材料》是一份帮助癫痫患者正确对待疾病及配合治疗的健康教育材料。内容涉及癫痫的相关知识，包括对癫痫疾病和抗癫痫药物的基本知识、按时规律服药的重要性、药物减量的合适时机以及如何减量、使用抗癫痫药的注意事项、日常生活注意事项和癫痫急性发作的急救措施等。

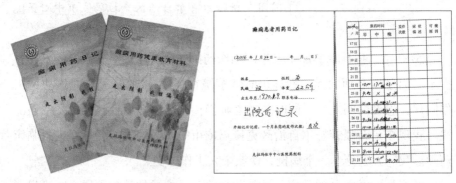

图 2-4　《癫痫用药健康教育材料》和《癫痫用药日记》

《癫痫用药日记》专门用于记录患者的服药情况和癫痫发作情况，认真记录可帮助患者按时服药并实时监控自己的病情。日记可以由患者或患者的家属记录，主要登记患者每日用药时间、癫痫是否发作、发作次数、发作时的症状及发作时可能的诱因。只要将日记带来，医师就能很清楚地了解患者近期的用药情况与治疗效果，也能根据日记所记录的信息，调整下一阶段的治疗方案。

该患者出院后按时定量服用抗癫痫药物，日常生活中根据《癫痫用药健康教育材料》中注意事项安排起居，认真填写《癫痫用药日记》。

截至目前该患者出院已经四年了，一直药物控制癫痫。记录了四年服药过程，癫痫发作次数明显降低，患者和家属的生活质量得到提高。

由于新疆是维吾尔族自治区，我们收治的癫痫患者中有不少是维吾尔族，所以，我还请专业人士将《癫痫用药健康教育材料》翻译成了维文（图2-5），便于维族患者阅读理解。

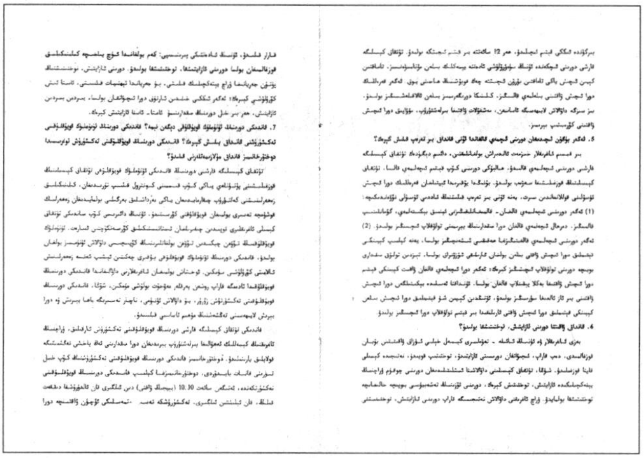

图 2-5　《癫痫用药健康教育材料》（维文）

癫痫是一种慢性疾病，需要长期规范的用药才能得到有效的控制。通过健康教育和填写用药日记，能够让患者充分了解癫痫相关知识，积极参与到癫痫的管理中来，使病情得到更好的控制。

2017 年 11 月 27 日

药物临床试验中的药师

曹祥武　吉林省梅河口市中心医院

"这个药您知道怎么吃了吧？回家后有任何用药问题请及时咨询我！"这是我每天重复最多的话，作为一名临床药师，这也是我每天必不可少的工作内容之一。

在医学界里不能有"马虎"二字，严谨不仅仅是职业的需要，更是捍卫生命安全的保障。自工作开始，我接触过许许多多的患者，经历过各种各样的故事，我每天的工作虽然平凡，甚至是平淡的，但是肩膀上挑着的是生命的托付，需要我的耐心和严谨，继续着和患者的"故事"。

除了承担日常的工作任务外，在呼吸科开展的一项"沙丁胺醇气雾剂Ⅲ期临床试验"中，我也承担了为患者进行用药教育的工作。

2017 年 12 月的一天，我迎来一对老夫妻。丈夫是一名哮喘患者，从二老不安的神色上我瞧得出，他们对临床试验药物的使用都有一定恐惧心理。

大爷一脸疑惑地询问我："医生（我更希望他称我为药师），这个药我使用多久会见效？要是病情严重了怎么办啊？"从他的眼神中，我能看到大爷内心的纠结，感受到他想用又不敢用这个药的心理状态。

"大爷，我给您讲解一下吧。"我面带微笑地回答他，"这种药物的试验已经进入第三期，安全系数相对来讲已经很高了。经过前期大量的临床研究，药物的疗效已经得到了肯定，但由于个体差异等因素的存在，我们不敢保证这个药物对您一定有疗效，如果在用药期间您觉得病情并未缓解，我们还提供急救用药。"

这个时候，旁边的大娘瞪大眼睛，诧异地打断了我："什么？急救药物！你们这个试验怎么还有生命危险呢？那我们不用了，太危险了！"

"不不不，大爷大娘，你们误解我的意思了。我所谓的急救用药，是当我们的研究药物对您没有疗效时，我们给您免费提供市面上对您这种疾病疗效最好的药物。"我见大娘急了，连忙解释道。

听到这里，老两口松了口气，大娘接着问道："那这是啥药啊？我们怎么用啊？一次吃多少啊？"大娘接二连三的问题冒出来，而我能做的，就是耐心地一一解答。

"大爷大娘，这种药物是沙丁胺醇气雾剂，不是口服的，是吸入剂。沙丁胺醇是短效β受体激动剂，起效快，它能够舒张气道平滑肌，直接作用于靶器官——肺部，避免肝脏首过效应，所以很少的用量就能起到作用，同时由于进入血液循环的药量少，引起全身副反应的概率也低。"我耐心地向二老解释道。

随后，我拿出了药物模型，一边演示，一边向他们解释具体的使用方法："药物的用法较为简单，主要掌握六大使用步骤：①开盖摇匀；②尽量呼气；③将喷嘴放入口内；④用力按下并深吸气；⑤屏息10秒钟；⑥慢慢呼吸。用后请及时漱口，以免药物进入胃肠道产生副反应。所以，大爷大娘，这个药物你们可以放心使用，有任何问题可以随时咨询我！"听了我这番解释，大爷大娘的脸上终于露出了放心的笑容。

在临床试验中，药师的存在是必不可少的。本院呼吸科开展的这项临床试验，对患者来说不仅是身体上的试验，更是对心理的考验。大部分受试者都有着一种共同的担忧，那就是如果临床试验药物无效，那他们的病情会不会加重？这个时候，如果我们临床药师能够多一份耐心，带着使命感去为患者消除内心的忧虑，让试验顺利进行，不仅对患者来说是一种获益，对我而言，这也意味着我在临床药师成长的道路上又向前迈进一步！

2018 年 2 月 10 日

不可或缺的用药指导

蒋陈晓　南京大学医学院附属鼓楼医院

2017 年 6 月的一个下午，和往常一样，我在医生办公室坐了下来，准备完成今天的工作计划。我需要核实明日出院的患者名单，并制作出院带药个体化用药教育单，然后对出院的患者和家属进行教育。教育的具体内容包括药物的名称、规格、每次服用的剂量、时间以及服用期间的注意事项。很多患者对自己服用的药物不太了解也不太关心，因此一些特定疗程和特殊用法的药物需要特别交代，不然时常发生患者回去后吃错药的情况。

突然，一个年轻的实习小护士急匆匆地跑进来询问药师在哪里，我抬头招手向她示意。小护士掏出一张纸，有点委屈地说："药师，刚刚 23 床的患者到护士站来质疑我们，说为什么你们这个药标注的使用时间和备注的说明不一样啊。"我仔细看了一下那张纸，是医院药房提供的出院带药单。她说的药是"立普妥"，通用名是阿托伐他汀钙片，临床上用于血脂调节，对动脉粥样硬化患者也有稳定斑块的功效，可以降低心脑血管疾病的发生风险。在这张单子上面，立普妥用法用量清楚地标注"口服，一次／日（9am），1 片／次"，而在备注这一列却赫然写着"晚餐中服"。我核对了下患者出院带药和住院期间的用药，发现患者住院期间立普妥是早上服用的。

随后我到病房找到了他，他指着散在一旁的药物，气势汹汹地说道："为什么你们给的药物用药时间不一样？怎么前面让我早上吃，后面又写着晚上吃？你们对患者太不负责了，这是不是你们的错？"一连串的"指控"让我无法辩驳，这确实是我们工作上的纰漏。普通人都会认为这两个时间存在矛盾性，不确定是早上服用还是晚上服用，因此他需要一个专业的医务人员告诉他准确的服药时间。

等他平静一些，我拿出了我制作的用药指导单，耐心地解释道："药房提供的出院带药单上的'用法用量'是医生开具医嘱时决定的，而'备注'这列是系统提示的常规用法，因此机器系统打出来可能存在前后矛盾。你可以参考我提供给你的用药指导单，这是为您量身定做的，和您住院期间的用药时间是一致的，您可以放心！"看他的神色稍微缓和一些，我又补充道："立普妥这个药物可在一天内任意时间服用，而且不受食物影响，因此早上或者晚上吃都可以，不会影响其效果。但是由于夜间胆固醇合成酶活性较高，我们更推荐您睡前服用。"随后我又把其他 3 个药物的用法用量和注意事项详细地交代了一遍，他总算可以接受我的解释了："经过药师你这么一说，我现在都清楚怎么吃药了，非常感谢啊！"我表示这是我们临床药师应该做的，如果还有什么用药问题可以来医生办公室咨询。

通过这件事情，我更加体会到用药指导在整个医疗环节中的重要性。大部分患者对自己服用的药物并不上心，甚至没搞清楚怎么服用就匆匆忙忙办理出院手续了，所以才会有比如"交代美卓乐早上 6 片顿服，而患者理解成每顿吃 6 片，结果一天吃了 18 片"的事情发生。而一些患者尽管知道怎么吃，却忽视了药物的不良反应，比如服用抗凝或抗血小板药物期间发生出血事件也不当回事。临床药师的工作职责之一就是对即将出院的患者进行用药指导，把正确的药物信息传递给患者，使他们正视自己服用的药物，出院后在家中也能正确地服用药物，并能准确地应对潜在的不良反应。因此，我认为和单纯的药物治疗相比，准确的用药指导更是一剂"良药"。

2017 年 6 月 12 日

我为"多事"而高兴

蔡俊　南京大学医学院附属鼓楼医院

"一盒、两盒、三盒、四盒、五盒……十二盒。"我在心中默数着面前这位老爷爷往塑料袋中装药的数量。"这么多药物！不知道老爷爷都吃的对不对？"我内心嘀咕道。作为老年科临床药师，一定要保证老年患者的用药安全，此刻的我内心充满了正能量。

"老爷爷，这些药都是您吃的吗？"我微笑着问道。老爷爷抬头朝我瞄了一眼，淡淡地冒出了两个字："是的。"接着，他加快速度整理着他的药品，对我充满了戒备。看着老爷爷的举动，我不免觉得自己的关心有些多余。但既然都问了就再多问几句吧，毕竟保障患者用药安全是我们药师的使命。"老爷爷，这些药您都知道怎么服用吗？"我继续微笑地问他。"知道，都知道，我都吃了多少年了，一点问题都没有。"说完，老爷爷收拾完药品准备离开。"算了，既然他都知道怎么吃，我又何必多事呢？"我这样宽慰着自己，但还是不太放心，我又快速问道："老爷爷，您知道那个蓝黄色盒子的药是治什么病的吗？"我似乎在和自己赌气，也在和老爷爷赌气，好像一定要考倒他似的。"治高血压的，去年才加的，进口药，效果好着呢。"老爷爷指着西格列汀（捷诺维）的盒子答道。此刻，我真庆幸自己刚才的赌气。我继续问道："您知道那个黄色盒子的药是治什么病？""治高血糖的。真多事！"老爷爷指着缬沙坦（代文）的盒子不耐烦地答道。"您一会或许要感谢我的多事了。"老爷爷一脸怀疑地看着我。"您刚才的两个回答都错了，答反了。""真的吗？我都吃了好多年了，怎么会错呢？""这样吧，我们去用药咨询室，我把您吃的药梳理一遍给您听。"老爷爷此刻略略放下了戒备心，点头应允。

　　说罢，我搀扶着老爷爷走进了老年用药咨询室。坐下后，老爷爷把塑料袋里的药一股脑儿倒在桌上，有西格列汀（捷诺维）、缬沙坦（代文）、氨氯地平（络活喜）、阿托伐他汀（立普妥）、阿仑膦酸钠（福善美）、苯溴马隆（尔同舒）和非那雄胺（保列治）。首先，我把每种药品的作用都向老爷爷做了解释。其次，询问老爷爷都是如何服用这些药物。在交流中，我发现老爷爷用药依从性并不好，苯溴马隆和非那雄胺都是想到就吃，想不到就不吃了。我告诉老爷爷，良好的用药依从性是保证疗效的关键。此外，老爷爷自诉自己通常是在早餐后服用阿仑膦酸钠，我告诉他正确的服药方式是早餐前半小时用一大杯白开水将药片送服，同时保持上半身直立至少半小时，避免躺卧，从而降低药品对食道的刺激。核对完每一种药物的用法用量后，我又告诉老爷爷服用这些药物后应该按照怎样的频率定期监测血糖、血压、血脂、血尿酸、骨密度等。最后，怕老爷爷一下子接受不了这么多信息，我特地制作了一张《用药指导单》，把服药的时间、方法、注意事项以及药物作用都罗列在指导单上，让他回家按指导单正确服用药物。

　　"谢谢你，小伙子。我吃了这么多年药，你是第一个详细告诉我应该如何正确吃药的。"

　　"不客气，这是我们药师的职责！"

　　"药师？"

　　"对，药师。是专门管患者如何正确服药的'医生'！"我自豪的回答道。

　　"噢，谢谢你，医生，不，谢谢药师！"

　　看着老人满意地离去，我也为自己的"多事"而感到高兴。

2017 年 7 月 7 日

危险的擅自用药

聂力　南京大学医学院附属鼓楼医院

早交班时听值班护士汇报，17 床郑大爷今晨起床上厕所，突然摔倒在卫生间里，幸好厕所的门没有锁上，照顾他的老伴儿连忙将其扶起。交班结束，我来到值班护士身边，询问大爷在跌倒时有没有测量当时的血压。护士表示，郑大爷当时的血压在正常范围之内，但就是昏昏沉沉地倒下了。于是我来到郑大爷身边，询问今早跌倒的情况。郑大爷表示，早上他感觉头昏昏沉沉的，一下没站稳就摔倒了。我问郑大爷昨晚的睡眠情况，郑大爷说昨晚九点钟吃了护士发的一片安眠药以后，在床上还是辗转着睡不着，于是 11 点的时候就擅自做主，将一周前在急诊看病时医生开的安眠药也一并服了下去。没过一会儿，郑大爷就睡着了。但是早上醒来以后总感觉头重重的，抬不动，只是去洗手间上个厕所，没想到自己还重重地摔了一跤，幸好被老伴儿及时发现，没有撞到周围的硬物，险些出大事。我听了郑大爷的话，为他无大碍感到庆幸，但在搞清原因后，我的背后一阵冷汗，忍不住对郑大爷说："您怎么能这么随意地服药呢？有些药物重复服用是很危险的！"郑大爷却不以为然，"没事，我自有分寸，没出事不就行了嘛。"

几乎所有的催眠药都存在宿醉现象，尤其是使用最为广泛的苯二氮䓬类，比如地西泮、艾司唑仑等。什么是宿醉现象呢？许多失眠患者服药后能安然入睡，但醒来后却昏昏沉沉，无法集中注意力，这种就是服用安眠药后的宿醉现象。而过量服食安眠药出现宿醉现象的风险更高，躯体症状可有疲劳、头痛、口渴、眩晕、恶心、呕吐、失眠、手颤和血压升高或降低等，精神症状包括急性焦虑、易激惹、过分敏感和抑郁等。我告诉郑大爷："老年人本身就比较容易出现直立性低血压，尤其您还有脑梗的病史，本来就比常人更容易发生跌倒。不能因为吃了一片安眠药感觉药效不太好，就擅自做主，自己加服药物。药物剂量的增加，会引起药效的增加，于您而言睡眠质量是提高了，却增加了不良反应的发生率。安眠药常见的不良反应之一就是宿醉现象，也就是您今天早上的感觉，浑身无力，昏昏沉沉，站立不稳，最终发生跌倒。希望您能从中吸取教训，以后自觉药效不佳的时候，千万不要盲目追加药物的剂量，这可能会导致其他不良事件的发生。"郑大爷虚心地接受了我的意见，对于服药问题的态度不再草率。

合理用药最重要的一点就是安全用药，没有了安全，光有疗效还有什么意义？

2018 年 2 月 12 日

三、医海无涯　同舟共济——医护沟通篇

一次成功的沟通

张蔚　江苏省苏州市立医院北区

抱着学习的态度，跟着心血管内科医生查房了一段时间，多看少说，慢慢地我跟医生和护士们关系处得不错。在这个过程中，我发现医生在疾病的诊断和用药的选择上确实有很多是非常值得我们药师去认真学习的。当然，也发现一些医生在药物的配伍或用药时溶媒的选择上不够注意，有不合理的地方，而纠正这些需要药师们的真诚、专业和技巧。

那天心内科吴主任值班，跟着他一起来到了 20 床，患者是位女性，70 岁。临床诊断：房性心律失常伴室性心律。医嘱：盐酸胺碘酮注射液（可达龙）150mg，生理盐水 100ml，静脉滴注。待查房结束返回医生办公室，我找吴主任说："吴主任，我想请教您一个问题。"吴主任说："哦，什么问题？""20 床病人为什么用生理盐水做溶媒？""20 床是糖尿病患者，不能用葡萄糖注射液作为溶媒，所以用生理盐水。""噢，原来如此，谢谢！"我真诚地向吴主任道谢。吴主任笑了："你别客气！""不过，吴主任，我记得盐酸胺碘酮只能用等渗葡萄糖溶液配制。对了，身边刚好有药物说明书，我来查看一下。"说着，掏出了药物说明书。吴主任看到盐酸胺碘酮（可达龙）说明书中明确指出"仅使用等渗葡萄糖溶液配制"后，说："这个问题倒确实没注意过。"

我告诉吴主任：盐酸胺碘酮的结构为苯环上二碘取代物，是不稳定结构，容易发生不同程度的自发脱碘降解变质。与氯化钠溶液配伍后，氯离子更容易取代苯环上的碘离子（"氟、氯、溴、碘元素是一个族嘛，对不？而且氯的活性比碘强！"），生成氯取代物，产生沉淀，因此在静脉注射时可能会产生严重的不良反应。吴主任笑了："嘿嘿，你们学药学的，化学厉害，我见了乌龟壳（苯环）就头晕！"

我又找了一些资料：原卫生部合理用药专家委员会《中国医师药师临床用药指南》（第2版）：胺碘酮注射液的配制"仅可用等渗葡萄糖溶液配制，不应向输液中加入任何其他制剂"；《马丁代尔药物大典》（第37版）：英国注册药品信息声明，盐酸胺碘酮与氯化钠溶液不相容。同时也提供了一些盐酸胺碘酮与各种溶媒配伍研究的国内文献报道。

吴主任高兴地说："谢谢，谢谢！这些资料很实用。不过，我现在要请教你了，以前临床一直这么用的，怎么没出现过不良反应。"我笑着对吴主任说："药物不良反应本来就是发生在少数人身上，发生率3%～9%就属于常见，发生率1%～3%属于少见，发生率1%以下属于极少见。因此不是没有不良反应，而是还没有遇上不良反应。时间长了，病例多了，就有可能遇上。如果遇上严重的，那就有可能坏了您一世英名呐！对不？"吴主任也笑了："对，对！谢谢你的友情提示！"趁着吴主任高兴，我又赶紧补充："药品说明书具有法律依据，如果没有循证医学支持，擅自超说明书用药是有法律风险的。"吴主任听了，非常认可。

后来发现心内科其他组内也存在盐酸胺碘酮用生理盐水作溶媒的情况，于是与吴主任沟通，组织科内学习。同时在药剂科编发的《药物讯息》中，也指出和分析了这一不合理用药，供全院医护人员学习。经医院同意，胺碘酮不合理配伍列入了考核范围，经过一段时间的观察，基本杜绝了这种不合理用药情况。

通过这件事，我有一个体会：作为药师发现不合理用药的情况，与主任、医生沟通，督促纠正的过程中，需要真诚、专业和技巧，明白自己就是整个医疗团队的一员，这才能使安全用药真正落到实处，这也是临床药师存在的意义吧。

2017年10月12日

信任促我前行

杨婷　南京大学医学院附属鼓楼医院

自 2016 年 5 月份进入普外科 9D 病区开始我临床药师的工作，至今已有一年半的时间了。这段时间里，在科室老师的悉心教导和自己的不断努力下，在临床医生、护士的帮助下，我学习到了许多临床理论和实践知识，也真正经历了书本知识联系实践操作的真实病例，将自己所学的药学知识运用到了临床实践中。我的工作慢慢地获得了临床的肯定，坚定了我成为一名优秀临床药师的信念。

初到临床的日子总是过得非常小心，每天忐忑焦虑，内心充满迷茫。陌生的工作环境、临床知识的缺乏使得自己在病区开展工作存在一定的困难。

每天和医生们一起查房，关注患者用药情况，查阅疾病诊疗指南和相关专业书籍，审核病区的医嘱保障患者用药安全。我通过自己的努力得到了医护的认可，也让患者用药安全多了一层保障。

还记得一开始审核医嘱时的情景。整个病区对于氨溴索的用法存在两个问题，一是雾化吸入给药，二是 60mg bid 静脉滴注给药。我将这两个问题与管床医生进行了简单的交流，建议氨溴索的使用改为 30mg bid 静脉滴注，停止雾化吸入这一给药方式。管床医生说："药师，氨溴索我们一直这么用，也没人说我们不合理，为什么就不能雾化给药了？一直以来也没出现过用药安全问题啊。医嘱我们不能随便修改的，有什么问题你还是跟主任讲吧。"

为了拿出确凿的证据，我打印出氨溴索的药品说明书。说明书对于氨溴索的给药方式是缓慢静脉注射或者与葡萄糖、果糖、0.9% 氯化钠注射液、林格液混合静脉滴注。推荐日最大剂量为 90mg。我又查找了《雾化吸入疗法在呼吸疾病中的应用专家共识》，围术期进行气道管理可以提高肺功能和缩短住院时间，盐酸氨溴索属祛痰药，可降低痰液黏稠度，增强支气管上皮纤毛运动，增加肺泡表面活性物质的分泌，此外还具有镇咳作用，是临床上常用的围术期雾化吸入药物之一，它可以减少手术时机械损伤造成的肺表面活性物质下降、减少肺不张等肺部并发症的发生。目前国内的盐酸氨溴索为静脉制剂，不建议雾化吸入使用，雾化剂型在国内尚未上市。共识中还提出静脉制剂中含有防腐剂，如酚、亚硝酸盐等，吸入后可诱发哮喘发作。非雾化吸入剂型的药物无法达到雾化颗粒要求，无法通过呼吸道清除，可能在肺部沉积从而增加肺部感染的风险，因而不推荐雾化使用。

我将查找的说明书、专家共识和氨溴索雾化吸入引起不良反应的文献报道整理出来，将氨溴索使用存在的问题向主任进行了汇报。三天后主任让我针对病区存在的共性问题于早交班时做个汇报。非常感谢临床主任的信任和鼓励，这是对我工作的极大肯定，自此氨溴索的用法在整个病区达成一致。

主任的肯定让我感触非常深刻。临床药师的工作对自身能力要求很高，而成长不可能一蹴而就，需要不断努力，不断学习。"不积跬步，无以至千里；不积小流，无以成江海。"来自临床的肯定是我继续奋斗前进的动力，对我有着非凡的意义。不忘初心，方得始终，我会带着对临床药师这份职业的热情和尊敬，一直努力前行。

2017 年 12 月 5 日

风雨之后见彩虹

宋周烨　中国药科大学临床药学研究生

作为一名临床药学研究生，我在临床的角色既是药师也是学生，需要深入临床学习最基本的药学工作。带着懵懂无知和无限憧憬，我踏上了临床工作的战场。完成了基础轮转训练后，我被分配固定跟组呼吸科 11B 区的医生，协助他们管理患者用药。在组内医生和科里药师的教导下，我很快上手了药师的工作。

然而随着时间的推移，科里的医生轮转了一批又一批，我需要不停地认识新的医生。每次都要和新的人处好关系，才能顺利开展工作，就连主任也说我们是流水的医生，铁打的药师。每次好不容易建立起信任关系，稍稍有些成就感就又回到了起跑线。轮转医生换了一批又一批，医嘱中的用药问题一波接一波，而我过了开始的新鲜劲，逐渐感受到自身的很多不足。专业知识总是不能脱口既出，科研技能更是一张白纸，没法给予医生们更多的帮助让我苦恼不已，这几乎使我失去了对工作的激情，迷失在一个死胡同里了。

正当我迷惘不前时，带教老师华老师看出了我的问题，让我暂时脱离临床工作，专心学业。我的导师也给了我莫大的鼓励，帮助我梳理知识，扩展思路。离开临床事务，我突然有了大把时间来思考和知识充电，在充实自己不断学习的过程中，自己好像又多了一份底气、一份自信。

没过多久我又回到病房，重拾临床工作的第一天就给了我一个惊喜！在查看当天的出院医嘱时，我发现了一个严重问题：患者肝功能正常，血钾偏低，同时伴有血糖不稳定，出院带药用了甘草酸二胺肠溶胶囊（天晴甘平），而该药说明书明确规定，严重低钾是具有类固醇效应的甘草酸制剂的禁忌，为什么医生要给患者用呢？于是我查看了患者的既往病历，发现患者前一次住院中出现过肝损，但血钾正常，当时出院带药有天晴甘平，出院后患者在家规律用药，长期服用天晴甘平却未根据肝功能结果调整用药。前次入院时正常使用的药物这次入院却不适合依样画葫芦地使用，怎么办？在师妹们迟疑的眼光中，我立即过去和从未谋面的新轮转过来的管床医生进行了沟通，然而他似乎不太乐意，对我说他知道，但这是患者要求的，而且主任说就按上次的出院带药来开医嘱。

我心里很不是滋味，这个药如果再继续长期服用，对患者反而是有害无益。患者对药物根本不了解，主任说的话也许并不是要管床医生那么死板地遵从，而且主任并不知道患者上次出院带过天晴甘平。为了核实情况也避免用药差错，我带着出院用药指导单和患者进行了交流，在做完其他药物的用药指导后，我谨慎问了一句："这次的药你们和医生说了要和上次一样是吗？"患者和家属立即摇头，"我们都听医生的，他们说继续吃就吃。"

听到这里，我明白了这是个很典型的为避免麻烦而形成的思维误区。医生有时候会为了避免麻烦而引导患者自己做决定，虽然患者可能无意中说过和上次开一样的药，但其实心里一直认为医生会替他们做决定，他们没有别的要求。于是我改变了指导策略，既然已经开出的药不方便退回，在化疗后患者也确实有可能再次出现肝功能损伤，我这次就明确交代了患者停药和用药的时机，嘱咐患者一定根据化验结果决定吃或者停，也在用药指导单上做了标注。

如果仅仅是指遇到这样的问题，那没什么好惊喜的，真正让我吃惊的是待我从病房回到办公室，刚才拒绝我建议的管床医生过来了，他有些犹疑地询问了我关于天晴甘平的用药禁忌后开始觉得不妥，于是我将刚才和患者的交流情况告诉了他，他放心了一些，还对我表示了感谢，并且邀请我一起再和患者做了详细的出院事宜的交代。我的心情顿时特别阳光。

原来之前几个月的相处，虽然我跟组的医生换了一波又一波，但我一直都在，医生们也渐渐习惯由我去和患者们交代用药，还有一些患者会主动找我要用药指导单，我与医生和患者的沟通也越来越熟练自然，这些无形中都为我积累了信任和口碑，也使得医生们对用药更加重视和谨慎。

　　不管是药学工作还是知识积累，都会遇到各种各样的问题，我想我可以跌倒，可以沮丧，但不可以停下更不可以放弃追逐的脚步，因为风雨之后见彩虹。

2017 年 11 月 23 日

我有两票

徐航　南京大学医学院附属鼓楼医院

我是心胸外科的一名临床药师，已在临床"摸爬滚打"了多年，如今我主要承担着科室的合理用药工作，尤其是术后患者抗凝方案的制订。

"又有一位患者突发脑梗！"这已经是这个月的第四例了。早上，我一进医生办公室的门，昨晚的值班医生就把这个噩耗告诉了我！走廊里，我遇见了科室"大老板"吴主任，他一脸严肃地通知我："徐药师，今天下午我们将就本月发生的脑梗病例进行全科讨论，请你务必参加！"事出紧急，接到通知后，我立刻带领进修学员将四位脑梗患者的病例资料一一进行了整理，同时查阅了相关文献，为下午的病例讨论做了充分准备。

下午，大家都提前到达会议室，会场里大家谁也不说话，气氛有些凝重。五点整，主任步入会议室，病例讨论正式开始。首先由管床医生进行了病例介绍，一番热烈的讨论后，大家的观点基本一致：四名患者已有多年房颤病史，心脏超声显示心脏内已经存在血栓，此次入院后因为手术的原因采用低分子肝素进行桥接抗凝，治疗上并无不妥。

"你们认为，患者的脑梗跟入院后的抗凝治疗有无关系？"主任的问题很直接，也是此次病例讨论的重点。

心胸外科的房颤患者以瓣膜性房颤为主，这类患者无须进行房颤患者卒中风险评分（CHA2DS2-VAS），都应该接受华法林抗凝治疗，而围术期患者可以采用肝素类药物进行桥接，这是一年前在一次科会上我与科主任及各位医疗组长共同制定的科室治疗规范。在这之前，各医疗组的治疗方案并不统一，有主张抗凝的，也有反对，但这么多年一直平安无事。结果，这个月出现了四名脑梗患者。

其实，大家都明白主任的意思，这四位患者的脑梗跟抗凝治疗可能存在一定关系。对于一些不稳定的血栓，由于抗凝的原因可能造成血栓部分脱落，引发了脑梗。

"那么以后遇到这类患者还需不需要进行抗凝治疗呢？"主任又发问了。

原本热烈的会场突然有些沉默。年资较高的张组长沉吟了片刻，说道："要不以后就先暂停抗凝治疗试试看？"其他医生也都纷纷点头表示赞同。

主任并没有接茬儿，转而看向我，问道："徐药师，你有什么看法？"

我一直都没有发言。我知道，那位组长讲出了主任的心里话，但从我们查阅的权威指南和文献来看，这类患者肯定是要进行抗凝的。医生们不是不知道，也不是没有查文献，而是被这四个病例弄怕了。

"我觉得还是要进行抗凝治疗的，去年我们的规范也是这么定的。"我思考了片刻，坚定地回答道。我知道，这句话不是主任想要的。

"规范既然是我们定的，我们就能修改。张医生你觉得呢？"主任又问了那位年长些的组长。

"我觉得大家可以讨论，把规范再修改一下。"张组长表示赞同。

"我们现在是按照指南和规范进行的抗凝治疗，患者发生了脑梗。如果以后我们没有抗凝，患者又发生了脑梗的情况，那我们的治疗是存在问题的！"我仍然坚持我的观点，既是出于自己的专业知识和判断，也是本着对患者和医疗团队认真负责的原则。

"黄医生，你认为呢？"主任脸色有些凝重，又问了另一位组长。

"我觉得可以先不进行抗凝治疗试一试。"黄的声音很小，但大家还是可以听得清楚。

"如果是你的患者呢？"主任的问题更尖锐了。

"那可能还是要根据病情具体分析一下。"黄医生的声音更小了，小得几乎听不见。

"哈哈！"主任笑了，"现在出现了两种方案，大家举手表决吧！徐药师，我给你两票！"

"主任，您给我两票，我也还是认为大部分患者是需要抗凝的。"我的声音还是那么坚定。主任又笑了，但这一次是欣慰的笑。

最终，医疗团队还是采纳了我的建议——按照原先的治疗规范继续抗凝治疗，并取得了良好的治疗效果。

在药物治疗上，医生会因为某些原因比我们灵活，但作为临床药师的我依然会竭尽全力帮他们坚持最基本的原则，这股子执着劲儿，医生们有时候觉得药师挺可爱的！

2017 年 8 月 6 日

微笑，是付出努力的回报

韩舟　南京大学医学院附属鼓楼医院

"等一下，你是药师吧？"我刚查完房经过护士站，背后传来了问询声，声音似曾相识。转头一看，原来是黄护士，心里不由一阵忐忑，眼前不禁浮现出几天前的场景……

刚来消化科，作为一个"新人"药师，临床医生和护士对我的工作还不熟悉，我对如何开展药学工作也是一知半解。那天是周三上午，我照常打开医嘱系统，查看患者的用药方案，准备今天的药学查房。发现消化科重症监护室 52 床患者，肝硬化失代偿期，用药情况：双歧杆菌三联活菌（培菲康）420mg bid；复方黄连素 0.1g tid。这需要提醒一下！我赶紧翻开登记本，动笔将 52 床患者的药物治疗方案、实验室检查结果一一记录下来，随后踏进病房。"等一下！"一个声音在我身侧响起，"你是谁？来干什么的？"病房里顿时陷入一片沉默。想到今天值班的黄护士之前没见过我，我转过身去对她说："您好，我是新来的临床药师，准备做药学查房。""你们药师查什么房啊？"黄护士紧蹙着眉头。确实，很多同仁不清楚药师在临床的工作意义，可这也正是我们应当努力的目标——让药师在临床中传递出更大的影响力。我推了推眼镜，回答："我们对患者进行药学监护，保证用药的合理性。"见黄护士不再追问，我便来到 52 床患者床边，嘱咐他培菲康与黄连素不要同时服用，两者服用需要间隔 0.5 ~ 1小时。黄护士一直默默地没有作声。

而现在，不知黄护士又会发出什么责问。没想到原来黄护士是想知道为什么我要嘱咐患者培菲康与黄连素不能同时服用。她说："药物说明书上没有解释。"前些日子刚好我看了一篇详细介绍各种抗生素对培菲康敏感性的文献，稍稍回想了下，我告诉黄护士："培菲康是双歧杆菌三联活菌胶囊，主要成分是双歧杆菌为主的肠道杆菌，可以改善肠道菌群失调，而黄连素对于肠杆菌有抑菌作用，因此两者同时服用会减弱培菲康对菌群失调的改善作用。""噢，原来是这样！"黄护士连连点头。"除了黄连素，万古霉素、四环素、环丙沙星、磺胺甲噁唑等也对培菲康敏感，都需要间隔一定时间再服用。""好的，谢谢！"黄护士脸上充满了真诚的微笑。

一个月转眼而过，当我在向其他患者嘱咐培菲康与部分抗生素不能同时服用时，越来越多的患者会笑着告诉我，护士发药时已经嘱咐过了。我不觉得我的嘱咐白费了功夫，这恰恰是证明我们临床药师的工作得到了医疗同仁的认同。

护士的微笑，患者的微笑，就是对我们药师努力付出的最好回报。

2017 年 6 月 2 日

高效的疼痛多学科诊疗团队

谢菡　南京大学医学院附属鼓楼医院

2014 年 3 月，由临床医生、临床药师及护理人员共同组建的医院疼痛管理小组正式成立！自成立以来，经过一年的不懈努力，小组已经在骨科和普外科打下了基础，每天大家都会在群里交流患者的情况，分享围术期管理的最近进展。作为一名临床药师，我主要负责镇痛方案的制订与实施，以及患者的随访与教育。

周三上班路上，我突然接到了骨科护士长的电话："谢药师，昨天手术的两个小朋友呕吐得都很厉害，请你今天来病区随访的时候关注一下吧。"随后，护士长又在急性疼痛小组管理团队（APS）的微信群里发布了这个问题，麻醉科的疼痛管理联络员也与我进行沟通，请我检查两位患儿术中用药的情况。突然有这么多患者出现严重的术后恶心呕吐现象，我也很担心，于是在手术室交班后，我就马不停蹄地来到骨科病房。

经过仔细询问，我发现发生术后恶心呕吐的是两位脊柱侧弯的小患者，一个 6 岁，另一个 10 岁。两名患儿做的都是脊柱侧弯矫形术，术后使用镇痛泵控制疼痛，患者出现恶心呕吐后，病房医护人员根据我们疼痛管理小组的管理路径关闭了镇痛泵，并给予他们止吐药物处理。两位小患者的的恶心呕吐均已经缓解，但是单用非阿片类药物镇痛效果不佳，护士长询问是否可以继续使用镇痛药物。我全面评估了患者的疼痛情况和恶心呕吐的情况，并将两位患者的术中麻醉药物做了统计分析，询问了患者的病史。两名小患者都是初次手术，没有术后恶心呕吐病史，也没有晕动症等高危因素，考虑昨晚的恶心呕吐可能与术中用药相关。患儿在恶心呕吐缓解后开启镇痛泵，在开启镇痛泵后，由于镇痛泵里有止吐药物，两位小患者的疼痛明显缓解，并未再次出现恶心呕吐。

结束随访后，我与麻醉科的疼痛管理联络员进行了交流，脊柱手术由于手术对副交感神经的影响，本就属于术后恶心呕吐的高危因素，我们都会在使用镇痛泵的同时，合用止吐药物，这两名患者术后镇痛泵的配方并未超量，也用了止吐药，但是术中加用了地佐辛，我们考虑两位小患者的恶心呕吐与该药物有关，于是我马上将这一情况汇报给了 APS 小组的组长——麻醉科主任。主任马上与药师和脊柱组的麻醉医生进行讨论，大家一致认为，目前尚无该药物用于未成年人的高质量循证医学证据，其在儿童青少年人群中使用的安全性尚未证实。主任马上在医生微信群中发出通知，禁止在未成年患者的麻醉过程中使用地佐辛，并请药师进行监督。一天的忙碌很快有了反馈，第二天的随访中，我发现两位小患者的疼痛情况已经有了明显改善，也没有出现其他药物不良反应。

这样的事件在我们的 APS 管理小组中还有很多，尽管现在依然有患者镇痛不佳，有患者出现不能耐受的不良反应，但是我们的镇痛有效率和患者满意度正在不断提升，也有越来越多的病区加入了我们的小组。为了能让我们的疼痛管理更为有效，我们也在计划开展一系列研究，比如基因多态性、群体药物代谢动力学等，为临床精准给药提供依据。

疼痛管理小组的顺利开展得到了各个临床科室的支持，我们的小组一直秉承这样的共识，那就是要将我们的小组变成全院的优秀团队，需要"三个点两条线"的配合。"三个点"分别是：院领导、医生和护士，这三个点的职能分别是：提供政策支持和组织协调、镇痛方案的参与决策和患者情况反馈与镇痛效果评估。"两条线"是指临床药师和麻醉医生，通过两条线将整个团队联系在一起，形成疼痛管理—反馈—调整的良性循环，这样我们临床药师的工作才能更好地开展，疼痛治疗的效果也将越来越好。

2015 年 4 月 30 日

药师小课堂开张啦

李嘉琪　南京大学医学院附属鼓楼医院

今天早上的查房略显拥挤，因为除了医生还有好多护士也加入了我们的查房队伍，一行十多人围着一张床，很是壮观！看到一张张稚嫩的面孔，心想都是新来的实习生吧。查房结束后我们往办公室的方向走，结果一位护士姐姐叫住了我："小李，麻烦你件事。"我按捺住好奇心，问道："老师，怎么啦，有什么可以帮您的吗？"护士姐姐讲到："这不，科里来了一批新的实习护士嘛，才到临床，又转到我们科，可是我们这边专业性非常强且化疗药物又属于高危药物，能不能麻烦你从药学的角度给我们同学讲讲化疗药物啊！"

我受宠若惊，心里也暗自窃喜，护士姐姐竟然能找我帮忙，我一定要好好准备，不能辜负她对我的信任。我接受了护士姐姐的请求又详细询问了需要准备的重点内容以及一些细节问题，敲定好相关内容就开始制作幻灯片了。经过一个星期的精心准备，药师小课堂开张啦！

这是我第一次以药师的身份在病区讲课，既紧张又激动，千万不能给我们药师丢脸！不一会儿教室就坐满了，看着他们好奇的目光我反而放轻松了，我相信自己能讲好！随后药师小课堂就开始啦，我先向这些实习生介绍我是肿瘤科的药师，随后给她们介绍了化疗药物的起源、分类、常见不良反应以及护理过程中应该留意的问题，如溶媒的选择、配伍禁忌、药物外渗的处理等。短短的 45 分钟涵盖了很多内容，为了不让她们感到死板和枯燥，我又结合了病区的实际病例。比如，柔红霉素是肿瘤科常用的化疗药，由于它是发疱性药物，其外渗后可以引起局部组织坏死，所以为了防止药物外渗引起的严重不良反应，我们会建议无禁忌证的患者行"经外周静脉穿刺中心静脉置管术"。

虽然时间不长，但是一堂课讲下来也是口干舌燥。不过看到座位上的她们，再辛苦也值了，因为好多学生都在做笔记，没有一个在玩手机或者走神，尤其是讲到具体案例时他们都会点头附和我，证明我的课堂得到了她们的肯定。

课程结束后护士姐姐拉着我的手说："小李，谢谢你啊，一看就是用心准备的，讲得非常棒，下次能不能再请你给我们详细讲讲化疗药物的不良反应啊？""没问题，老师。"我赶紧答道。

对于到临床工作不满一年的我来说，有太多知识需要学习和掌握，有时难免会碰到回答不上来或者解决不了的问题，这时需要的就是认真的态度和迅速的行动力、执行力，尽快寻找问题的答案与解决措施，并将方案回馈。就像这次"备课"，其实也是自我学习与成长的过程，又一次加深了对化疗药物的理解，同时提高了我的演讲能力，最重要的是还为护士姐姐解决了问题，得到了她的认可，这也是一个双赢的过程。认真对待问题，认真解决问题，也许其他优秀的临床药师也是这么过来的吧！

要坚信付出的努力终会有回报，我的药师小课堂开张啦！

2017 年 12 月 27 日

老年科亟需临床药师的原因

蔡俊　南京大学医学院附属鼓楼医院

今天是一周一次的病区大查房，老年科病区教室里坐满了人。

"开始查房！"吴主任说道。

查房前，我将这周的患者用药安全警示表递给了主任，这是我每周都会进行的一项工作。这一张表格中不仅有超适应证用药、用法用量不适宜、药物相互作用、还有根据 Beers（老年人不适当用药标准）、STOPP/START（老人潜在不恰当处方）用药标准筛查出的不合理用药。

"那我们就一床床过。"

"16 床，严某，女，入院诊断：①急性脑梗死；②高血压病 3 级（很高危组）；③持续性房颤；④2 型糖尿病；⑤高尿酸血症；⑥支气管哮喘（缓解期）；⑦子宫切除术后；⑧白内障术后。目前使用药物有阿卡波糖片（拜糖平）、阿司匹林肠溶片（拜阿司匹林）、阿托伐他汀钙片（立普妥）、地高辛片、盐酸地尔硫䓬缓释胶囊（合贝爽）、螺内酯片、呋塞米片、苯溴马隆胶囊（立加利仙）、碳酸氢钠。患者有房颤病史，最近心脏彩超提示心房附壁血栓存在，出血风险评估分（ASBLED 评分）为 4 分，房颤患者卒中风险评分（CHA2DS2-VASc）为 7 分，应予抗凝治疗。患者上周加用华法林 3mg qd 进行抗凝治疗，4 天前测国际标准化比值（International Normalized Ratio，INR）为 1.49，昨日测 INR 为 3.28。"管床医生汇报。

"患者 INR 值突然升高，且已经超过 3，一定要密切关注有无出血症状。患者用了这么多种药，会不会存在药物相互作用影响华法林代谢导致 INR 异常？让我们的临床药师分析下。"万主任说道。

　　"患者使用的华法林属于高风险药物，是我们临床药师重点监护对象。我已经关注到患者 INR 值异常升高，查阅了相关文献，基本已经确定原因。"我自信地说道，"华法林是香豆素类口服抗凝药，由 R 型和 S 型两种消旋异构体等比例构成，其中 S 型异构体的抗凝活性是 R 型异构体的 5 倍，华法林的抗凝活性主要由 S 型异构体决定。华法林几乎完全通过肝脏细胞色素 P-450 酶系代谢清除，S 型异构体主要由 CYP2C9 代谢失活，R 型异构体主要由 CYP3A4、CYP2C19、CYPlA2 和 CYP1Al 代谢。苯溴马隆可抑制肾小管对尿酸的重吸收，从而降低血中尿酸浓度。苯溴马隆主要通过 CYP2C9 代谢且为 CYP2C9 抑制剂，与其他通过 CYP2C9 代谢的药物联用时会竞争性抑制其他药物代谢。苯溴马隆是华法林 S 型异构体的强代谢抑制剂。因此，两药联用时，苯溴马隆可使华法林 S 型异构体的体内清除率降低 50%，抗凝效果明显增强。临床治疗中，如果需要联合应用华法林和苯溴马隆时，应减小华法林剂量，降低出血风险。"

　　听着我专业又翔实的讲解，主任会心一笑，目光落在了半年前调至本病区的副主任医师身上，她笑着说道："现在知道为什么老年科需要临床药师了吧？体会到临床药师的价值了吗？"副主任医师连连点头，说道："现在我深刻认识到临床药师的作用，不仅能帮我们解决药物相互作用、不良反应方面的问题，也能帮我们做好患者用药教育。对了，小蔡，明天 12 床、25 床患者出院，请你一会儿给他们做下出院用药指导。"

　　回想起半年前，副主任医师刚到病区时，主任对他说老年科病区亟需临床药师，副主任医师对此不甚理解，认为自己对用药足够了解。现在，经过我们的努力，药师的作用终于得到了医生的认可！

　　教室的大查房即将结束，主任对着进修医生说道："你们可能不了解临床药师，也可能不知道为什么老年科亟需临床药师。老年科患者有很大的特殊性，他们同时患有多种疾病，需要服用多种药物，往往存在多重用药，不可避免地产生一些药物相互作用、不良反应。这时候我们就需要有临床药师的介入，他们可以帮助我们更好地进行用药管理。我们可以听蔡药师讲讲他是如何进行老年患者用药管理的。"

"谢谢主任的支持和肯定，我们临床药师取得的成绩与临床医生的支持密不可分。我简单说下我进行老年患者用药综合管理的流程。首先，进行患者入院评估，包括基础评估及特色评估。特色评估是根据 Beers 标准、STOPP/START 规则以及中国老年人潜在不适应用药目录，药师对患者目前所用药物进行分析。第二，进行个体化用药，包括医嘱审核、相互作用审核、根据肝肾功能调整剂量。第三，进行用药教育，包括用法用量、服药注意事项以及用药后监护点。第四，进行药学查房，咨询患者服药后是否出现不适以及疗效评估。第五，进行不良反应预警及溯源，利用专业的药学知识寻找引起不良反应的药物因素。最后，进行随访，主要调查患者用药依从性情况。"

教室里响起了热烈的掌声，吴主任的掌声似乎格外响亮。

大查房结束，我怀着喜悦的心情，踏着坚定的脚步走向病房，继续我老年患者用药综合管理工作。

2016 年 5 月 24 日

坚持赢得信任

胡晓蕾　陆军军医大学第一附属医院

8点20分，早交班结束。作为进修药师的我，此刻正在呼吸科医生办公室仔细翻看即将查房的病历资料，身边充斥着医生忙碌的脚步声、窸窸窣窣的纸张翻阅声及滴滴嗒嗒的键盘打字声。耳边忽然传来一段对话："你看过7床的胸部CT没有？""没有，怎么啦？""听说很罕见……"后面说了什么完全没心情细听，我仿佛哥伦布发现新大陆一般双眼放光，迅速冲向病房。走进病房，只见病床上躺着一名略显消瘦的老太太，我看着她说："阿姨，今天感觉怎么样啊？"老太太费力地坐了起来，随手从床头拿起痰杯，双眼充满无助和惊恐地望着我说："医生，我的痰里面又有血丝了。"我仔细地看了看痰杯，满杯都是鲜红色，于是安抚她说："好，你先休息，我去看看你的CT片子。"

9点40分，全科大查房。主任手里拿着7床患者的胸部CT仔细查看着，身边围绕着一大群医生和药师。为了听得更清楚，我默默地拨开人群，悄悄凑到了主任身边，听他分析道："患者最近痰培养检出链格孢霉菌。微生物室建议用两性霉素B，换药吧。"我顿时对从未听过的"链格孢霉菌"产生了浓厚的兴趣，开始关注和追踪这个病例。

次日，冯医生正在精心准备着7床患者的全科病例讨论幻灯片，我赶紧过去和她交流："我查了指南和文献，链格孢霉菌的优选治疗药物是伏立康唑。两性霉素B常见的不良反应之一就是肾毒性。7床是位老年患者，体重又轻，肾功能可能会受不了的。"冯医生欣喜地望着我："我还没开始找药物治疗的文献呢，太好了，可以把你找到的文献发给我参考一下吗？""好！待会儿就发给你。"我接着又说："伏立康唑的疗效和安全性较两性霉素 B 好。而且链格孢霉菌治疗的疗程较长，伏立康唑有口服制剂，便于后期序贯治疗。"冯医生听了我说的话，点头表示赞同："好的，我看看，然后给主任汇报一下。谢谢！"

两天后，全科病例讨论中，冯医生详细陈述了 7 床患者的病情，并提及我提供的文献及用药建议。各带组医生和主任分别发言，阐述治疗建议。最后因为考虑到老太太经济条件较差，治疗组还是决定继续使用价格便宜的两性霉素 B。

三天后，在进行药学查房时，老太太的儿子一脸焦虑地告诉我："胡药师，我妈妈的痰里面血丝越来越多了，这两天吃不下饭，还恶心、呕吐，精神也越来越不好了。"望着病床上虚弱的老太太，又看着她与儿子紧握的双手，我顿住了，一种难言的苦闷涌上心头。我立刻查阅了老太太的实验室检查，发现她复查肌酐 241.2μmol/L，计算其肌酐清除率为 15.04ml/min，考虑应为急性肾损害。我再次找到冯医生，向她阐述老太太很可能由于使用两性霉素 B 发生了胃肠道不良反应和肾损害，再次建议立即换用伏立康唑。冯医生点点头，拍拍我的肩膀说："好，立刻就换。我很欣赏你的坚持，而且相信你是正确的！"那一瞬间，我似乎感觉到有一百只靓丽蝴蝶在心里翩翩起舞，表面上却佯装镇定地微笑着朝她点点头说："嗯，感谢你的信任！"

在老太太出院前，我给她做了详细的用药教育，还留了她儿子的联系方式，以便院外跟踪随访。出院后老太太继续口服伏立康唑治疗，1 周后复查肾功能恢复正常，4 个月后停药，未再咳嗽咳血，复查胸部 CT 显示感染较前有所吸收。1 年后，我再次打通了老太太儿子的电话，得知老太太病情稳定，没有再发生咳嗽咳痰等症状，我放心了。听着电话里一遍遍的"谢谢你，胡药师！"我心中充满了温暖。

2018 年 5 月 12 日

"缺席"的镇痛药

李娜　云南省肿瘤医院

　　清晨，太阳在鸡鸣的催促中，慵懒地伸伸胳膊，微笑着射出第一缕光辉。我像往常一样，在更衣室迅速换好白大褂后，小跑赶去新住院大楼一楼等电梯。下了电梯，我快速朝着乳腺科医生办公室方向走去，刚走到门口，就听见主治医生王医师的声音："吴主任，22 床盐酸羟考酮缓释片服用了 2 天，昨天半夜还是疼醒，怎么处理？""还疼啊，估计是止痛药剂量没用够，这样，你把盐酸羟考酮缓释片给她继续加量，今天的手术很多，我先去手术室了，你忙完后也赶紧来帮我。"说完之后，吴主任匆匆向手术室走去。

　　我记得 22 床是一个乳腺癌术后复发的患者，本次因胸背部疼痛 7 天入院，入院时疼痛评分 7 分，影响夜间睡眠和日常活动，诉疼痛性质为刀割样疼痛，目前服用盐酸羟考酮缓释片 10mg q12h 镇痛治疗。阿片类药物的服用方法与镇痛效果有很大的相关性，患者对阿片类药物的了解情况与用药依从性也有很大关系。出于敏感，我觉得自己一定要亲自去和病人交流，了解一些更具体的情况。我来到 22 床，刚好患者女儿也在旁边，经过约 5 分钟的交流后，我基本上了解了具体情况：护士 2 天前发给患者盐酸羟考酮缓释片，告知早、晚各一片（10mg）可止疼，但患者及家属都认为阿片类药物吃了会上瘾，于是自作主张疼痛时才服用。

　　盐酸羟考酮缓释片是一种特殊制剂，内含 38% 的即释成分和 62% 的缓释成分，即释成分可在口服后 1 小时达到最大镇痛效应，缓释成分口服后需经 2～3 小时才逐渐发挥镇痛效应，因此盐酸羟考酮缓释片应严格按时服用，疼痛时才服用是不规范的，且镇痛效果很不理想。

　　了解具体情况后，我把实情告诉了王医师，王医师猛一拍大腿，讪讪地笑着说："哎呀，你看我这忙得，都没来得及问患者服药情况，谢谢你啊，小李！""不用谢，不用谢，我是药师，这是我应该的。"我赶忙回应。"小李，还得麻烦你件事，22床患者的盐酸羟考酮缓释片继续给她10mg q12h，但你能给她和家属做做用药教育，让她按时服药，行吗？""嗯，好的，我这就去！"于是我又来到22床，把阿片类药物服用注意事项和相关成瘾性问题一一详细地告诉患者和她女儿，消除她们的疑虑和担心，嘱其按时服用，并持续动态关注患者疼痛改善情况。第2日又来到医生办公室，王老师笑着对我说："小李，22床患者目前疼痛控制理想，亏得你细心！""应该的，周老师，这是药师的职责所在。"我含着笑意应道。

　　关注患者用药情况是我们临床药师的本职工作，而某些时候，临床医生因工作繁忙，往往会忽视这一点。协助医生管理患者用药问题，保障患者用药安全有效，我想这就是我们药师应该做的！

2017 年 12 月 12 日

"药师，你怎么看？"

束庆　南京大学医学院附属鼓楼医院

2017年10月9日清晨，免疫科的微信群里，病区主任问起了因"口眼干半年，全身弥漫性皮疹一周"入院的患者情况。管床医生便请我分析一下硫酸羟氯喹、白芍总苷、阿法骨化醇哪个是导致该患者出现剥脱性皮炎的可疑药物。这个问题有点棘手，因为这三个药物是治疗风湿免疫疾病常用的药物，相对也比较安全，不良反应较少，一时仅凭经验，我实在无法立刻回答医生的提问。但这个临床案例的特殊性引起了我"侦探揪出元凶"的兴趣。

查资料前，我先细细梳理了患者的用药过程。患者一个月前在外院诊断为"干燥综合征"，予硫酸羟氯喹0.1g bid，白芍总苷0.6g bid，阿法骨化醇0.5μg qd治疗。服用硫酸羟氯喹7天后因药物服完临时停用，后其儿女在外买到该药继续服用半月后，躯干出现少许皮疹，未予重视，其他药物自上次出院后均一直服用。一周前患者起床时发现全身弥漫性红色斑疹，伴脱屑，有少许水疱，可见渗出，瘙痒及疼痛，因此来我院就诊，考虑为药物性皮疹。我以硫酸羟氯喹、白芍总苷、阿法骨化醇、不良反应及皮疹为关键词检索了国内外数据库网站。阿法骨化醇是维生素，说明书和文献均无相关报道；白芍总苷是中成药，仅有的相关中文文献也未报道该不良反应；而硫酸羟氯喹的说明书及UPTODATE循证医学数据库资料均提示该药会引起皮肤变态反应，于是我将硫酸羟氯喹列为可疑药物。硫酸羟氯喹是临床常用的比较安全的抗风湿药物之一，最常见的不良反应涉及胃肠道、皮肤和中枢神经系统，眼部毒性作用较为突出，但严重副作用极其罕见。于是进一步以硫酸羟氯喹和剥脱性皮炎为关键词检索数据库，一下子就有"真相只有一个"的既视感。早在 2002 年就有报道显示硫酸羟氯喹会导致迟发型皮肤超敏反应，随后在《临床治疗学杂志》《新英格兰医学杂志》《皮肤杂志》等均有相关报道。如抽丝剥茧寻找真凶的侦探一般，我又进一步以泛发性脓疱性皮疹为关键词检索，发现相关的综述文献中也都会提到硫酸羟氯喹这个药物，看来这次的"真凶"无疑就是硫酸羟氯喹了。

　　这次特殊案例的讨论，让我和临床医生对硫酸羟氯喹都有了进一步的认识，而我在这个过程中还收获了作为"元芳"药师探明真相的成就感和医生对于我专业回答的信任！正是通过这样的互动和通力合作，在临床上越来越多地听到医生开始咨询："药师，你怎么看？"每一次我都乐意接受新的任务，因为我深知这背后充满着信任和依赖。而我，希望自己可以通过这一次次的"挑战"，提升自己的专业知识和技能的同时，更为患者合理用药做好保障。

2017 年 12 月 21 日

化验单中藏端倪

朱巧玲　南京大学医学院附属鼓楼医院

"朱药师，你帮我看看，又遇到这种情况了。"裘主任把一张甲状腺功能化验单转向我的方向，用笔指着上面的某项结果给我看。然后侧过脸微笑着跟患者介绍我："这是我们的临床药师。"裘主任正在上专家门诊，作为临床药师的我，总是和他一起上门诊，一边学习，一边为门诊患者解决用药问题。

我仔细地看了化验单，问患者："您现在还吃其他的药吗？"

"没有啊，我现在就只吃雷替斯（左甲状腺素钠片）。"

"哦，可以先检查一下，排除肝肾功能的问题。"我向裘主任建议。他点了点头，然后建议患者检查一下肝肾功能排除可能由其导致的结果异常。这已经不是裘主任第一次拿着异常的甲功结果询问药师意见了，我不由地想起了很久之前的一件事。

那天上午，我正坐在电脑前审核医嘱，裘主任拿着一张化验单向我走来："朱药师，你看看这个异常结果会不会是药物引起的？"并向我简单介绍了这个患者的情况。该患者为女性，58 岁，半年前曾行甲状腺双叶次全切除术，术后常规服用雷替斯 100μg qd。最近一次甲功结果显示：促甲状腺激素（TSH）0.05mmol/L，游离三碘甲状腺原氨酸（FT3）3.0mmol/L，游离甲状腺素（FT4）28.8mmol/L。患者有慢性肾炎，同时在服用保肾丸、苯溴马隆、百令胶囊，既往有肝囊肿（已切除）。我看着结果陷入思索，这结果确实有点奇怪，FT4 高且 TSH 低，说明甲状腺激素是过量的，但 FT3 却比较低，为什么会出现 FT3 和 FT4 变化不一致呢？我自然而然地联想到甲状腺激素的生成机制：几乎所有的 T4（四碘甲状腺原氨酸）都是在甲状腺生成的，而 T3（三碘甲状腺原氨酸）仅有 20% 在甲状腺生成，剩下的 80% 则由外周 T4 转化而成。那么，会不会是 T4 在外周转化为 T3 时出问题了。我把这一想法告诉裘主任时，他眼睛一亮，赞同地点了点头。看来他也在往这个方向思考。

经过查阅文献发现，肝肾功能的异常会导致内分泌代谢紊乱，会影响肾脏脱碘酶活性进而引起甲状腺激素的转化减少。我把这一结果告诉裘主任，并且建议患者改用甲状腺片替代治疗。甲状腺片同时含有 T3 和 T4，可以弥补患者因慢性肾炎，自身甲状腺素转化困难导致的 T3 缺乏。裘主任赞许地点了点头。

一个月后，患者拿着药物调整之后新的化验单来找裘主任。她的检查结果果然正常了，裘主任建议她继续服用甲状腺片，定期复查。

此后，只要遇到甲功结果异常的情况，裘主任总会习惯性地听听临床药师的意见。看化验单本不是药师的强项，但是通过查阅指南文献，更新专业知识，帮助临床医生解决实际问题，会成为推动医生药师合作的有效途径。

2017 年 12 月 14 日

命悬一线

陈杰　中山大学附属第一医院

周五早上，我换好工作服刚走进办公室，办公室电话和值班手机同时响起："我是急诊科，昨天收了一个患者钆喷酸葡胺中毒，已经昏迷，现在请全院大会诊，你们临床药师帮忙看看有没有什么解毒药？"

"哦，哦！解毒药啊，我们马上查一下！"我急忙打开电脑，迅速查阅相关文献，但是一无所获，没有查到有特异的解毒药物。时间紧迫，我想我还是先去急诊科了解一下具体情况再说吧！

全院大会诊由医务处处长主持，首先接诊医生开始汇报病例了："患者，女性，34岁，因左肩部摔伤后左上肢运动功能障碍22天入外院，为明确脊髓神经损伤情况，入院第二天上午行造影检查，不慎误向椎管注入15ml造影剂钆喷酸葡胺。20分钟后，患者诉头痛剧烈，恶心呕吐较剧，停止操作返回病房，考虑造影剂过敏反应，予以吸氧、平卧、静推10mg地塞米松、加大输液量等处理，无明显好转。下午5时左右患者出现呼之不应、手不自主运动等症状，双侧瞳孔等大，2.5cm，对光反射存在，血压、呼吸、心率正常，予以甘露醇脱水、吡拉西坦片（脑复康）、胞二磷胆碱等治疗，症状无改善，紧急送入急诊科就诊。"

患者病情危重，临床专家均认为，患者无意识，能睁眼闭眼，有时有痛苦表情，包括头部转动、右上肢和双下肢不规则活动，节律不一，没有语言反应，是大脑皮层受刺激高度兴奋的反应，属于化学性药物刺激反应。结合患者病史，考虑为药物中毒性脑病，认为除了降低颅内压、保护脑细胞功能等，无其他更好的处理办法。当医务处处长问到我有没有特异解毒药物时，我感觉有点惭愧，回答道："没有特异解毒药，我回去查下有什么更好的办法。"

时间就是生命，我立刻赶回科里将这一情况汇报给主任，请求召开紧急会议，要求所有临床药师、实验室药师等所有临床药学科的成员参会讨论，给每个人布置任务，分工协作。一小时后，大家集合在一起，将查到的资料进行汇总分析。该患者使用造影剂钆喷酸葡胺注入脑脊液循环中的可能性大，增加了脑脊液渗透压，进而引起颅内压增高、脑水肿、昏迷等严重不良反应。钆喷酸葡胺为葡甲胺的螯合物，分子量大，不易透过血脑屏障，会一直保留在脑脊液中，但国内外均无类似不良事件报道，更无相应处理办法。

大家都沉默了，面面相觑，摇头叹气。突然主任灵机一动："这个问题关键是让脑脊液中的钆喷酸葡胺出来。我原来学过医，实习时轮转神经外科，蛛网膜下腔出血可以通过脑脊液置换，降低颅压，减轻对脑膜和神经根的刺激，促进血管活性物质的排除，加快蛛网膜下腔积血的清除。另外，神经外科常采用腰大池持续引流术清除血性脑脊液，给我们很好的启示，可否采用脑脊液置换及引流相结合的方法进行药物的清除？"一语惊醒梦中人，大家一致认为这是个好办法。

于是主任向医务处汇报，医务处再次组织神内科、神外科、急诊科等专家进行会诊讨论，我们临床药学科全体人员都参加了讨论。我们将想法进行了汇报，神内科、神外科专家一致赞同我们的想法，于是和我们一起制定脑脊液置换及引流方案：治疗前常规用 20% 甘露醇 125～250ml 静脉快速滴注脱水，以降低颅内压；于治疗前测脑脊液初压，然后缓慢放出脑脊液 5～10ml，注入生理盐水 5～10ml，留置 5 分钟，缓慢重复上述操作 2～3 次，置换脑脊液 20～25ml，最后一次注入生理盐水 5ml，使脑脊液总量减少 5～10ml，最后测脑脊液压力（终压），每天 1 次置换。

忽然，神内科、神外科专家又问道："可是置换及引流需要多长时间？我们怎么才能知道是否清除干净了？"我们实验室的任博士立刻回答道："我们可以进行脑脊液浓度监测，前后对比，就可以判断！"

事不宜迟，临床医生按照讨论的方案，对患者进行了治疗处理。与此同时，临床药师组织力量，熬夜建立 HPLC 脑脊液钆喷酸葡胺浓度快速、灵敏的测定方法，每个人都不觉得累，因为抢救生命是第一位的。治疗前后每天取 2ml 置换前和置换后的脑脊液进行钆喷酸葡胺药物浓度检测，3天后引流脑脊液中的钆喷酸葡胺减少约 80%。

一周后患者意识转清，引流液中没有检测到钆喷酸葡胺后我们建议临床医生停止置换，后来患者完全康复出院。

我们临床药学科全程参与了这例脊髓造影后钆喷酸葡胺致抽搐、昏迷患者的救治过程。大家充分利用药学专业背景知识，通过团队协作，终于取得了成功。这次会诊经历让我感慨万千。作为药师，我们在平时的学习中，必须不断夯实自己的理论基础，还要将这种理论基础活学活用到临床实践中；术业有专攻，不同专业领域的药师需通力协作，共同为临床医生和患者提供切实可行的药学服务，保证患者的用药安全，尽可能减少和避免药物不良反应的发生。只有这样，我们才能真正找到自己的位置与自信，更好地融入临床药物治疗团队，于危难之中显身手。

2018 年 1 月 25 日

四、正己正人　救死扶伤——给药方案分析篇

都是牛奶惹的祸

陈杰　中山大学附属第一医院

夕阳西下，我拖着疲惫的双腿，刚挤上公交车，就听见一阵来电铃声。原来是医务处打来的，让我赶快到心外科参加重要病例讨论。我简单问了一下情况，就下了公交，叫了一辆出租车往医院赶。

我赶到心外科病区患者床边进行了简要问诊，然后来到心外科示教室，环顾四周，院长、心外主任、肾移植主任、肝移植主任、肾内科、心内科、病理科、呼吸科等科室的主任早已围桌而坐，只留了三个空位。在座的都是国内的知名专家，我心里打起了退堂鼓，我一个小药师怎么有资格和知名的临床医生坐在一起？于是就和进修医生、实习医生挤在了门口。

院长主持，并介绍："目前为止，这是华南地区年龄最小的换心儿童，是全国第二例，手术非常成功，在《广州日报》上头版报道，是我院医疗技术里程碑式进步，但目前病情不能排除急性排斥反应，下面由心外科医生汇报病例。"

心外科主任亲自汇报病例："患儿，男，4岁，因矫正型大血管转位、三尖瓣下移畸形、三尖瓣关闭不全、室间隔缺损施行心脏移植手术。术后8天口服他克莫司1.5mg，2次/日，吗替麦考酚酯360mg，2次/日，泼尼松10mg，1次/日。目前讨论的主要问题之一是他克莫司的血药浓度波动在5～6ng/ml，始终达不到治疗窗8～10ng/ml。目前患儿出现了心功能不全等异常情况，不能排除急性排斥反应，因为这个问题已经先后组织过2次全院大会诊，现在请大家再次发表意见。"

我拿过病历，又将医嘱过了几遍，心里紧张极了，这是我从来没接触过的病例，完全没有经验。我深吸一口气，让自己静下心来，认真分析起医嘱来。患儿用了他克莫司、吗替麦考酚酯、泼尼松、奥美拉唑等药物，影响血药浓度因素有哪些？

肾移植、肝移植科主任先后发表意见，认为小儿心脏移植的国内外报道不多，而我院小儿肾移植手术量居全国前列，若他克莫司谷浓度监测为 8~15ng/ml，可达较好的疗效。过高浓度患儿不易耐受，易出现不良反应，建议谷浓度控制在 8~10ng/ml。前几天已会诊增加了剂量，浓度仍不达标，不排除个体差异和遗传因素导致。

每位临床专家逐一从专科角度出发提出个人意见。最后终于轮到我发言了，我心里非常忐忑，努力让自己的声音保持镇静："他克莫司经肝脏 CYP3A 系列酶代谢，其基因分型对给药剂量有直接的影响，应对其进行基因检测。CYP3A5*3 变异可解释为约 45% 的成人肾移植术后早期他克莫司存在药动学差异。根据回顾性研究构建的公式 Dose=C_0/（50.165×CYP3A5+76.131），CYP3A5 表达型者 ×0，为快代谢型，非表达型者 ×1，为慢代谢型，建议检测他克莫司相关 P450 酶基因型。"

会诊后第二天，检测结果出来了，该患儿是 CYP3A5 慢代谢型，而他克莫司血药浓度仍波动在 5~6ng/ml。心外科再次发起了全院大会诊，看到这个结果，我又一次焦虑了，是自己思路有问题？患儿是 CYP3A5 慢代谢型，按理说血药浓度应该高啊，除了药动学和药效学方面的药物相互作用，还有什么其他因素影响患儿的血药浓度呢？一时想不通，我再次来到病床前，详细询问家长给孩子的服药情况："您每天都是什么时候给孩子服药啊？"

孩子妈妈回答："每天早上吃早饭前，吃药应该没有什么问题，天天按时吃。"

我继续问道："服药后有什么不舒服的？有没有呕吐等症状啊？"

孩子妈妈很坚定地回答："没有！"

我心里又再一次嘀咕起来了：依从性好，药是按时在饭前吃的，也没有吐出来，到底还有什么原因让血药浓度上不去呢？

　　就在我儿欲转身离开时，突然发现床头柜上摆了好几瓶牛奶，便随口问道："孩子爱喝牛奶么？都什么时候喝啊？"孩子妈妈回答："他呀，从小就爱喝牛奶，从来不喝水！"

　　一听到这里，我的两眼突然放出光彩，继续追问道："孩子吃药也用牛奶送服么？"孩子妈妈回答："是的！"此时，我心里一阵欣喜，答案找到了，原来牛奶就是这个血药浓度始终上不去的"祸根"啊！我连忙告诉孩子妈妈，牛奶会影响他克莫司吸收，以后喂药一定要用白开水送服，妈妈连连点头答应。

　　又一次会诊开始了，各位专家纷纷发表意见，轮到我发言时，我没了上一次的紧张，自信而果断地指出自己的"重大发现"："牛奶影响他克莫司吸收！"这次的大会诊在将信将疑的气氛中结束了。但接下来几天，奇迹果然出现了，停止牛奶送服药物后，患儿他克莫司达标了！患儿住院期间他克莫司（FK506）浓度监测见图4-1。后来患儿治愈出院，心外科主任表扬了我，还专门请我们临床药师去吃了一顿大餐作为奖励。院长也高兴地说："很好，很好，临床药师这次发挥大作用了。"

　　还记得孩子出院那一天，我再次来到病房，看到家长和孩子脸上洋溢着灿烂的笑容，我的心情也跟着开心起来。这个病例，让我感触良多：作为临床药师，一定要走到患者床前，仔细询问病史和用药情况，不能放过每一条蛛丝马迹，而真相，往往就隐藏在这些细节的背后，等待有心人去发现！

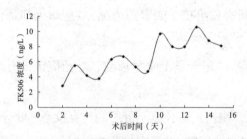

图4-1　患儿住院期间他克莫司（FK506）浓度监测

2018 年 1 月 16 日

与药共舞

杨勇　四川省医学科学院·四川省人民医院

众所周知，药物在使用过程中难免会发生药物相关的不良反应，为了提高药物的合理使用，减少药物不良反应的发生和及时对症处理是临床药师工作的重中之重。作为一名已经工作多年的临床药师，为了更加有效地促进医院科室的合理用药，我一直在和我的"舞伴"——药物，去协力完成每一个完美的舞步。

前两天，医院收了这样一位患者：男，52 岁，因"胸闷 2 天，意识不清 12 小时"入院。肝功能示丙氨酸转氨酶（AST）：1656 U/L，天冬氨酸转氨酶（ALT）：772 U/L，碱性磷酸酶（ALP）：69 U/L。患者有长期大量饮酒史，量约 500ml/d。既往有反复头痛发作病史，发作时口服去痛片。入院诊断：①重症肺炎；②意识障碍原因待查；③严重肝功能损害。

入院后医生积极给予哌拉西林他唑巴坦、左氧氟沙星抗感染治疗，异甘草酸镁注射液、多烯磷脂酰胆碱注射液护肝治疗，醒脑静注射液对症治疗。两天后病情仍不见好转，医生对此非常疑惑，对所有的诊断都进行了相应的治疗处理，然而肝功能损害却没有得到控制，为了尽快找到发病的原因并治愈患者，遂进行了全科会诊。作为科室的临床药师，我也参加了此次会诊。

学术室里大家各抒己见，但是都没有找出患者发病的主要原因。在听了主治医生的病例介绍后，大家发表意见。我再次梳理了一下该患者病史、临床表现及实验室检查结果。就在这时，主治医生把目光投向了我，并问道："杨药师，你有什么看法也说一下。"

听了各位医生的讨论和意见，他们的着重点都在疾病的发生、抗感染和意识障碍上，加上患者情况紧急，都迫切地想治愈患者，因此可能没有考虑到药物方面的因素。在各位医生讨论结束后，根据自己在科室摸索的经验，我更加确定了自己的想法。

我陈述了自己的看法：患者已经抗感染治疗却不见好转，细菌病毒感染可能性很小。患者也进行了相应的护肝治疗却未见好转，考虑护肝治疗方向不对。在患者的病史中我发现该患者入院时以急性肝损害伴意识障碍为主要临床表现，具有病程短、起病隐匿、肝功能严重受损的特点，并有长期大量饮酒史，既往有反复头痛发作病史，发作时口服去痛片止痛。而去痛片为复方制剂：每片含氨基比林、非那西丁、咖啡因、苯巴比妥。所以我考虑为非那西丁活性代谢产物对乙酰氨基酚引起的药物性肝损害。

对乙酰氨基酚最主要的不良反应是肝损害，其在代谢过程中产生一种有毒的中间体 N-乙酰对苯醌亚胺（NAPQI），它能直接破坏肝细胞并迅速与还原型谷胱甘肽稳定共价结合，可致肝细胞损害、坏死。加上患者有长期大量饮酒史，而乙醇又是肝药酶诱导剂，使 NAPQI 的生成增加；长期酗酒还可导致谷胱甘肽合成减少，肝脏谷胱甘肽储备耗损。此外，去痛片中含有的苯巴比妥，也为肝药酶诱导剂，即使体内的对乙酰氨基酚无明显过量，也能引发肝毒性。这些因素都使得发生肝脏毒性的危险更高。急性肝损害后，肝脏解毒功能下降，而乙醇可使血脑屏障通透性增高，诱发细胞毒性脑水肿，再加上初到海拔近 3000m 地方，出现意识障碍、精神错乱等中枢神经系统症状。

患者入院前 2 天受凉后服用去痛片，发病前有饮酒，具有急性药物性肝损害血清学指标改变的时序特征，排除肝炎等其他相关可能性，结合患者临床表现及用药史，可诊断为对乙酰氨基酚中毒。我建议停用抗感染治疗方案，考虑该患者对乙酰氨基酚中毒超过 72 小时，已达到中毒的第二阶段，建议患者护肝治疗方案改为乙酰半胱氨酸颗粒 0.6g po tid、还原型谷胱甘肽注射液 1.2g ivgtt qd 联合多烯磷脂酰胆碱注射液 232.5mg ivgtt qd 的三联治疗方案，并结合高压氧治疗。

　　主治医生听完之后，看着我点了点头，然后转头问其他医生还有没有其他的意见，又经过几分钟的讨论，医生们都表示我的方案可行，就这样一次会诊结束了，临床治疗采用了新的护肝治疗方案。

　　治疗两周后，患者神志已恢复，复查肝功能示 AST：289 U/L，ALT：422 U/L，血肌酐：76.5μmol/L，均较前明显好转。得知这一消息的我，感到非常喜悦。在与患者的出院教育沟通中，患者和家属对于治疗成功的喜悦也让病房添了一丝温暖，转身走出病房，刚好遇到正在查房的主治医生，他向我点头微笑致意。这一个微笑让我感受到了医生对我们临床药师的需求和认可。

　　我们都知道药物不良反应随处可见，严重的还会引起药源性疾病。作为临床药师，我们是最懂药物的人。它就像是我们生活中的舞伴，只有懂它才能一起跳出唯美的舞步，减少舞蹈的瑕疵，并和临床的其他舞者共同为患者呈现出一场完美的演出。

2018 年 1 月 17 日

超量的母爱

姚瑶　南京大学医学院附属鼓楼医院

2017 年 4 月的清晨，闹钟响起，我挣扎着坐起来。产假刚结束，我还不太能适应上班的快节奏，但看着身边宝宝粉嫩嫩的小脸，我立马就恢复了精气神。

"交班了！"护士长招呼着，医生们鱼贯而入。"43 床吴某，昨晚诉胃部不适，有恶心呕吐感，血压血氧正常，请管床医生关注。"值班医生汇报道。43 床患者是一名 32 岁的女性，7 年前无明显诱因出现双下肢疼痛，行走后加剧，伴反复夜间低热，诊断为抗磷脂综合征。当时入院后，医生给予患者激素及抗凝溶栓治疗，患者症状缓解出院。6 年前患者无明显诱因出现全身皮肤变硬、变黑，尤以颜面部及双手为甚，手指皮肤紧绷、僵硬，双手遇冷发白变紫，伴有下肢水肿，关节肿胀，我院诊断为系统性硬化症。7 年间患者反复入院，肺、心脏都有累及。

"您好，我是免疫科的临床药师！"我一边介绍，一边打量着吴某，贫血貌，整个人没有一丝力气，躺在床上，疾病使得她的嘴唇、鼻头变得特别薄。

"医生，我女儿昨天又吐又拉，不知是什么原因导致的？"一个满头白发的阿姨走过来，急切地询问我。

"您好，我不是医生，我是药师。今早交班时，我得知您的女儿昨晚恶心、腹泻明显，所以特地来看看是不是什么药物引起的。"我跟她解释道。

这时，我扫了一眼病床旁的桌子，桌子上放了一罐整蛋白型肠内营养剂（能全素），"您女儿吃营养粉吗？"我问道。

"是的，小孩食欲不好，营养一直跟不上，我听医生的建议，就给她吃了这个。"患者母亲说道。

"那她一天吃多少？"我继续问。

"一天一罐子吧。"

"营养粉要按体重计算用量的，吃多了会有恶心呕吐的感觉，也会腹泻！您一般怎么冲泡？"稍作解释后，我继而问道。

"我都是挖十几勺冒尖的营养粉，给她冲泡浓浓的一杯。"

"您这样给女儿吃是不行的，肠内营养粉也是药品啊，乱吃会得不偿失的！"我无奈地摇摇头。

满怀爱意的母亲可能意识到自己的失误，原本就焦急的她竟忍不住呜咽起来。这时，她从抽屉里拿出一张照片，照片里的女孩青春洋溢，朝气蓬勃。"你看，我女儿以前多精神。她可优秀了，研究生毕业，进的国企大公司，待遇特别好，谁曾想会得这个病。确诊那天，我伤心得一夜成白头。我就想她能好一点，少遭点罪……"说着说着，她不禁泪流满面。

"阿姨，治疗就交给我们吧。您心疼您女儿，您女儿也爱您啊！看您老伤心，她的心情也不好，会影响治疗的。"在我的不断安慰下，阿姨这才渐渐平复了心情。

于是，我重新为这位患者制订了营养方案。这位患者体重 48kg，按照完全肠内营养计算，每天需要约 1200kcal 的热量，能全素一勺为 34kcal，计算约需 36 勺。我建议患者每次 9 勺加入 250ml 温水中，一天四次服用。

"阿姨，您别给她吃太多，每勺不要尖尖的，平勺就可以，不然量也不好计算！"我叮嘱道。

"嗯嗯，知道了，谢谢你！今后一定按你们的要求吃。"阿姨应道。

下午，主任查房时问道："43 床患者，今天感觉怎么样？""好多了，好多了！多亏了姚药师给我们指导了营养粉的用法，要不我们还在乱吃呢！"患者妈妈总算露出了笑脸，"那就好！"主任一边说着一边冲我点点头。

下班后，我拖着疲惫的身体回到家，一开门，看到了宝宝灿烂的笑脸，顿感神清气爽。回想起病房的那位母亲，我不禁感慨，可怜天下父母心，想着为孩子好，但乱用药也可能会害了孩子，对于这方面的科普，药师任重而道远啊！

2017 年 7 月 7 日

可口不"可乐"

王茜　昆明医科大学第一附属医院

"吴老师，这次 23 床小萌甲氨蝶呤 48 小时血药浓度的结果您已经知道了吧？结果很奇怪。"我找到小萌的主治医生问道。

"是的，小王，这次的结果明显比上次高，已经属于排泄延迟了。"

"可是化疗方案是与上次一样呀，真是奇怪。要不我们先去看看小萌的情况吧。"

小萌是一位患有小脑弥漫性大 B 细胞淋巴瘤的 10 岁小姑娘，上次入住肿瘤内科进行了第一周期的化疗，化疗方案为：甲氨蝶呤 4.5g d1+ 替莫唑胺 100mg d1-5+ 地塞米松 20mg d4，化疗期间予碳酸氢钠 7.5g 碱化尿液以及每天大于 3L 的液体输入量以加速甲氨蝶呤的排泄。我们监测甲氨蝶呤 24 小时、48 小时、72 小时的血药浓度，结果均在正常范围内。这次小萌入院进行第二周期的化疗，化疗方案与第一次相同，但是甲氨蝶呤 48 小时血药浓度结果却为 2.5μmol/L，已属于甲氨蝶呤排泄延迟。

吴医生和我一起来到小萌的病房，小萌正在输着点滴。因为天气太热，旁边的妈妈在时不时给小萌扇扇子。

"小萌，今天有什么不舒服的地方吗？"医生一脸微笑着问道。

小萌懂事地摇摇头。

"来，张开嘴，让叔叔看看口腔，啊……。嗯，没啥问题。"吴医生松了一口气。

离开小萌的病房，吴医生说道："好在目前血常规、肝肾功能没有影响，也没有出现口腔破溃。但是这次血药浓度为什么突然升高了，还是得弄明白。"

"好的，我回去仔细分析一下。"

回到自己的科室，我迫不及待地查起了资料。为什么会出现甲氨蝶呤排泄延迟呢？目前已知的主要有肾功能、腹水等第三空间、尿液 pH、合并用药等因素会显著影响甲氨蝶呤的排泄。小萌这次化疗前检测了肾功能显示无明显异常，也没有腹水等第三空间，影响甲氨蝶呤排泄的合并用药也没有，这次化疗同样用了碳酸氢钠 7.5g 碱化尿液，所以尿液 pH 应该也没问题……，我的脑海里面突然闪过在小萌床头柜上的一瓶可口可乐！可口可乐是碳酸饮料，会不会对碱化尿液有影响呢？有没有人曾经研究过这个问题？

打开 Pubmed 网站，输入关键词"methotrexate，cola"搜索结果，原来还真有人研究过这个问题！2010 年一名法国医生曾报道过一名弥漫大 B 非霍奇金淋巴瘤患者，在接受甲氨蝶呤治疗期间每天喝 330ml 可口可乐，尽管使用碳酸氢钠碱化尿液，但尿 pH 仍然在 6.5 左右（文章链接 *https://www.ncbi.nlm.nih.gov/pubmed/ 21545 633*）。小萌这次的甲氨蝶呤排泄延迟会不会也是因为可口可乐呢？想到这一点，我跑到小萌病房。进门正好看见小萌在喝可乐。

"小萌妹妹，这两天都喝可乐吗？"我问道。

"是啊，天气太热啦，她嚷着喝可乐，昨天喝了两瓶，今天又喝了一瓶。"小萌妈妈笑着说道。

果然如此！我立即把猜测告诉了吴医生。

"既然有这样的猜测，那我现在测一下尿液 pH。"吴医生说。

尿液 pH 出来了，结果为 6.3。看来的确是可口可乐惹的祸！

明白了原因之后，吴医生和我再次走进小萌的房间。

"小萌妹妹，可乐虽好喝，住院期间可不能再喝啦，它会妨碍一些有害的物质从身体里面排泄出去，然后影响治疗效果甚至出现毒副反应。不仅是可乐，其他碳酸饮料也要等出院了再喝，好不好？"

小萌似懂非懂地点点头，小萌妈妈心有余悸地说："原来这个可口可乐一点也不可乐啊！"

第二天，我见到吴医生就说："吴医生，小萌甲氨蝶呤 48 小时血药浓度的结果正常了，我看见您今天又测了下小萌的尿液 pH，变为 7.8 啦，看来小萌今天真的没再喝可乐啦。"

"是啊，小王，多亏你及时发现可乐这个细节！"吴医生笑着赞许道。

我不好意思地笑了，看来临床药师还是需要通过细致的观察和分析去帮助医生和患者解决问题！

2018 年 3 月 8 日

眼底出血，谁是"真凶"

彭雪芹　新疆维吾尔自治区克拉玛依市中心医院

"彭药师，你快帮我看下监3床的医嘱，有没有什么药物可引起凝血功能变化？监3床突然眼结膜出血了。"周一早上我刚走进重症医学科医生办公室，监3床的主管医生吴医生就着急地对我说。

监3床的大爷是重症医学科的老病人了，因喉癌电切术后无法脱呼吸机，长期住重症医学科，虽然患有多种慢性病但病情一直较稳定，怎么会突然眼结膜出血呢？我立即查看了监3床的医嘱用药，发现除了之前一直使用的聚乙二醇电解质、养血饮口服液、莫沙必利片、阿司匹林肠溶片、丹参酮ⅡA注射液、碳酸钙D_3片、溴己新注射液、磷酸肌酸钠注射液、脑苷肌肽注射液等药物外，10月10日又加用了氟康唑注射液。病程记录显示，10月15日医生查房发现患者右眼结膜有片状出血，眼科会诊后的意见："患者双眼视物清，同既往无变化，否认眼外伤史，电筒下右眼内眦部球结膜下片状出血，未见明显球结膜及巩膜裂伤，双眼压Tn（Tn表示正常），双眼晶体浑浊，双眼余外眼及眼前节（-）。诊断意见：右眼球结膜下出血。处理意见：建议适当使用抗凝药物，监测血压，血糖，血凝四项，血小板等，了解出凝血情况；眼科目前暂无须特殊处理。

既然没有眼外伤史，那很可能就是药物的原因了。我快速从用药中筛查可引起出血的"嫌疑犯"，阿司匹林和丹参酮ⅡA注射液首先列入"黑名单"，10月15日吴医生已经停了这两个药，显然他也是这样认为的。

回顾患者用药史，因戴呼吸机长期卧床，合并冠心病，为预防血栓性事件发生，一年前开始常规使用阿司匹林肠溶片和丹参酮ⅡA注射液，凝血功能和血小板监测一直正常，也未发现出血现象，突然眼结膜出血，是否与合用药品有关？我脑海中闪过一丝疑问。

"为什么加用氟康唑？"我问吴医生。他解释：患者数次痰真菌培养均为白色假丝酵母菌，近日呼吸道分泌物增多，痰呈拉丝状，胸片提示右肺透光度减低，出现低热，考虑不排除真菌感染可能，予氟康唑抗真菌治疗。从用药和出血事件发生的时间顺序来看，氟康唑也有"嫌疑"。

我追查"嫌犯"的过程：①检索氟康唑和阿司匹林联用的文献，三篇文献提到：氟康唑和阿司匹林联合使用可增强对白色假丝酵母菌的治疗效果，没有提到对凝血功能的影响。②检索氟康唑和凝血功能相关的文献，一篇文献提到：氟康唑与华法林合用致药物性肝损伤及凝血功能异常，具体表现为肝酶升高和INR（国际标准化比值）升高。③查询《中国医师药师临床用药指南》，氟康唑【药物相互作用】：与华法林及双香豆素类抗凝药合用，可增强后者抗凝作用，使凝血因子Ⅱ时间延长，两者联用时需谨慎，应监测凝血因子Ⅱ时间。阿司匹林【药物相互作用】：与抗凝药、溶栓药或其他可引起出血的药物同用增加出血风险；【不良反应】：长期使用本药可使凝血因子Ⅱ减少，凝血时间延长，出血倾向。对照患者检验结果：10月14日血小板计数正常；凝血酶原时间（即凝血因子Ⅱ时间）正常，部分凝血活酶原时间轻微延长，不能解释患者出血原因。④查氟康唑（大扶康）说明书，【相互作用】：非甾体抗炎药氟比洛芬、布洛芬与氟康唑合用血药峰浓度和药时曲线下面积均比单药治疗增加。

虽然查到的文献都没有提到氟康唑与阿司匹林合用可影响凝血功能，不能排除氟康唑通过增加阿司匹林血药峰浓度和药时曲线下面积引起出血的可能，以后应避免该患者同时使用两药，我把检索结果和自己的分析告诉了吴医生，他表示认同。

患者的后续治疗与"真凶"验证：停药五天后，患者眼结膜下出血吸收。待氟康唑停药再次使用丹参酮ⅡA注射液，患者无出血现象。后患者因疑似真菌感染再次使用氟康唑，期间未停丹参酮ⅡA注射液，患者凝血功能正常，无出血现象。停氟康唑后，仍联用阿司匹林和丹参酮ⅡA注射液，定期监测血小板计数正常和血凝四项均正常，未再出现出血情况。至此证实猜测：氟康唑与阿司匹林联用是引起出血的真正原因。

重症医学科的患者病情复杂，用药多，一旦出现药物不良反应和相互作用很难判断到底是哪种或哪些药物引起，临床药师就像一名侦探，从各种药物信息、临床症状、检验结果中去伪存真、抽丝剥茧，直到找到"真凶"，使案情真相大白。

2018 年 2 月 23 日

"我长胖了"

郗有丽　南京大学医学院附属鼓楼医院

2016 年 12 月的一个周三上午，我在肾移植门诊进行患者随访。这时进来一位患者，我差点没认出来，倒是她轻轻地转动身体向我展示，并开心地对我说："郗药师，我长胖了！"

故事还要从一个月前说起。那天病房来了一位让我印象深刻的女性患者，该患者因尿毒症于三年前在我院行同种异体肾移植术，手术顺利，术后按时口服抗排异药物吗替麦考酚酯、他克莫司（FK506）和甲泼尼龙。前一段时间，无明显诱因下出现了进食后腹泻，每天 3～4 次，大便不成形，无大便带血及黑便，无明显腹胀腹痛，无里急后重。腹泻一周后于门诊就诊，服用复方谷氨酰胺肠溶胶囊、双歧杆菌三联活菌散治疗缓解后停药，后又反复发作四次。半月前患者自觉腹泻加重，伴腹痛、反酸、嗳气、呕吐，偶有腹胀。当时她精神萎靡，食欲差，睡眠一般，近五个月体重减轻 20 斤，身高 165cm 的她那时只有 34kg。

肾移植术后应用免疫抑制剂的患者出现腹泻是很常见的，这与肾移植术后肠上皮细胞转运功能异常、肠动力学改变、炎症和吸收障碍等相关，也与应用免疫抑制剂直接相关。免疫抑制剂能诱发细胞因子大量释放，导致腹泻，因而有必要全面量化评估常用的各种免疫抑制剂潜在的致腹泻性。到底是什么原因引起的腹泻呢？应该怎么处理这个棘手的问题呢？经分析，医生和我一致认为首先应将吗替麦考酚酯胶囊更换为麦考酚钠肠溶片，因为吗替麦考酚酯胶囊最大的应用限制就是肠毒性，表现为腹泻、腹痛、恶心、呕吐、肝功能异常等。

为确保用药安全有效，我们又对患者进行了他克莫司血药浓度测定，结果显示偏高。医生认为可能跟患者腹泻有关，但是又缺乏证据，这给是否需要调整他克莫司的剂量带来了困扰。我在医嘱审核过程中还发现，医生给患者开了兰索拉唑肠溶片、蒙脱石散剂。

兰索拉唑作为质子泵抑制剂，抑制 H-K-ATP 酶的活性，对胃酸分泌有较强而持久的抑制作用。但我也记得兰索拉唑主要在肝脏中经细胞色素 P-450 酶系统代谢，有报道指出兰索拉唑可竞争性阻断肝脏药物代谢酶对他克莫司的代谢，使其清除率下降，血药浓度增加，患者他克莫司血药浓度升高的原因也许就在于此。

因此我与医生沟通，建议将兰索拉唑换成药物相互作用较小的雷贝拉唑，医生欣然接受了我的建议。3 天后再测他克莫司血药浓度，虽然患者还是有轻微腹泻，但血药浓度已在正常范围了。

通过这个病例，医生对我的信任大大增加，觉得药师在用药方面还是术业有专攻，特别是在药物相互作用和配伍禁忌等方面。其实，我明白医生更多关注的是疾病的诊断和药物的治疗作用，他们无法顾及之处正是我们临床药师大展身手之处。

看着眼前的姑娘，我高兴地问她：“现在体重多少啦？”“嘿嘿，长了 10 斤！换药后，不拉肚子了，食欲也比之前好多了。还有，你教的服药方法，我现在记得清清楚楚，以前可是老忘记服药。”她的笑脸像初放的鲜花，跟两个月前那个精神萎靡的姑娘判若两人。

看着她灿烂的笑脸，我的心里也乐开了花。

2016 年 12 月 23 日

合并用药须慎重

姚瑶　南京大学医学院附属鼓楼医院

又是一个周二的早晨，主任领着一群医生开始每天例行的查房。

"56床患者怎么样啊，还咳吗？"主任亲切地询问。"咳还是咳，还有点发烧，今天都38.7℃了，昨天挂的消炎水是不是没有用啊，您给看看？"患者家属焦急地回复。主任仔细查体，两次痰培养的报告显示白念珠菌。"你的肺部感染是混合感染，不止有细菌还有真菌感染。因为要控制你的原发病，我们不得不使用免疫抑制剂，会导致你免疫力下降，因此特别容易发生各种感染。今天要加一种治疗真菌的药，治疗费用较高，请家属商量一下是否使用。"接着，主任侧身对管床医生说："如果患者同意使用，今天就加用伏立康唑抗真菌治疗。"

我心里咯噔一下。这个患者诊断为皮肌炎，表现为肝酶、肌酶升高，既往予沙利度胺、吗替麦考酚酯抑制免疫治疗。由于肌酶进行性上升，此次入院后改用他克莫司3mg qd抑制免疫，之前测定的他克莫司谷浓度为5.9ng/ml，与伏立康唑合用后，由于药物相互作用，他克莫司浓度很可能会超过10ng/ml的上限了！

查房结束后，我立即找到管床医生反映这一情况："戴医生，伏立康唑为CYP2C19、CYP2C9、CYP3A4的抑制剂，他克莫司是通过CYP3A4代谢的，这两个药合并使用，前者会抑制他克莫司代谢，从而导致他克莫司血药浓度升高。我建议先调整他克莫司的剂量，既往有文献显示可以将他克莫司的剂量减到原来的三分之一，然后再根据血药浓度调整药量。""可是这个患者才服用了几天的他克莫司，尚未起效，现在就减量恐怕不太合适吧？"医生表示疑惑。"如果他克莫司的代谢被抑制，它的免疫抑制作用增强，可能会引起感染的加重！"我坚持道。"那这样吧，先按照常规剂量使用他克莫司三天，我们再监测血药浓度。如果浓度超标了，就按照你的建议减量。"医生选择了一个折中的方案，我无奈地点点头。

三天后，我催促着医生进行他克莫司血药浓度的监测，并对该患者进行重点药学监护。今日患者咳嗽咳痰症状好转，体温正常，肝、肾功能及电解质均正常，血糖略有偏高，但患者反映脱发量增多。

"老师，56 床患者的他克莫司血药浓度结果出来了，大于 30ng/ml！"学生打电话给我急切地说道。不出我所料，他克莫司的浓度居然超过正常值上限那么多！我赶紧找到了管床医生，向他再次建议："戴医生，请赶紧把剂量减到原来的三分之一，浓度太高了，会增加不良反应的风险，这两天还得加强监护。"戴医生见到这样的结果，有些惭愧地对我说："早该听你的建议了！"随后，立刻将他克莫司的剂量减量为 1mg qd。

五天后，我们复测了他克莫司的血药浓度，结果为 8.7ng/ml，肝酶、肌酶也恢复正常，患者无咳嗽、咳痰、发烧等不适，经医生准许，患者可出院。由于伏立康唑需要维持治疗，患者出院后仍然按照 1mg qd 的剂量继续服用他克莫司。出院时，我又为患者制作了用药指导单，并且详细讲解，反复向患者强调按照此前的剂量坚持服用他克莫司，并定期复查，根据血药浓度及时调整用药。

作为临床药师，关注药物相互作用，及时给予医生合理用药建议，保证患者用药安全，是我们的责任和义务。

2017 年 5 月 16 日

冷热我心知

曹艳花　山东省立医院

"医生，刚才主任说我有点焦虑，你说我能不焦虑吗？"

这位患者是方女士，55岁，因"发作性胸闷、胸痛十余年，加重7天"入院。从语调中便可听出她的些许不满。疾病的折磨让方女士的情绪变得敏感，难以接受主任直率、犀利的话语。我和主治医生交换了一下眼神，没有马上接方女士的话，让她继续抒发郁结，这也是一种治疗方式。心病亦需调肝，"肝喜条达而恶抑郁"，疏肝解郁不一定都选择吃"逍遥丸"。读名中医医案，其中治愈疑难病的神奇案例往往是"话疗"配合中药汤方。医学之父希波克拉底也曾说过：医生有三宝——语言、药物、手术刀。排在前两位的治病之法，我们临床药师亦可以在药学服务中将其发挥到极致。

"我这老毛病发作不固定，每次发作时像成千上百根钢针扎在心上，真是想死的心都有了，你们说我该怎么办？"

最后这句话里不再有一丝埋怨，情感中混合着无助、焦躁与期待。方女士今天上午又发作了一次阵发性胸痛。看着她因病痛折磨而被汗水打湿的头发和疲惫不堪的神情，一瞬间，我对方女士的理解又多了一些。《大医精诚》的训诫不敢忘，"先发大慈恻隐之心"，医者仁心，医乃仁术。

在询问用药史的过程中，我发现方女士的病情较为复杂。她自述畏冷，近2年来不敢吃水果等凉性食物，饮水时也只爱喝温水。中医诊断为：胸痹，气虚血瘀证。但是以前胸闷、胸痛发作时，自行服用麝香保心丸无效。按常理分析：方女士自述畏冷，不敢吃凉性食物，应为寒性体质，宜选用温性的麝香保心丸，因其具有芳香温通、益气强心之功，但是她服用后却无效。为什么会这样？药证到底是否相符？那颗源于对中医药的热爱与信仰般的忠诚本心，让我决定继续"追问"下去。"纸上得来终觉浅，绝知此事要躬行。"如果没有探求真相的心，或许我会错过这个典型的案例。

我依然清晰记得老师曾经讲过，麝香保心丸与速效救心丸在临床中均是常用之品，但两者的用法却截然不同。速效救心丸虽名为救心，但也不是救所有心脏病。心脏瘀闭要分寒热，治疗也要分为凉开跟温开。根据药物组成分析，速效救心丸只是凉开，对于热闭的效果好些；麝香保心丸是温开，对于寒闭的效果好些。如果实在不知怎么选择，可以数心率，心率偏慢偏弱的选用温性的麝香保心丸，心率偏快偏急的选用凉性的速效救心丸。

"您胸闷胸痛发作时，数过心率吗？"方女士摇摇头。

"下次可以自测，把手放在脉搏处。"

我亲自示范给方女士看。对于我的建议，她欣然接受。

结果方女士自测心率可达100次/分以上，偏快偏急，显然选用速效救心丸更为适宜。但是她怕冷而喜温暖的食物又怎么解释呢？重点就在这里，她不是单纯的寒性体质，应属于上热下寒。心脏瘀闭（胸痹）为热闭，但又兼有气虚（则怕冷）、脾胃虚寒（不敢吃凉性食物）。辨证如侦探破案，需从患者纷乱如麻的表述中理出一条主线，做到对主证——"心"（胸痹）的知冷知热后，药证相符才能效如桴鼓。

这正是为什么中成药在临床具体应用中也需采用配伍联合用药的形式。因为每种中成药的组成成分是固定的，其主治病证、适用范围也有一定局限，然而在临床所见的病情往往十分复杂，或寒热错杂、或虚实互见，为了适应这些复杂病情的需要，必须采用配伍联合用药的形式。

之后，我将该患者的用药史与主治医生进行了沟通，他听完满是赞许，由衷地说："你们临床药师来了真好！"

经过10天的中西医结合治疗，方女士阵发性心慌、胸闷的症状减轻，时有乏力，腹部疼痛及头胀、头晕头痛也均减轻。方女士的出院诊断是：①冠状动脉粥样硬化性心脏病；②慢性胆囊炎；③浅表性胃炎伴糜烂；④高血压病；⑤心律失常；⑥胃多发息肉；⑦结肠息肉；⑧腰椎间盘突出。鉴于此，临床药师对她的用药教育也是"费尽心机"，暖心的话语令她宽慰不少。后续治疗选用的是速效救心丸联合通心络胶囊。通心络胶囊具有益气活血、通络止痛之功，适用于心气虚乏、血瘀络阻证；分析其药物组成，特点是扶正祛邪之力均较强，但应注意其中含水蛭等多种虫类药，有过敏反应者禁用。再三叮咛方女士，请她一定要在医生或药师的指导下用药，不要再自行购买治疗"心脏病"的药物服用，治心还需分冷热。真是：虚实证有异，冷热我心知啊。

促进合理用药，临床药师不仅要有理论学习的刻苦深入，更要在实践中去钻研定格。进入临床，我们不是无事可为，而是大有可为，正所谓"笋因落箨方成竹，鱼为奔波始化龙。"

2018 年 5 月 27 日

居高不下的血磷

苏适　南京大学医学院附属鼓楼医院

作为医务工作者，当患者存在依从性问题时，我们会积极地与患者沟通，尽最大努力提高患者用药依从性。在医院工作久了，也许会碰到这样的患者，当你指出他的问题时，患者表示非常理解，应当如何解决他也清楚，但是就是不能遵守我们的嘱咐，这点着实让人头疼。

何大爷是一位维持性血液透析的患者。最近几个月电解质检查显示，他的血磷水平持续升高。刚出的结果更是达到新高：血磷值为 2.35mmol/L，高出了指南要求的 1.78mmol/L。作为临床药师的我，得知这个情况后马上找到何大爷进行沟通。由于血液透析患者的磷元素无法从肾脏排出，主要通过血液透析的途径进行清除，而每次血液透析清除的磷总量有限。因此需要患者主动限制磷的摄入，最重要的还是要通过饮食来控制。因此，我向何大爷详细交代了含磷高的一些食物，比如坚果、海带、虾蟹、火锅调料等，建议他平时要避免食用这些食物。同时，我详细询问了他最近的饮食，希望找出导致患者血磷增高的"元凶"。经过排查，何大爷承认近期常吃大闸蟹，每次食用的量也比较大，尤其爱吃母蟹的蟹黄。问题似乎迎刃而解，因为蟹黄中富含磷元素。我连忙嘱咐大爷少食虾蟹，一番沟通后，他总算答应我以后注意忌口。

大功告成，我以为这个问题解决了，下次检查时血磷值应该就可以降下来了，然而，事与愿违。

一个月匆匆而过，何大爷来复查。当看到他的化验单时，我着实吓了一跳。他的血磷值不但没有降，反而更高了，达到了 2.7mmol/L！这次我又找到大爷了解情况。他表示已经尽力控制饮食了，近来没吃过一次螃蟹。我知道，磷的来路就是食物，所以还是饮食的问题。于是，我再一次仔细询问了他近期的食谱，这回的问题出在火锅上。紧接着，我把降磷药物的服用方法及相关注意事项向他做了详细的说明，并强调了血磷升高的危害。大爷连连点头，表示听明白了，回去一定遵循嘱托。

又过了一个月，大爷的血磷变化曲线还是没有遇到应该有的拐点，依旧是持续地上升。这次达到了 3.5mmol/L！我知道他的饮食还是没有得到控制，而且降磷的药物也没有坚持服用。我的内心非常焦急，于是改变了策略。这一次我从"高磷"的危害入手，向大爷反复强调："高血磷引起皮肤瘙痒倒是其次，更严重的是可能给心血管系统带来了不良影响。它会导致甲状旁腺激素升高、血管硬化，甚至危及生命。"我又给他举了一个活生生的例子。前几天刚有位患者发生了脑出血，就是高磷引起甲状旁腺激素持续升高而导致的。听到发生在身边的真实事例，大爷沉默了。我知道，他已经开始重视高血磷了。于是，我又向他交代了饮食的注意事项，并把他当前服用的降磷药物都梳理了一遍。

接下来一段时间，只要他来医院血透，我都会去和他沟通交流，询问最近的饮食和药物服用。通过多次反复的沟通，何大爷终于可以严格按照要求控制饮食，定期按医嘱服用药物。功夫不负有心人，一个月后再次复查指标，他的血磷值终于降下来了，虽然没有达标，但下降程度已经非常明显了。

前前后后一共半年的时间，通过反复的沟通，反复的检查，一遍遍的饮食教育、用药教育，实际案例的举例，我最终拿下了这个"钉子户"般的患者！

作为临床药师的我们，要对患者付出我们的真心和耐心。正印证了那句古话，水滴石穿！

2017 年 10 月 8 日

药师团队同心同行

韩舟　南京大学医学院附属鼓楼医院

周三上午 7 点 40 分，趁着交班前的 20 分钟，我打算查看一下今天将出院的患者，做好出院用药指导的准备。很快，8 床患者进入我的视线，"出院怎么开了利伐沙班（拜瑞妥）10mg qd 和依诺肝素钠（克赛）0.4ml q12h？"我喃喃自语。

这个患者我很熟悉，诊断为"门静脉血栓、脾静脉血栓、肠系膜静脉血栓"，是一位遗传性凝血因子 V 缺乏的年轻女性。她是上周病例讨论的重点患者，也是我进行药学监护的对象之一。住院期间一直采用的是"华法林 + 依诺肝素钠"的抗凝方案，"怎么出院突然改用利伐沙班了，我们科有用过利伐沙班吗？"我挠挠头，心里纳闷儿。利伐沙班不是消化科的常用药，这是我首次见到使用利伐沙班抗凝的病例。因此，我隐隐地对它产生了警惕。看来有必要对这个药物进行一番"摸底"。

经过简单查询，我发现说明书明确规定："除从其他治疗转换为利伐沙班或从利伐沙班转换为其他治疗的情况，或给予维持中心静脉或动脉导管所需要的普通肝素剂量之外，禁用任何其他抗凝剂的伴随治疗，如低分子肝素克赛等。"那么 8 床患者突然更改抗凝方案的原因是什么？于是我请教了管床医生，原来是因为如果患者服用华法林的话，在出院后需要频繁地进行凝血功能（PT+INR）检测，患者认为过于复杂，依从性不高，主动希望更改治疗方案。因此，治疗组医生们讨论后商定了"利伐沙班 + 依诺肝素钠"的新方案。

"这是主任定的方案啊，是不是我错了？"说明书从来不是规定药物的全部使用方法，我心里敲起了退堂鼓。可是一想到患者已经办完出院手续，随时可能出院，再考虑到出院后他可能面临的用药风险，药师的责任告诉我，我需要证实我的猜测，收集更多的依据来说服医生，至少让他们清楚新方案的风险。"一名临床药师最多只能熟练掌握应用一两类药品。药师，不只是药师一个人，而是各有分工，互相有协作，才能编织出合理用药的网。"当我一筹莫展时，耳边回想起临床药师新进展讲座上听到的一句话。我立刻想到了心胸外科的抗凝药师，并向他们求助。很快我等来了想要的答案："权威指南尚未推荐利伐沙班与低分子肝素合用，这样使用反而会增加患者的出血风险。"当我将抗凝药师的会诊意见向上级医师汇报后，他欣然同意与主任协商，让8床患者停用了依诺肝素钠。这个时候，我心里的包袱终于落地了。确实，我不是对每一个抗凝药物都熟悉，也不可能掌握应用每一类药品，但是没有关系，药师，从来不是一个人。

　　这件事让我领悟到，药师是一个团队。我们团结在一起，立足专业，优势互补，砥砺前行，才能最大限度地发挥团队作用。补上每一块漏水的木板，拧紧每一颗滑松的螺丝，医疗之船才能直挂云帆，乘风破浪。

2017 年 7 月 13 日

让人牵挂的郑奶奶

吴丹娜　海南省人民医院

　　"到现在我还没弄清，你工作是做什么的？"春节访亲友，大家聊天时，这句话和"新年快乐"出现的频率近似。做临床药师已有 4 年，我也会时不时陷入迷茫：怎么概括我的职业内容？"临床药师"要怎么样才能像"医生""护士"一样，让人可以"望文生义"呢？

　　我的解读是，临床药师是医疗工作的护航者。虽然不是掌舵人，但在医疗服务事业中，临床药师有着无法替代的作用。去年 10 月在外进修的一段经历，加深了我对这个职业的理解。

　　郑奶奶，80 岁女性患者，因胸闷不适伴乏力纳差一周于 9 月 28 日入院，冠脉造影示三支病变，诊断冠状动脉粥样硬化性心脏病，欲行冠状动脉旁路移植术。入院后医师予阿司匹林肠溶片 100mg 口服 qd，那屈肝素钙注射液 4750 IU 皮下注射 q12h 抗栓治疗。使用 7 天，患者发生腰背部和右腿皮下出血，可自主行走，右腿伴酸痛。管床医生请抗凝药师会诊，停用阿司匹林肠溶片和那屈肝素钙注射液。

　　尽管她不是我所管的患者，可我作为进修的临床药师，想多接触一些病例，就主动承担了对她问诊和查体的任务，并查阅了她入院以来的所有检查报告，其中血肌酐为 96μmol/L，其属于正常范围，但职业的敏感性让我意识到自己似乎漏掉了什么。片刻思考过后，我猛然想起郑奶奶瘦削的身影，一查体重只有 45kg，根据 CG 公式计算得到肌酐清除率 29ml/min，按照药品说明书该患者应将那屈肝素钙注射液药物剂量减低 25%～33% 使用。我运用药物不良反应的评估原则去分析，考虑引起出血的药物中那屈肝素钙注射液和阿司匹林肠溶片可能性较大。之后我每天查完房都会去对郑奶奶进行药学查房和监护,家属总忧虑地问我"什么时候才能手术啊?"我尽可能地把郑奶奶的情况给他们解释清楚,安慰他们。2周后郑奶奶皮下出血好转,医师考虑可以手术了。手术当天一早我去病床鼓励郑奶奶,郑奶奶像看孙女一般看着我,脸上少了之前的心事重重。此刻郑奶奶儿子忙说,"吴药师,您帮我和医生说一说,如果取血管,可不可以尽量不取右腿,那刚出血,而且老是关节酸痛。"我之前也有这样的考虑,所以特意查看过医师的术前小结,里面注明了"取左腿的血管"。郑奶奶去做手术了,我在心中默默祈福,所幸心脏手术顺利。可不顺的事又来了,术后,郑奶奶出现双下肢肌力0级。

闻讯我既难过又困惑,很少有患者行冠状动脉旁路移植术后出现双下肢肌力0级的情况,到底是什么环节出现了问题?我查阅文献,未能找到答案;医师经过系列检查,未能查明原因。因为此事,郑奶奶反复进出重症监护室,对于一个以务农为生、经济不宽裕的家庭来说,这是非常沉重的打击,花钱、耗神,儿子们都感到吃不消。郑奶奶又消沉了,家属情绪有些激动。我去安抚他们,才知道除了怀疑是医疗事故,家属们还认为主任医生对患者的关注不够。

为了避免医疗纠纷,我马上与管床医生沟通,管床医生立刻采取了安抚措施。在术后治疗中,按照指南冠状动脉旁路移植术后需要阿司匹林肠溶片和硫酸氢氯吡格雷片双联抗血小板治疗一年。我每天审核郑奶奶医嘱,发现她术后单用阿司匹林肠溶片数日后就停用了,我立马去病床旁进行问诊查体,此时郑奶奶背部下方开始有褥疮,易出血流水,很难愈合。我请教了医生及抗凝药师,原来他们在栓塞与出血两个方面进行了权衡考虑,暂缓使用抗血小板药物。

2个月的进修即将结束,可郑奶奶还未痊愈,我去和郑奶奶及其儿子们道别。她的大儿子流着眼泪,"秋天进医院,现都冬天了,不少病友都开心出院了,可我妈现在还昏昏沉沉,不知啥时能出院。"看着他无助的眼神,我心里也像被棉花塞住了,堵得发闷。作为临床药师,我已经竭尽所能，医生也在积极为郑奶奶众筹，希望她能好起来。

人生许多意外，除了运用专业知识协助医生治病，如何帮助患者及家属振作起来，也是临床药师该思考和参与的。另外，这件事也让我深刻意识到临床药师的队伍还是太薄弱了，需要迅速扩大。人力资源不足，工作难免疏忽，但人命关天，却又不容疏忽。

药界如海，人生如船，生命所托，任重道远！

2018 年 2 月 23 日

患者"向民"引发的思考

徐媛　南京大学医学院附属鼓楼医院

患者向民在纸上慢慢画了个小人头像，并且在鼻子左上方重重点了个点儿，然后颤颤巍巍地交给我。我低头看着他，消瘦的脸上一双眼睛大而专注，但是一天的工作忙下来，我已头晕目眩，悟不出这个长颗痣的人像有何深意。他急了，拿回纸去又慢慢写了个"痒"字。哦，原来是告诉我通气面罩下面鼻子边上痒了。帮他解决了问题，他看看我，然后闭上眼睛像是睡了。而我也匆匆离开监护病房准备下班，恍惚又惆怅。

当时我是一名工作满两年的临床药师，"掌管"着这个重症监护室二十张床位的用药安全。是的，用药安全就是我的工作。而向民是这个监护室里既普通而又特殊的一个患者。

十八岁的向民家住新疆，一年前接受了同种异体肾移植术，肾源来自他母亲的活体捐赠。这一次他出现了严重的肺部感染，当地医院预判预后不好后，全家紧急来到省会城市求医。

求医其实也是求生。他入院时已很虚弱，体温39℃，双肺弥漫实变渗出影，咳嗽、咳痰，气喘，诊断为重症肺炎（肺孢子菌肺炎不能排除）。对于这样的患者，详细的用药史对治疗来说特别重要。我仔细询问他以及他的家人，并第一时间检测了他的免疫抑制剂血药浓度。然而看到环孢素浓度的那一刻，我真的大吃一惊。向民每天50mg q12h 的环孢素口服用量，谷浓度却高达230ng/ml。即使在发生严重感染的情况下，他也未曾停药或是减量。

我一遍遍询问向民吃的药物名称，饮食习惯，以及在当地医院的用药情况，终于让我揪出了几个可能的原因：①他在间断服用地尔硫䓬，不是因为高血压，而是为了提高环孢素的浓度、减少用药花费；②发生肺部感染后，在当地医院应用了氟康唑，而氟康唑和环孢素联合使用可导致环孢素的浓度升高20%。他的家人对我说，他们不敢停药，因为移植太不容易了。众所周知，免疫抑制治疗最常见的危险就是毒性和感染。向民在这么大的免疫抑制强度下，虽然目前还没有出现明显的毒性反应，但这一次的严重感染它难逃其咎。治疗组马上给他停用了免疫抑制剂，寻查病原体，纠正呼衰，抗感染，辅助通气，努力救治。然而，或许是因为免疫受损患者继发重症感染本来就难治，或许是免疫抑制过度，免疫功能很难重建，向民的病情越来越凶险。在每天积极地救治和监护下，他仍然反复高热，气喘气促，血氧饱和度越来越差。

在离开监护室，关上门的那一刻，我常会有逃离感。就像今天，关上了门，我只能在门口用免洗液一遍遍无力地搓手，不知明早来时还能否见到向民。

"向民"是一个化名，但确实来源于一个真实的病例。事隔八年，我仍然能回忆起他大大的眼睛和凝视的眼神。那是求生的眼神。我也一直记得，对健康的向往、对移植失败的畏惧、对病情加重的恐惧，折磨着向民家每一个家庭成员的神经。而那时的我执着、稚嫩、积极，我能快速地揪出用药安全问题，我能给患者无微不至的关怀和沟通，但我解决不了像向民这样的生命之托。

八年后我回顾这个病例，遗憾重重。向民在一家大医院接受移植术出院后就回到了居住的小县城。每次复查舟车劳顿、困难重重，就诊通常不能一天完成。在复查评估了几次病情后，就再没有按医嘱返院就诊。加之八年前，基层医务人员对移植后肺部感染疾病、免疫抑制药物的认识相对缺乏，他的治疗药物没有经过严格的管理和指导，在发生了严重的免疫功能紊乱合并重症感染的情况下，再大的医院再强的医生也可能束手无策。

如果那时有药师对他进行系统的药物管理和服务，向民那一次感染引发的入院是不是可以避免？如果基层医务人员能够接受类似疾病和药物知识的培训，是不是另外一些"向民"也可能避免类似的结局？

工作十年来，我的眼界逐渐宽广，从一名稚嫩的临床药师成长到有了自己的学员，并加入了药师团队。我也一直在探索如何从发现用药安全问题转变到预防用药安全问题；如何从简单的监督者成长为治疗方案的给予者；如何和战友们一起用医院药师的经验去携手基层药师共同成长，从而像坚实的链条一样，去承受患者的生命重托。我想，这是我们所有临床药师应该深思的，也是我们所有药师的使命。

2017 年 8 月 23 日

"救我！"

刘梦颖　南京大学医学院附属鼓楼医院

他戴着面罩，并不能说话，却拼命示意一旁的老伴拿出纸笔。他用皱巴巴的手颤颤巍巍地在纸上写着什么，连日病痛的折磨让他只能写写停停，最终在纸上歪歪扭扭地写下两个字：救我！渴求的目光令我至今难忘……

他是老赵，今年 62 岁，高瘦黝黑，话不多却很和蔼，每次去查房，总能见到他脸上和煦的笑容。然而，命运却似乎总爱捉弄他，早些年唯一的儿子因故离世。没曾想退休不久，他又罹患了急性白血病。老赵所患的白血病是最凶险的一种——急性淋巴细胞白血病，起病急，预后差，需要靠强化疗去杀死体内异常增殖的淋巴细胞。别看他一米八的大高个儿，身子骨却不强。每一次的化疗都几乎清空了他的骨髓，贫血、感染、出血，哪一种症状都可能致命，但是他始终乐观，积极配合各项治疗。

上一周期的治疗效果不显著，老赵骨髓内的原始细胞比例仍高达73%。主治医生不得不采用更强的化疗方案压制他体内疯长的肿瘤细胞。在新年后不久，老赵开始行 VILP 化疗（长春地辛＋去甲氧柔红霉素＋培门冬酶＋醋酸泼尼松）。化疗的第 12 天，血常规显示：老赵三系（红系、粒系、巨核系）减低，中性粒细胞绝对计数为零，可怕的粒细胞缺乏（后文简称粒缺）提前到来！从这天开始，老赵开始了长达近半个月的高热，体温一度高达 39.7℃，胸部 CT 提示两肺感染，反复的高热令他神志不清，不断地咳喘令他彻夜难眠。由于血小板低，他的鼻腔、口腔黏膜开始出血并结痂。更糟糕的是，他出现了严重的黄疸，全身发黄，生化全套提示总胆红素 302.5μmol/L，直接胆红素 269.5μmol/L！

在老赵情况最严重的那天早晨，发生了文章开头的那一幕。我们去查房的时候，他用尽全力写下的"救我"令在场的所有人动容。但面对日益复杂的病情，大家都十分心焦。

"刘药师，请帮我们参谋参谋，有没有可能是药物因素导致的黄疸？"主治医生向我寻求帮助，老赵的用药我一直倍加关注，很快便瞧出了些端倪。像他这类粒缺伴发热患者，由于免疫功能低下，极易遭受各类病原菌的侵害而引发严重感染，因此治疗上常采用广覆盖、多联合的经验性抗感染策略。医生照例给予老赵亚胺培南西司他丁联合万古霉素、伏立康唑的治疗方案。抗真菌药物伏立康唑常见的不良反应包含肝功能异常，通常表现为转氨酶的升高，但引发如此严重的黄疸的病例并不多见。

是否是伏立康唑引发的黄疸？又如何证实我的猜想？由于肝功能的异常往往与药物的浓度成正相关，因此，我立刻建议医生监测伏立康唑的血药浓度。结果不出所料，老赵伏立康唑的血药浓度为 9.98μg/ml，远高于 1～5μmol/L 结果的正常范围！这一结果令医生们疑惑，明明是按照说明书上的常规剂量来使用，为何血药浓度却如此高？我向医生做了进一步解释，影响伏立康唑血药浓度的因素有很多，合并用药及代谢酶的基因多态性等均可能导致其浓度的异常。在反复检查合并用药，排除了药物相互作用的因素后，我再次建议医生进行 CYP2C19 代谢基因检测，结果再次印证了我的推测：老赵属于伏立康唑慢代谢型患者，药物的蓄积导致血药浓度的升高，进而产生了药物不良反应！

由于肺部真菌感染不能完全排除，仅仅建议医生停用伏立康唑肯定是不够的，考虑到卡泊芬净对肝功能影响较小，我建议医生减量使用卡泊芬净，继续进行抗真菌感染治疗，同时加强保肝、退黄等对症治疗。慢慢地老赵的黄疸逐渐褪去，胆红素终于在 23 天后恢复到正常值。

经过两个多月的努力，老赵终于闯过了最难熬的"感染关"，血象得到了一定程度的恢复，他得救了！而我作为一名临床药师，也参与了救治。

他出院那天，我又重新看到了他久违的温暖的笑容，连同那歪歪斜斜的"救我"二字，一同深深刻在我的心里。

2017 年 12 月 12 日

深夜的铃声

梁培　南京大学医学院附属鼓楼医院

　　叮呤呤，叮呤呤……深夜两点半，一阵手机铃声将我从睡梦中吵醒。职业的敏感性立马让自己心头一紧，病区不会出什么紧急状况吧！我赶紧拿起手机。果然，是汪医生的电话。刚接通，电话那头就传来她焦急的询问："梁药师，有个 32 岁的男性，服用了 200 片尼群地平自杀，距服药已经六个多小时了，情况很紧急，麻烦你赶紧帮忙看一下血滤能否清除尼群地平？还是需要做血液灌流或血浆置换？"

　　"好好好！"我赶紧起来查资料，查完资料回复给医生。虽然有些累，但被临床需要还是很有满足感的。什么时候开始被临床接受的呢？在初到临床时，有一个患者的治疗过程让我印象深刻。

　　那是一位 38 岁的女性患者，因为长期口服甲巯咪唑治疗甲状腺功能亢进，出现了严重的粒细胞缺乏。她在当地医院治疗了 10 余天，痰培养结果示其感染了烟曲霉。使用伏立康唑治疗 1 周，患者仍然反复高热，最高 40.5℃，遂转入我院重症监护室治疗。临床查房的时候，医生们讨论这位患者的下一步治疗。主任说："肺侵袭性曲霉感染推荐首选伏立康唑，这个患者伏立康唑的疗效怎么这么不好呢？"我想：伏立康唑在肺部的浓度是血药浓度的 11 倍，对曲霉具有杀菌作用。这个患者的用量按照说明书也是对的。伏立康唑主要经过 CYP2C19、CYP2C9、CYP3A4 代谢，血药谷浓度需在 1~5mg/L 效果才好，这个患者会不会是血药浓度没有达标呢？且伏立康唑代谢分四种代谢情况：超快代谢、快代谢、中间代谢、慢代谢。如果是超快代谢，加大剂量也很难达到目标浓度，需调整为其他抗真菌药物；此外侵袭性肺曲霉感染指南推荐在不耐受初始治疗或治疗失败时可联合抗真菌治疗，而且很多临床研究证实联用抗真菌治疗较伏立康唑单药治疗生存率显著升高。

于是我把所考虑的问题都报告了主任，并建议给这位患者做血药浓度检测，同时联用卡泊芬净抗真菌治疗。主任最终接受了我的建议。

第二天血药浓度结果出来了，这位患者伏立康唑的血药谷浓度只有0.59mg/L，低于目标浓度。因此我建议医生为该患者做了CYP2C19*17基因位点监测，排除了超快代谢的可能性。我又建议医生将伏立康唑的剂量由200mg q12h加大剂量到350mg q12h。伏立康唑的谷浓度逐渐升高，复测达到了1.71mg/L，之后因为联合用药，患者的血药谷浓度波动较大。我们根据治疗药物的检测结果不断调整药物剂量，经过将近一个月的治疗，患者逐渐好转出院。

自从全程参与了这位患者的治疗过程后，医生向我询问用药方面问题的次数越来越多，对我越来越信任。这是我融入临床治疗的一个契机，也让我深深感受到临床治疗过程中药学知识的重要性，促进我不断学习。

2015 年 12 月 10 日

该听谁的?

凌春燕　南京大学医学院附属鼓楼医院

19 世纪 60 年代"反应停"事件(怀孕的准妈妈在孕期前 3 个月因服用沙利度胺治疗妊娠呕吐,导致生下许多海豹肢畸形儿)的发生,给人们敲响了警钟。人们意识到药物对胎儿有毒性,可能造成胎儿畸形。在正常的妊娠过程中是不需要药物进行干预的,但是,当准妈妈们自身的健康面临威胁时,该怎么办呢? 2017 年 12 月 6 日的下午,我的妊娠和哺乳咨询门诊来了这样一位准妈妈。

"药师,您好! 我想问问我该不该吃药?"这位准妈妈刚坐下,便焦急地向我询问着。

"您为什么要吃药呢? 吃什么药呢? 不着急,您慢慢说。"我微笑着,鼓励着她。

准妈妈掏出病历,里面还夹着化验单,说道:"我现在有孕 14 周,周一尿培养检查发现尿里有细菌,但是我没有任何不舒服,小便正常,医生给我开了药。我妈妈认为我没有症状,不需要吃药,否则对宝宝不好,可以先多喝水。我先生则觉得我应该听医生的,吃药进行治疗。我不知道该听谁的。"

"那您听听我的建议吧。"我仔细看了准妈妈的化验单,两次尿检结果显示中段尿的细菌菌落数 $\geq 10^5$CFU/ml,细菌培养结果为 B 族链球菌。

我对她说:"虽然您没有尿频、尿急、刺痛等症状,但您的化验单可以诊断为无症状菌尿,这是尿路感染的一种。患无症状菌尿是首个被明确诊断为与围生期不良结局密切相关的亚临床感染。无症状菌尿的孕妇产出早产儿或低体重儿的概率是没有菌尿女性的 20～30 倍，因为没有症状，经常不被我们所重视。并且，孕期治疗无症状性菌尿可使孕妇继发肾盂肾炎的风险从 20%～35% 降低到 1%～4%，也能改善胎儿的状况，减少产出低体重儿和早产儿的概率。您的细菌培养显示是 B 族链球菌，这是孕妇在孕 36 周要常规筛查的项目，如果新生儿感染了，会导致败血症、肺炎和脑膜炎等，死亡率很高，即使剖宫产也不能避免感染的风险。"

"呀，这么严重！"准妈妈发出一声惊呼。

"不过，您不用太担心，这只是不治疗会造成的风险，您只要积极治疗，B 族链球菌对许多抗菌药物是敏感的，很容易治愈的。"我连忙安慰她。

"噢，这我就放心了，可是用抗菌药物治疗对我的宝宝真的没有影响吗？"准妈妈继续追问。

"有许多抗菌药物在孕期是可以使用的，让我们来看看医生给您开了什么药物。"准妈妈从随身的小包里掏出一盒药——阿莫西林胶囊。

"如果您青霉素不过敏的话，对于 B 族链球菌引起的无症状菌尿我们可以口服青霉素类的抗生素。青霉素类的抗菌药物问世很久了，在孕妇中使用经验也较多。根据一项三千多例妊娠早期患者接受青霉素类药物治疗的临床研究，该类药物与严重的先天畸形、轻度畸形及个体缺陷都无关，没有发现对妊娠及胎儿有不良影响。您需要每 8 小时服用一粒（0.25mg）阿莫西林胶囊，连续服用 3～5 天，并定期复查尿常规。您妈妈说的多喝水和药物治疗是不矛盾的，多饮水，增加尿量，促进细菌及炎性分泌物的排出，有助于您疾病的恢复。"我继续解释道。

"啊，太感谢您了！现在我明白了，用药听药师的就是正确选择！"

2018 年 1 月 5 日

"向青草更青处漫溯"

赵全凤　陆军军医大学第一附属医院

　　"赵药师，4 床胸水培养结果出来了，是耐药的屎肠球菌，目前我们只用了泰能（亚胺培南西司他丁），要重新给他加上替考拉宁吗？"下午 3 点刚上班，我便接到了管床医生的电话。这是一位高龄男性患者，刚做完根治性远端胃大部切除术 10 天，他是我到肿瘤科后遇到的第一例术后十二指肠残端瘘合并肺脓肿的患者。就在两天前，我与医生经过讨论，经验性地撤掉了替考拉宁，而现在胸水培养结果却检出耐药屎肠球菌。此时，作为一名新进临床药师，面对这样棘手的感染问题，用"不知所措"来形容我当时的心情是再贴切不过了。

　　挂完电话，有点不知所措了，但脑海里就剩下一个字"干"。打起精神，重新分析病情，想起不久前俞云松教授讲课时提到抗感染诊疗思路需要走好 4 步：①感染部位；②可能病原菌；③严重程度；④根据药物 PK/PD 选药。目前患者比较明确的感染源是右侧肺脓肿和十二指肠残端瘘，肺脓肿的常见病原菌为厌氧菌、金黄色葡萄球菌、肺炎链球菌以及肠杆科细菌等，多为复合感染。而十二指肠残端瘘主要以 G^- 菌为主（肠杆菌等），G^+ 菌主要为金葡菌和屎/粪肠球菌。但目前患者胸水培养出苯唑西林耐药的屎肠球菌，屎肠球菌是条件致病菌，多寄生在人的肠道内，正常情况下人的胸水中是没有屎肠球菌的。那么这个病原菌是怎么来的？需不需要治疗？走到这一步，我又卡住了。

　　再次仔细分析患者病情，发现胸水送检培养当天腹部 CT 示腹部及纵膈有少许积液，考虑腹腔来源。有没有可能是屎肠球菌上行感染呢？食管裂孔位于膈肌上，是食管和迷走神经下行通道。由于胸腔存在负压，腹腔中的瘘液通过食管裂孔可进入胸腔，这也许就能解释患者为什么会出现右侧肺脓肿，并且胸水中培养出屎肠球菌。我立刻跟高年资临床药师和管床医生反映了自己的这个想法，他们均对此表示肯定。

但问题又来了，既然现在需考虑屎肠球菌感染的可能，而目前我们刚停用了替考拉宁，泰能又不能覆盖屎肠球菌，那抗感染方案需不需要调整呢？

我又重新梳理了患者目前的病情，前期（送检胸水标本期间）已使用替考拉宁一周，停药后至今感染症状和炎性指标都在好转，前期送检的胸水标本培养出了屎肠球菌。考虑到时间上的因素，以及当病原学证据与临床治疗表现不符时，疗效才是"金标准"，我建议继续当前抗感染方案，一旁的临床医生听了我们的分析后，由衷地伸出了大拇指，感叹这是一个有理有据的抗感染方案。事实证明，随后患者的症状一直在好转。后来医生和我们讨论起这个病例时，还说要是放在以前，早就把替考拉宁加上去了。临床上，常常不管标本培养出了什么细菌，总会下意识地去治疗，如何把握过度医疗与临床疗效之间的平衡一直是个难题。这样的病例在后续的临床工作中，我遇到了很多，但从第一个开始，我就学会了在临床工作中，事情一定是干出来的，如果从一开始就放弃了，就不可能获得医生的信任和赞赏。这样的观念一直贯穿我的"临药"工作。

还记得刚去临床时，有些患者对临床药师的工作不了解，临床医生请我们会诊，去床旁问诊时，做完自我介绍后，有些患者会投来诧异的眼光，甚至有患者直接提出质疑：你们药师，不就是药房发药的吗？能懂我该怎么治疗吗？跟随临床医生查房，被问到药物治疗方案建议时，经常担心自己提不出建设性的意见，或者怕自己提的用药建议不靠谱。几度自我否定后，又重新打起精神主动学习，夯实自己的专业知识。

天道酬勤，在这两年的时间里，我完成了学生到"临床药师"的蜕变，也许我没有处理过高大上的疑难病例，也没有华丽证书加身。但我感觉自己慢慢理清了一些工作思路，例如：肿瘤科癌痛患者较多，在给患者做用药教育时，我发现良好的沟通有助于舒缓患者的疼痛。学会站在患者的角度，结合患者的认知水平，用尽可能简单的方式讲解治疗方案，提高其用药依从性。慢慢地，患者不但不会排斥我与他们分享，反而很乐意与我交流。他们也很感慨临床医生实在是太忙了，常常不会把治疗方案对患者讲得这么细，感谢我消除了他们对吗啡的恐惧。刚去临床的第二天，我硬着头皮接受了肿瘤科主任安排的给全科医生讲课的要求。花了几个星期，收集数据，调研肿瘤科的常见感染以及用药习惯，结合抗菌药物指导原则，我坦诚地分享了"肿瘤患者常见感染那些事儿"。反响还不错，授课后，我接到了不少医生的用药咨询。慢慢地，我的用药咨询工作不仅仅局限于抗感染药物，还包括一些常见抗肿瘤药物的药动学比较，激素抗肿瘤药物对卵巢功能是否有保护作用。现在的我，很乐意做一名真正的"临床药师"，深入临床，患者需要，同事认可。即便平凡，也是历练与成长。

三毛说："远方有多远？请你告诉我！"临床药师之路漫漫，我不问远方有多远，只求自己一直在路上，"向青草更青处漫溯"。

2018 年 5 月 2 日

拒做"隐形人"

凌亚　徐州医科大学临床药学研究生

身披白大褂，坐在科室的角落，对，没错，那就是我，一个普普通通的临床药学专业研究生。很多人问我，甚至医生或护士也在问，你们药学专业的人到底能干些啥？天天坐在电脑前一动不动，不知道的以为是"码农"呢。这个问题也一直在困扰我们药学专业的每一个人，到底应该给自己一个怎样的定位？医生在每个人心中有着治病救人、悬壶济世的光环，护士则有着"白衣天使"的美称，而我们药师呢？我拒绝做一个"隐形人"！我要让患者感觉到我们存在的价值，让每一位医护以及患者感觉到药学人员的力量。

刚到血液科时感觉很陌生，医生对化疗药物早已掌握得炉火纯青，看上去我们药师没有用武之地，如何立足呢？化疗过后患者会出现一段粒细胞缺乏的时期，这时候患者免疫力较差，稍有不慎很容易引起感染发热，这时医生通常会给患者联合使用抗革兰阳性菌、抗革兰阴性菌以及抗真菌药物，而抗菌药物目前属于国家严格管控的药品，所以我想作为临床药学专业在读研究生，或许可以跟随带教老师在临床抗感染治疗方面做些研究与探索。

27床的患者是一个急性白血病化疗后的患者。有一天早上查房，患者主诉最近两日无明显诱因出现视觉障碍以及幻觉，医生考虑到了或许是伏立康唑的不良反应，建议继续观察两天，如果仍出现上述症状，就更换抗真菌药物，将伏立康唑换成卡泊芬净，但是卡泊芬净高昂的药价让患者感觉到"压力山大"。我用小本子记了下来，查完房后赶紧坐到电脑前了解一下患者的用药情况。我猜想，会不会是因为伏立康唑的浓度过高所引起的反应呢？我将自己的疑问与带教老师进行了沟通，经过讨论，带教老师建议管床医生监测患者的伏立康唑血药浓度以及代谢基因型。隔天结果出来了，果然患者血药浓度高达 7.4μmol/L，已经超过了 1～5μmol/L 的安全范围，而代谢基因型则显示为慢代谢型，可能导致患者体内药物的蓄积从而出现不良反应！我们建议医生将药物的剂量减少，医生采纳了我们的建议，两天后患者的不适症状也逐渐消失了，这也让患者省去了一大笔抗感染药的费用。

对于患者来说，得了恶性血液病后基本上就把自己交给了医生，化疗本身就是一笔昂贵的支出，所以我们在能取得相同疗效的同时，也应该从药物经济学角度为患者减轻一些负担。这件事中我虽然只是担任了一个幕后的角色，但是确实做到了为患者服务，这也让我感觉到了自己存在的价值。

就在前天早上，我按照惯例去给患者做出院用药指导，用药指导单上会清楚地标注了患者所服药物的名称、规格、用法用量以及疗程。一位老奶奶刚刚化疗结束准备出院，我走到床前跟她打了声招呼："今天出院啊，奶奶。""嗯嗯，你是？"奶奶疑惑地问。"我是这里的临床药师，专门负责您的用药问题，您今天出院带的药拿到了吗？""拿到了，刚刚护士送来的"。"那您知道怎么吃吗？"我问道。"不知道，刚刚护士送到这简单交待一下就走了……"老奶奶皱了一下眉。然后，我在那儿耐心地跟她讲了药物该怎么吃以及需要注意的事项。听罢，老奶奶高兴地说："你们服务真好，上次我不知道怎么吃药还打电话过来问呢，电话里说都说不清楚，还是这样子方便。谢谢你啊，小伙子。"此时我心里有一丝丝的喜悦，毕竟我的工作受到了患者的肯定，这也给我一天的工作开了个好头，让我做事更有动力。

目前，我的研究课题《粒细胞缺乏患者伏立康唑抗感染治疗的个体化用药研究》正在顺利进行中，研究工作得到了临床医生的大力支持，现在我们药师已成为临床抗感染团队中不可或缺的一员。

　　我想，我们临床药师做的事情也许没有医生那么高深复杂，也没有护士那么事无巨细，但是我们可以将我们的专业知识更加细致地应用于临床，与医生、护士组成一个更加完美的医疗团队，让患者在与疾病作斗争的同时感受到更多的医疗关怀。

2017 年 11 月 3 日

跌宕起伏的案例

刘婧　南昌大学第一附属医院

早上 8 点，我一如往常来到消化科 ICU 开始一天忙碌的工作。

"药师，8 床的胆红素又升高了！"一走进医生办公室，管床医生就把这个消息告诉了我。看着医生热切的眼神，我知道应该要做些什么了。于是我立马坐在电脑前仔细地查看了 8 床患者入院以来所有的检查单，开始寻找导致胆红素升高的罪魁祸首。出于职业的敏感性，我第一个想到的是，这是否与药物的不良反应有关。于是迅速对患者的用药及使用节点进行梳理。

"查房！"孟主任一声令下，大家迅速站起来，整理好大白褂，抖擞精神，有序地跟随主任开始查房。

到 8 床时，孟主任面色凝重，询问道："胆红素多少？"

管床医生应声回答："总胆红素及直接胆红素较上次结果又升高了，总胆红素已达到 60μmol/L，黄疸，但是目前患者并无胆道梗阻。"

孟主任："这个情况要特别注意，患者目前病情好不容易得到控制，不要因为肝衰竭而再次加重。小刘，你认为可能是什么原因导致？"孟主任转过头来将话题转移到了我这边。

"排除器质性的改变，我认为药物不良反应的可能性比较大。"我笃定地回答了主任的问题。"这想法与我不谋而合，查房后我们再一起讨论下。"孟主任点点头。

在医生办公室，孟主任，吴主任，管床胡医生和我，围坐一起对患者胆红素升高的原因展开了讨论。

"小刘，你先说说。"孟主任率先点将了。

"我对患者的用药情况进行了梳理，并比对了胆红素出现升高的节点，肠外营养以及抗菌药物的可能性最大，目前我们只能逐一排除。建议先将替加环素停用。"通过刚才查房和对药物的梳理，我的脑海中已经有了初步认识。

"患者目前感染严重，停用替加环素是否会有影响？是否先停用肠外营养？"吴主任接着发问。通过近一年的共事，我深知提出建议的同时必须要有理有据，而且必须有替代方案。

到底先停用抗菌药物还是肠外营养，我也有考虑。8床患者，男性，52岁，身高190cm，体重90kg，入院诊断：重症胰腺炎。首先，营养支持方面，重症感染患者往往存在代谢紊乱，分解代谢大于合成代谢，能量消耗大量增加，而持续的高分解代谢亦会导致内脏蛋白减少，器官功能下降，免疫能力降低，从而加重感染。患者当时白蛋白30.3g/L，存在低蛋白血症，而因肠道功能有限，肠内营养仅使用500ml。若仅通过肠内营养供给热量及氮源，是远远不够的，肠外营养是该患者目前不可缺少的部分。另外，有少量肠内营养滋养肠黏膜，维护肠道功能，肠外营养导致黄疸可能性较小，因此，肠外营养暂时不建议停用。其次，抗感染方面，患者血培养示：产气肠杆菌（S：替加环素，S：米诺环素，S：阿米卡星），此菌为耐碳青霉烯肠杆菌。替加环素是第一个甘氨酰环素类抗生素，抗菌谱广，对于多重耐药菌均有抗菌活性，主要用于耐碳青霉烯类耐药菌株的抗感染治疗。考虑到替加环素在血中浓度较低，因此当时抗感染方案确定为替加环素50mg q12h联合比阿培南0.3g q8h，目前已联合使用近3周，而替加环素、比阿培南药品说明书中均指出，可引起肝脏胆汁淤积和黄疸，考虑到两者剂量及使用时间，根据降阶梯治疗原则，建议将替加环素及比阿培南停用，改用米诺环素0.1g q12h联合阿米卡星0.6g qd。

听了我的分析和阐述，医生采纳了我的建议！

在建议提出后的三天，虽然工作繁忙，但是我对患者黄疸情况一直关注着。在替加环素、比阿培南停用3天后，1月26日血生化结果出来了，

拿到患者结果那一刻，我仿佛拿到了一张我的成绩单一样紧张：总胆红素
74.2μmol/L，直接胆红素 54.7μmol/L，胆红素不降反升！显然这不是我们
想要的结果，我内心十分焦急。1 月 29 日血生化结果显示：总胆红素
106μmol/L，直接胆红素 80.6μmol/L，此时已是替加环素、比阿培南停用
的第 5 天，胆红素还在持续走高！不能继续恶化下去，这次我将眼光放在
了肠外营养上。考虑到患者目前白蛋白 35g，决定氨基酸继续给予，将肠
外营养中的脂肪乳停用，重新拟定了肠外营养处方。

医生同样采纳了我的建议！3 天后胆红素指标开始下降，10 天后胆红
素指标正常。

这个病例可谓跌宕起伏，虽然有惊无险，却让我终生难忘。

2018 年 3 月 25 日

信任的力量

任海霞　天津市第一中心医院

记得那是 2016 年夏天的一个晚上，胸外科医生给我发微信，从 ICU 转来一位 64 岁男性患者，脓胸、重症肺炎，邀我明天早上会诊，提供用药建议。

第二天早上，我和医生一起来到病房，向患者家属了解病情。患者因为咳嗽、咳痰、胸闷、憋气两周并进行性加重，出现感染性休克、多脏器功能衰竭、电解质紊乱入 ICU，在 ICU 接受气管插管、呼吸机辅助呼吸。胸 CT 提示脓胸、肺脓肿，先后给予亚胺培南西司他丁、莫西沙星、替考拉宁、依替米星等抗感染治疗，胸外科两次行胸腔闭式引流术，患者体温一度下降后，再次升高，胸水和痰多次培养为嗜麦芽窄食单胞菌，药敏全部耐药，内科抗感染治疗无效，转入胸外科拟行脓胸清理术。

看到老爷子，我心里一沉，老爷子十分消瘦，意识清楚，但是没有说话的力气，身体上插着胃管、尿管、深静脉导管，还有发热，病情很重。既往有高血压、冠心病、痛风病史多年，未规律服用药物。在 ICU 住院期间仍有痛风急性发作症状，目前仍诉右膝关节和左肘关节疼痛。

医生和我讨论老爷子目前的治疗方案如何调整，我心里很忐忑。老爷子重症感染、肾功能不全（计算肌酐清除率约 55ml/min）、电解质紊乱、血糖异常、痛风急性发作，每一个并发症都十分复杂，抗菌药、营养支持、针对基础疾病的控制都必不可少。

结合患者的病史、用药史和药敏报告，经过与医生的讨论，我们认为病人应考虑社区获得性肺炎基础上继发院内获得性肺炎，医生接受了我的建议，初始给予替加环素首剂 100mg，维持 50mg q12h 联合头孢哌酮舒巴坦 3g q8h 的抗感染治疗方案。但是我也有很多顾虑，替加环素是自费药，每天药费就是 2000 多元，我担心自己的决策是否恰当，更担心老爷子病情这么重，如果没有挽救回来，家属人财两空，到时候会不会找医生的麻烦。我怀着忐忑的心情与患者的儿子进行沟通，我还记得他当时对我说话时那坚定的眼神："任老师，您觉得什么药对我爸是好的就用什么，我完全支持！"于是，我们第一时间给患者用上了药物。

很不幸的是，治疗第 2 天在输注头孢哌酮舒巴坦过程中，患者先后 2 次无明显诱因出现了抽搐症状，神经外科会诊考虑癫痫发作，同医生探讨后，认为不除外为药物所致，因此不得不停用头孢哌酮舒巴坦。青霉素过敏、头孢哌酮出现不良反应，这次我建议医生改为复方磺胺甲噁唑片 960mg q12h 口服继续联合替加环素治疗。

之后的每一天清晨，我都会第一时间来到病房看望老爷子，我习惯性地每天都要握一握他的手，摸一摸额头，感知他的体温，再按一按他的腿肿不肿。这样小小的动作，即使在他的体温完全正常后也没有间断过，已经成为了查房的标配。而老爷子每天早上，都会用温暖的笑容迎接我的到来，然后告诉我他前一天的病情和感受，比如今天关节不疼啦，昨天胃口不好啊，前天一切都好啊……他的儿子笑着对我说："我爸每天最高兴的时候就是早晨，因为早晨能看到您！我们说的话呀他都不听，就听您的，您快好好教育教育他！"还记得我和家属经常会在电梯门口遇到，每一次我都会耐心解答家属每个问题，每一次家属都会谦恭地帮我按电梯并把我送入电梯，目送电梯的门关上后才会离开。

后来麻醉科医生来评估，由于患者的心肺功能差，不能承受全麻手术的风险，因此不能够进行脓胸清理手术，只能够内科保守治疗。这让我和胸外科医生之间更加形成了默契，他负责外科引流相关的问题以及患者的综合诊治，我负责药物治疗方案的调整。我们各司其职，闯过了患者治疗期间的每一道难关，抗感染治疗方案的调整、痛风的治疗、药物不良反应的鉴别、发热的鉴别诊断、营养支持方案、抗凝治疗方案等，这是我面对过的治疗最艰辛的病例，但是每一步都是病人、家属、医生和我，我们共同面对，共同承担。我看到的是医、患、药三方的无条件信任和支持，这让我从最开始的如履薄冰，到后来的不断自信，到最后收获了成功的喜悦和欣慰。

最终，经过胸外科49天的治疗，患者治愈出院。我长长舒了一口气。忽然手机微信响起，我收到了患者儿子的一条微信："任老师，很冒昧看了您的朋友圈，里面包含了许多的酸甜苦辣……我真的是从心里面为您点赞！因为父亲的病而认识了像您这样的白衣天使，良师益友，我感到很荣幸，也算是因祸得福！我愿意为现如今的医患关系做个正面宣传，也算是为医患关系出个微薄之力吧。最后祝愿您好人一生平安！"

看到这条微信，心里一股暖流流过，我的眼眶湿润了，这49天，我们与患者共同跟死神搏斗，并取得了胜利，让我第一次真正地体会到了医患之间那种患难与共的信任和默契。

这个病例，是我最难忘的病例，因为我从中不但收获了很多临床经验，更重要的是收获了信任，医生、患者、药师之间的绝对信任！没有医生的信任，我的每一步治疗方案不可能实施；没有患者的信任，在治疗过程中可能会更多的因为顾虑而影响治疗决策的恰当性；而也是这种信任，成就了患者最终的治愈，成就了我和医生、和患者之间的友情。

2018 年 2 月 17 日

寻找胰岛素过敏的原因

朱巧玲　南京大学医学院附属鼓楼医院

今天一位胰岛素过敏患者在血糖调节稳定后出院了。虽然治疗过程经历了一番波折，但是她在临走之前对医生表达感谢的同时，也专门对我这位临床药师表达了感谢，这让我第一次体会到了临床药师在治疗团队中的价值。

这是一位 2 型糖尿病患者，在 1 月 31 日注射门冬胰岛素后出现皮肤瘙痒、硬结。针对这一情况，医生将治疗方案调整为：赖脯胰岛素（三餐前 5 分钟，皮下注射）+ 甘精胰岛素（睡前，皮下注射）+ 口服盐酸二甲双胍片联合控制血糖。2 月 3 日，患者注射赖脯胰岛素后仍然出现了皮肤瘙痒，但症状比使用门冬胰岛素时减轻了，并且没有明显的硬结。作为临床药师的我随即查阅相关资料，总结了注射胰岛素后出现局部皮肤发红、瘙痒和硬结的可能原因：胰岛素溶液过敏、酒精过敏、皮肤感染、产生胰岛素抗体和脂肪垫等。因此我向医生和患者建议通过尝试不同方法查找原因：①尝试多种胰岛素，如果使用预混胰岛素要充分摇匀。②有规律地变换注射部位，进针部位至少间隔 2cm 以上，注射后可以用热毛巾湿敷加速药物吸收，并让患者记住不同胰岛素注射部位以便区分是哪种胰岛素引起过敏。患者愿意全力配合查找原因。③更换注射笔针头。④如果过敏反应仍然持续或加重，可以加用抗组胺药、糖皮质激素，或者进行胰岛素脱敏治疗。

在排除了酒精过敏的可能性后，药剂学专业出身的我首先考虑的就是患者是否对辅料过敏。因此，我向医生建议改用胰岛素（普通）。这是因为其辅料比较少，比如其相比于赖脯胰岛素不含间甲酚。医生当即采纳了我的建议。2月6日患者注射胰岛素两天后仍然出现皮肤瘙痒和发红，这就初步排除了溶剂和辅料因素。2月9日，在多次更换不同胰岛素治疗后我们选择了过敏反应最小的赖脯胰岛素进行皮下注射，并且更换不同长度的针头进行尝试。我们惊喜地发现，患者皮肤瘙痒明显减轻，稍有发红但没有硬结。排除了这么多原因，原来是针头损伤了皮下毛细血管，进而引起了瘙痒、硬结！只要定期更换针头，变换注射部位，就可以大大减轻患者的皮肤症状。患者出院前，我对她进行了详细的用药指导，也包括胰岛素过敏的简单处理。

虽然只是一些小小的建议，但是凭借诸如剂型、辅料等药学专业知识帮助临床解决实际问题对我而言还是很有收获的。临床医生，尤其内科医生也懂药物，但是对于药物背后的药学专业知识未必擅长。我们也要注意积累医生不擅长或者容易忽略的用药问题，这样才可能形成优势互补。

2015 年 2 月 11 日

转型路上的药师

束庆　南京大学医学院附属鼓楼医院

2016 年 4 月药学部将我派驻风湿免疫科，希望我与同事协作解决临床疑难用药问题，并尝试以此为切入点，与临床合作开展合理用药研究。虽然，风湿免疫科之前已有临床药师，但是我还是有一种初来乍到的陌生感和"寄人篱下"的怯懦。

初到风湿免疫科，对我来说一切都是新的开始：新的科室、新的病种、新的药物，那份因为无知的茫然无措感袭上心头。依稀记得当年老师的教导：医药专业要求你们活到老学到老，现在你们要掌握的是自学或查找知识的技能而非死记硬背某个知识点，所谓"授之以渔"也。

相对外科而言，风湿免疫科每天查房的节奏要慢得多，这里住的基本都是慢性病患者。我每天跟着医生查房，每周旁听疑难病例讨论，每月参加临床教学查房，并从中学到很多知识。受自己专业知识储量的限制，在临床工作的最初阶段，我只是按部就班地做好患者的出院教育、药学查房等。其余时间，我通过查看专业书籍、指南和文献来补充自己匮乏的风湿免疫专业知识。渐渐地，医生会在肝肾功能不全的患者或妊娠期患者药物的选择和使用上，或是在患者出现疑似药物不良反应时询问药师。虽然我时常当场"一问三不知"，但是我会在查阅相关资料后再跟医生沟通，提供信息，以供她们参考。

2016 年 11 月，风湿免疫科收治了一名服用硫唑嘌呤后出现"三系"（红系、粒系、巨核系）减少的干燥综合征患者。该患者入院一周前，在门诊就诊时医生就曾电话咨询我：患者服用硫唑嘌呤后，出现了骨髓抑制这一常见却严重的不良反应，是否可以通过治疗药物监测来明确原因。当时我建议给患者检测与硫唑嘌呤导致的骨髓毒性相关的 TPMT 基因型及硫唑嘌呤活性代谢产物 6-TGN 血药浓度。出乎意料的是，患者基因和血药浓度结果皆正常，但从用药时间和患者出现的皮肤黏膜出血及感染的症状上来看，具有很强的相关性。因此，当该患者收治入院后，医生向药师咨询如何解释这一矛盾时，我们便开始从书本理论转向查阅科研文献。原来，TPMT 基因突变与硫唑嘌呤骨髓毒性相关性是美国 FDA 基于在大量欧美人群的研究上给出的推荐，但是亚洲人群该位点的突变频率远低于欧美人群，因此该位点不能很好预测中国人群服用硫唑嘌呤发生骨髓抑制的风险。此外，目前关于硫唑嘌呤血药浓度的研究多集中在大剂量化疗患者，缺乏小剂量用于风湿免疫病患者的研究，因而也没有针对风湿免疫病患者的安全有效的血药浓度范围供临床参考。于是我们和临床医生合作，开展了关于硫唑嘌呤在风湿免疫病患者中的精准用药研究。

　　至今，临床工作的每一天对我来说仍然是新的，因为你会遇见新的患者，需要解决新的问题，需要学习新的知识。在配合医生对患者的治疗和对患者开展的安全用药教育过程中不断地实践、成长。

　　临床药师，一直在成长和成熟的路上摸索跋涉前行着，目前，我们才刚刚起步。

2017 年 8 月 7 日

一个临床案例所引发的思维火花

费祥　中国药科大学临床药学专业研究生

来风湿免疫科已经有一段时间了。一方面我在积极学习免疫科专科相关的药物及临床诊断知识，另一方面又为寻找并确定自己研究的课题而烦心。

2016年11月19日，一如往日地交完班后跟随科室医生早查房。走入病房发现28床坐着一位脱发严重的年轻女性，甚至连眉毛都看不太清。听了管床医生的介绍才知道这是一个干燥综合征患者，之前使用他克莫司治疗，后来因为尿蛋白一直控制不佳，又考虑到患者是一名年轻女性，前段时间门诊医生将他克莫司替换为硫唑嘌呤进行治疗。这次因为出现了严重的"三系"（红系、粒系、巨核系）减少被收治入院，导致"三系"减少的原因尚未明确，仍在进一步完善检查。这让我不禁陷入思索，免疫病是很少会累及毛发的，但一些药物的不良反应却会有毛发异常表现，比如长期服用他克莫司会导致患者的毛发增粗增黑，而一些患者服用硫唑嘌呤则可能出现脱发等。

查房结束后，我就回办公室仔细查看了一下这位患者的信息。患者女性，22岁，因"无明显诱因下出现全身多关节疼痛，主要累及双肘、双腕、双手近端指间、掌指关节"门诊就诊，诊断为"干燥综合征"。起初治疗方案是泼尼松 5mg qod 抗炎，硫酸羟氯喹 0.2g bid 及他克莫司 2mg qod，后来症状逐渐好转，相继停用了激素及硫酸羟氯喹。患者一直以他克莫司维持治疗，但复查时发现蛋白尿控制不佳（++），同时考虑到患者是一名年轻女性，长期服用他克莫司可能会影响患者的生育功能，因此医生将他克莫司调整为硫唑嘌呤 50mg qd 进行治疗，20 天后查血常规：白细胞计数（WBC）2.8×10^9/L；两个月后出现鼻出血、牙龈出血，量少，可自止，咳嗽，少量白痰，于免疫科门诊就诊，查血常规：WBC 1.3×10^9/L、中性粒细胞计数（Neu）0.5×10^9/L、血红蛋白（Hb）93g/L、血小板（PLT）68×10^9/L，随即停用了所有药物；次日复查血常规：WBC 1.6×10^9/L、Neu 0.6×10^9/L、Hb 88g/L、PLT 65×10^9/L；第三天复查血常规：WBC 1.8×10^9/L、Neu 0.6×10^9/L、Hb 88g/L、PLT 71×10^9/L，于 11 月 19 日收治入院。

　　到底是什么原因导致患者出现了如此严重的"三系"减少呢？我和带教老师分析可能跟硫唑嘌呤有很大关系，但并没有确切的依据。骨穿后骨髓活检报告显示"骨髓组织，粒细胞系及巨核细胞系增生减低，红细胞系增生极度低下，考虑可能为急性造血停滞"，这一报告进一步将怀疑的矛头指向了硫唑嘌呤。突然想起来前几日与同学交流时谈到临床药学室正在进行硫唑嘌呤代谢物 6-TGN 血药浓度检测技术的摸索，不知道能不能取一些患者的血样送去检测。在带教老师帮助下我查阅相关文献，整理之后向科室主任进行了汇报，主任听完之后很是赞同并亲自领着我们来到患者的床边告知并说服患者抽血检测，结果显示患者的 6-TGN 血药浓度尚在正常范围值之内。但考虑到硫唑嘌呤是代谢较慢的药物，血药浓度达稳态可能需要 8 周左右的时间，我们向主任建议再次检测患者的 6-TGN 血药浓度，3 天后患者的血药浓度已经远远超出了 6-TGN 血药浓度治疗监测范围，结合硫唑嘌呤已报道的不良反应，由此帮助临床医生确定了患者的三系减少的真正原因。

　　可是问题又来了，美国 FDA 推荐在使用硫唑嘌呤治疗前需要进行TPMT*3C 基因型的检测，因为 TPMT*3C 基因突变会导致 TPMT 酶活性降低从而导致活性代谢物 6-TGN 的蓄积进而增加不良反应的发生率。但是，该患者在服用硫唑嘌呤前检测过 TPMT*3C 是正常的，为什么患者还会出现如此严重的骨髓抑制呢？

　　我再次查阅硫唑嘌呤基因多态性相关文献，发现 TPMT 基因在亚洲人群中突变频率远低于高加索人群，但其相关不良反应在亚洲人群的发生率却很高。2014年韩国科学家首次发现在炎症性肠病患者中NUDT15基因与硫唑嘌呤所致的不良反应密切相关，但在其他人种以及免疫病患者中NUDT15又扮演了什么角色尚不可知，以此为线索我们查阅大量文献并最终形成了研究课题的完整思路。基于之前那个患者的案例，在充分阐明课题的研究价值之后，这项课题研究也获得了科室主任的大力支持。

从临床日常工作中发现问题，查阅文献，提出严谨科学的猜想并进一步去验证解决，最后再将研究结果反馈于临床，回馈于患者，那么我收获的将远不止是一个研究生的毕业课题而已。

2017年9月12日

微不足道，微亦足道

韩舟　南京大学医学院附属鼓楼医院

深秋的寒气，吹散了朦朦睡意。我像往常一样，踩着梧桐叶从地铁口走向医院门口的小白楼。这是周一的清晨，也是我平凡一天的开始。

病区里迎来了些新面孔。做完 10 床患者的出院用药指导，我瞅见 12 床躺着的患者是新来的。回到电脑前，我将周末的医嘱及患者病程都梳理了一遍。

"12 床患者，××岁，因肝功能异常一年余，食欲缺乏、乏力、腹胀三个月入院。初步诊断为：①原发性胆汁淤积性肝硬化（失代偿期）；②食管胃底静脉曲张；③门脉高压性胃病；④癫痫。为进一步治疗由外院转入我院……"

"癫痫病史 60 余年，长期服用苯巴比妥、苯妥英钠、地西泮抗癫痫治疗？" 12 床患者的癫痫病史引起了我的警惕。因为大量研究证实，部分抗癫痫药物具有潜在的肝脏毒性，可引起药物性肝损伤。结合患者目前的病情，我和医生进行了沟通，建议调整当前的抗癫痫方案。

"12 床可有癫痫啊，为什么要调整？" 听了我的建议，医生一脸疑惑。"因为苯巴比妥会引起肝细胞 - 毛细胆管型或混合型肝损害，说明书中明确指出禁用于肝硬化患者。25% 的用药者在使用苯妥英钠时也可能产生以肝细胞受损为主的轻度肝功能异常。患者已经处于肝硬化失代偿期，继续使用肝毒性药物可能会进一步加重肝功能的恶化。" 我试着从药物肝毒性的角度去说服他。

"可是经过保肝退黄等对症治疗，患者的肝功能多项指标都在好转，有必要调整吗？"从他的语气中我听出了一丝坚持。我明白医生的顾虑，如今医患关系这么紧张，这时候万一患者癫痫复发怎么办。他停下了手头的工作，抬头盯着我，我知道他在等我拿出更有说服力的答案。"患者已超过5年没有癫痫发作。相关指南指出，癫痫患者如果持续2年以上无发作，即存在减停抗癫痫药物的可能性。况且，苯巴比妥、苯妥英钠都是肝药酶诱导剂，这两种抗癫痫药物相互作用，影响彼此的代谢，会导致血药浓度大幅度改变。这样合并使用反而增加癫痫复发的风险，再考虑到苯巴比妥的肝毒性，因此有必要调整抗癫痫用药方案。我建议，可以先测定患者苯妥英钠的血药浓度。"

"好！我马上下检测苯妥英钠的医嘱，今天就联系神经内科会诊。"这番回答总算打消了医生的顾虑。很快，神经内科的会诊单返回了，建议患者换用左乙拉西坦等对肝功能影响较小的药物，完善动态脑电图并于神经内科随访。血药浓度检测结果也显示，12床患者的苯妥英血药浓度仅为2.9ng/ml，远未达到10～20ng/ml的有效浓度。在与患者和家属沟通后，经过考虑他们决定自行去外院调整用药方案。

患者可能永远不会知道我这一天做出的努力，因为临床药师是活在大众的视野之外的。我们的工作是如此的"微不足道"。可正是这些微不足道的付出让更多的患者掌握正确的用药方法、接受规范化的治疗。临床药师虽起不到决定性作用，却参与到决策的过程中。

夜晚比想象中来得要快。跨出医院，我把疲惫的身体交给斑驳的树影。

隐于微末，发于华枝；微不足道，微亦足道。

2017年12月25日

一日之计在于"问"

冯朴琼　昆明医科大学第一附属医院

八月份的一天早晨，我按惯例对新入院的患者进行药学问诊。

"大叔，您这次是因为哪里不舒服来住院的？"大叔有点冷漠不愿意回答我，还是他老伴回答说："哎，别提了，才这把岁数，走路还走不稳，摔了好几次，实在没办法了才来的啊。"我一看大爷脸上确实有摔伤，就接着问："这样走路不稳的情况有多久了？""一年多了，最开始只是走路稍微有点不稳，走不了直线，慢慢地就出现摔倒的情况了。""除了走路不稳，还有哪儿不舒服吗？""没有了。""那还有其他病的药在吃吗？比如高血压、糖尿病之类的。""你说的那两个病倒是没有，只是他年轻的时候从高处摔下来，之后就出现了羊癫疯，发作了好几年，后来吃了我们当地一个郎中开的药，羊癫疯发作的次数就少了。""那个药现在还吃吗？您记得叫什么名字吗？""我们都怕发作，所以药一直都在吃，药名我不记得了，但是药我们带来了！"说完阿姨从包里拿出一个白色的瓶子，我一看上面只有"癫痫片，主治癫痫、头痛等症状，用法用量：一日3次，一次1片"，药瓶上连药物的成分、规格、生产厂家都没有。"阿姨这个药有说明书吗？""没有，买来就是这样的。""阿姨，这个药叔叔是怎么吃的，吃了多久了？""就是按照这上面说的吃，一天3次，早中晚各1片，这个药吃了有三年多了吧。""除了这个药还吃了别的什么药吗？""没有了。""吃这个药羊癫疯还发作吗？""会发作的，但是比之前好多了，之前没吃这个药的时候隔三岔五就发作一次，发作完就昏昏欲睡，吃了这个药好多了，几个月才发作一次，而且这个药也就十几块钱一瓶。"

问完患者的情况我心里有了点儿谱，回到医生办公室正好大家在讨论这个患者的情况，吴医生说："这个患者很奇怪，年纪才五十出头，可是他的头颅磁共振显示脑萎缩比八九十岁的人还厉害，既往只有一个癫痫病史，冯药师你怎么看？"我思考了一下说："会不会跟他长期用抗癫痫药物有关？我刚才问了一下，发现他服用的抗癫痫药物成分不清楚，而且用药时间比较长。"吴医生怀疑地说："这种可能性不大吧，现在我们连他用的药都不清楚，怎么判断是药物引起的？""我们可以对他用的药物进行血药浓度筛查，他现在用的药主要是抗癫痫药物，十几块钱一瓶，有一百片，我猜里面可能添加了一些比较老的抗癫痫药物。我们科实验室筛查的那些不明成分的所谓抗癫痫药里就常常添加了苯妥英钠、苯巴比妥等，另外我们也可以看看有没有相关的案例报道。"

三天后我拿着患者的血药浓度筛查结果到临床，吴医生见到我就问怎么样，我把结果递给他："苯妥英钠中毒的可能性比较大，筛查的结果显示苯巴比妥的浓度是 1.54μg/ml，苯妥英钠的浓度是 25μg/ml，苯妥英钠的浓度已经严重超过参考范围。我查了一下有关苯妥英钠浓度过高引起中枢神经系统的不良反应，其中就包括脑萎缩。"吴医生思考了片刻说："嗯，那我们可以考虑更换其他抗癫痫药物。""鉴于他服用这个抗癫痫药物已经好几年了，如果我们突然停用，他的癫痫发作可能会增加。是不是可以缓慢减量，先从半片开始，每两周减半片，同时加用丙戊酸钠缓释片，在减药过程中每两周测一次血药浓度，根据他的癫痫发作情况及血药浓度再调整抗癫痫的方案。"我建议道，"还有，要跟患者及家属说清楚，最开始的效果可能没有那么明显，这需要一个过程，吴医生您觉得这样怎么样？"吴医生满意地笑着说："很全面。"最后患者情况逐渐好转，顺利出院了，出院后也定期进行着血药浓度监测。

对于临床药师来说，通过我们的专业知识帮助临床或者患者解决问题是我们的责任。问诊看似简单，但是从这些简单的事情中我们可能会发现一些临床医生发现不了的药学问题，这对于整个医疗团队来说是非常有价值的。

2018 年 2 月 12 日

不可忽略的药物隐患

张桂凡　南京大学医学院附属鼓楼医院

　　透过窗户，俯视着金陵城的万家灯火。这静谧的夜晚高空让欧阳的心里异常平静，仿佛在凝视着一幅油画。欧阳为期 5 天的成都差旅终于结束了。

　　洗漱完毕，敷好面膜，欧阳满足地入睡了。可是好梦不长，凌晨五点多，她开始感觉肚子疼，并出现了腹泻。挨到 6 点的时候，她终于忍不住叫醒了合租在隔壁的闺蜜，在将亮未亮的夜色中，打车到了附近的急诊，医生开具了左氧氟沙星。回到家吃过药后，欧阳感觉好了一些，便又睡了起来。大约过了 2 个小时，将近 9 点半，欧阳起来刷牙洗脸。在洗漱台照镜子的时候，她惊讶地发现自己脸上长了不少红色的小疹子，但并不怎么痒。真是祸不单行，她感觉有些沮丧。简单吃过早餐后，她决定到医院找皮肤科医生看看。

　　我见到欧阳，已是上午 11 点多，她刚从药房过来，咨询我：地奈德乳膏、复方甘草酸苷片（美能）、咪唑斯汀缓释片（皿治林）与左氧氟沙星是否可以同时服用？

　　对于欧阳的问题，我没有急着作出回答。经过仔细询问后，我了解到：①昨晚的面膜是她第一次用，之前没有用过这个牌子；②她此前没有服用过左氧氟沙星等喹诺酮类药物。一番分析思考过后，我向欧阳解释道："对于你的皮肤过敏，我认为与面膜、左氧氟沙星都可能有关系，从时间关系上考虑，左氧氟沙星过敏的可能性会大一些，但目前也无法排除面膜过敏的可能。我建议你停用左氧氟沙星，换成蒙脱石散，清淡饮食，注意休息，避免着凉；同时停用昨晚的面膜，待皮疹好转后，可以选择你之前用过而不过敏的牌子；按医嘱使用皮肤科医生开的 3 种药物，一周后如果仍没有明显好转，到皮肤科复诊。"欧阳耐心专注地听完我的解释后，嘴角含着笑意，我们彼此致意，像是完成了一次愉快的合作。

四个月之后，19 号诊室又走进一位患者——林老。

"医生，能不能帮我看下化验单啊？"那天临近中午下班时，林老站在门口问道。

由于专业知识所限，本着对患者负责的态度，我们一般不进行化验单的咨询。但我用余光扫了一眼他手里的化验单，上面只有一个检查项目。此时医生基本都已下班，我不便拒绝。

"好，我给你看看。"上面显示着空腹血糖 5.12mmol/L。

"血糖是正常的，你为什么要单独检查空腹血糖？"我有些好奇，因为如果是糖尿病患者，他肯定知道这个结果正不正常。如果是专科就诊，糖尿病待查，一般不会只化验这一项。

经过询问，得知林老 12 月 4 日因不慎摔倒，导致右小腿轻微皮肤破损，当天到我院普外科就诊处理。规范换药处理 7 天后，伤口仍有渗出，愈合缓慢。医生在考虑是否有糖尿病的影响，于是开了血糖检测。

"你最近有用过什么药吗？"患者既往无糖尿病史，排除了血糖的因素，我开始考虑药物的影响，心里猜想他可能用过某种特定的药物，于是我展开了问询，期待着我的猜想能得到证实。

"我经常发荨麻疹，最近确实用过一些药，吃过开瑞坦（氯雷他定），润燥止痒胶囊，还有西替什么的。"

"叫西替利嗪，还有其他的吗？"我不甘心，还没得到我要的答案，继续追问道。

"哦，有，还输过液的。"

"什么药？"我急切地问道，心里泛起一阵将要揭开谜底的悸动。

"我病历本上应该有，给你看看。"说着便把本本递给了我。

仔细查问后，我得到了林老的一些关键信息：男性，66 岁，平素有过敏性鼻炎，慢性荨麻疹，下肢静脉曲张，右小腿皮外伤，否认其他基础疾病。近期荨麻疹频发，分别于 9 月 15 日肌内注射复方倍他米松（得宝松），10 月 20 日静脉滴注地塞米松 5mg，12 月 1 日静脉滴注地塞米松 5mg。

地塞米松属于糖皮质激素，它能导致伤口愈合延迟，而且地塞米松能够在组织停留至少 15 天（说明书显示组织半衰期为 3 天，按 5 个半衰期算）。林老 12 月 1 日注射地塞米松，12 月 4 日受伤，因此，我判断林老伤口迟迟不愈合应该与地塞米松有关。我把上述分析用大白话告诉林老，并告知在伤口愈合前尽量避免使用糖皮质激素，待地塞米松逐渐排除体外后，伤口便会加快愈合。

老人听明白后，不停地点头道谢。

遇到欧阳和林老，让我意识到在面对患者的症状或疾病时，一定不能忽略了药物因素的影响。否则，当药物成为隐患而不消除时，治疗便可能偏离方向，使患者深受其害。

2018 年 1 月 3 日

输液里的絮状物

朱巧玲 南京大学医学院附属鼓楼医院

"药师！"一道清亮的喊声把我从患者病历的"电影回放"中拉了回来。"怎么了护士长？"我定了定神问道。"40床患者静脉滴注保肝药易善复（多烯磷脂酰胆碱注射液）的输液管里出现了一些絮状物，请你过来看一下。""好的。"我跟随护士长去病房的路上，她表示这应该不是药品质量的问题。

我来到40床宋阿姨旁边，"您好，您有什么问题？""你好，我今天在输注完思美泰（丁二磺酸腺苷蛋氨酸注射液）换用易善复时，发现输液管里有很多白色毛絮一样的东西。我就立即告诉了护士，让她把易善复停了。我现在在用三种保肝药。昨天输注完思美泰和天晴甘美（异甘草酸镁注射液）之后输注易善复就没有出现这个问题。你看，这是我刚刚拍的照片。"我仔细查看宋阿姨拍的照片，再看看已经停止输注的输液管，里面的确悬浮着一些白色的絮状物。她接着说，"输液里面出现絮状的东西，是不是药品质量有问题？可是我昨天输的液是澄清的啊！"护士长在一旁安抚道："应该不是药品质量问题。您昨天是先输注思美泰、天晴甘美，然后易善复，今天输注思美泰之后再易善复，顺序不一样。"

我脑子里快速地思考，究竟是什么原因产生这些絮状物？应该不是药品质量问题。前不久刚因为易善复只能用不含电解质的葡萄糖注射液稀释的问题专门查看了一次说明书，溶媒是没有问题的。如果不是易善复本身的问题，那么最常见的原因就是几种药物在同一管道输液时发生了相互作用。会不会是输液前后引入了电解质溶液？

"您在静滴易善复之前是用的思美泰吗？"我再次跟宋阿姨确认了一下。"是的。""您的情况我已经了解了。是这样的，易善复含有胆碱结构，只有在碱性条件下保持稳定，所以它的注射液偏碱性。而思美泰是丁二磺酸腺苷蛋氨酸，说明书中明确提到不应与碱性溶液混合。另外，易善复含有不饱和脂肪酸和脂溶性成分，只能用不含电解质的葡萄糖或者木糖醇稀释，与电解质溶液混合后容易发生盐析作用产生沉淀。今天刚换用易善复时，输液管里还残留着之前的思美泰溶液，两者接触之后就出现了絮状沉淀。"她认真地听着我的分析，一边点了点头。"出现沉淀的溶液不能输注，解决的办法就是在易善复和思美泰之间用葡萄糖溶液冲管，或者两者隔开输注。"

"那这两种药进入我体内后会不会再产生沉淀？"她继续问道。"一般不会，输进体内的药物会被血液大量稀释，同时血液中的成分也会和药物相结合改变药物原有的一些理化性质，这个您不需要担心。""哦，好的，谢谢！麻烦你了。"宋阿姨的疑惑终于解开了，顿时变得舒缓很多。"不客气。"我看见护士长也微笑着向我点了下头。

第二天，护士在给宋阿姨输注保肝药时，将易善复和思美泰分开输注。这一次溶液中没有再出现絮状物或沉淀。

临床上每天都会开具大量的输液处方。药物理化性质（如酸碱性、脂溶性、溶解度）可能通过溶媒遴选不当或者药物间相互作用影响静脉用药的疗效和稳定性，严重时甚至导致不良事件的发生。在输注多种注射液，尤其是使用同一静脉输液装置时，要留心药物之间是否存在配伍禁忌。看来临床用药无小事啊！

2015 年 12 月 9 日

从一棵树到一片森林

马祝悦　南京中医药大学药学院研究生

时光匆匆，岁月久远，回顾往昔，我已跟着临床药师在风湿免疫科学习一年半了。从刚接触临床时的惶恐、紧张到现如今的从容、自信；从害怕自己出错、担心自己专业知识欠缺、回答不出患者问题的临床新手到可以给予患者帮助、给予医生用药建议的实习药师，这与带教老师和科室各位老师的指导、关心和包容密不可分。

在临床学习了一段时间，发现药品说明书虽是用药的基本参考之一，但是临床治疗药物的使用更有灵活变通性。因为患者的个体间差异，同一种疾病不同患者的临床症状不相同，所使用的治疗药物也有区别。因此，在为患者制订治疗方案时，需要结合患者的自身情况、临床表现以及检查指标，而不拘泥于说明书。如果说书本给了我们一棵树，那么患者就给予了我们一片森林。

风湿免疫病是与自身免疫相关的慢性病，好发于 20～40 岁的育龄女性，在病区经常遇到患者询问"我吃这些药能不能怀孕啊？""这些药对小孩（胎儿）有没有影响？"等。针对这些疑问，我查询了 Medications and Mothers' Milk、药典临床用药须知、临床指南、药品说明书等资料，总结了风湿免疫科常用药物，如免疫抑制剂、护胃药、保肝药对妊娠或哺乳期患者的影响。所幸平日的积累终有发挥作用的时候。

某天主任查房时，50 床 26 岁的妊娠患者因怀孕自行停用药物，后复查发现肝酶升高住院治疗。入院复查肝功能示丙氨酸转氨酶 219.8U/L，天冬氨酸转氨酶 166.6U/L，谷酰转肽酶 217.5U/L，乳酸脱氢酶 389U/L，总胆红素 4.2μmol/L，C 反应蛋白 36.2mg/L，血沉大于 140mm/h。治疗上暂予静脉滴注甲泼尼龙琥珀酸钠 40mg q12h 抗炎，考虑加保肝药，正好主任看见我在，就问"孕妇可不可以使用易善复？"想到之前查到的资料，保肝药中唯一明确孕妇可以使用的是丁二磺酸腺苷蛋氨酸（思美泰），而多烯磷脂酰胆碱注射液（易善复）中含有苯甲醇，可能透过胎盘，不建议孕妇使用，其他口服的保肝药提示孕妇不宜使用或无相关研究或尚不明确。于是建议主任先选择思美泰保肝治疗，同时监测肝功能。

　　然而也有医生提出疑问，思美泰是用于治疗胆汁淤积的，该患者无胆汁淤积的表现。诚然，思美泰适应证是治疗胆汁淤积，但从其药物作用机制出发，思美泰可以通过提高肝脏的解毒作用和修复肝细胞达到保肝降酶的疗效，且妊娠患者使用安全性高，因此可以优先选择思美泰。半个月后复查肝功能：丙氨酸转氨酶 34.9U/L，天冬氨酸转氨酶 23.6U/L，谷酰转肽酶 83.8U/L，乳酸脱氢酶 203U/L。调整治疗方案为口服甲泼尼龙 16mg bid，羟氯喹 0.2g bid，丁二磺酸腺苷蛋氨酸 1g qd，硫唑嘌呤 50mg qd，准患者出院口服药物治疗。

　　在该患者住院时我曾询问患者停药原因，患者回答是担心药物伤害胎儿。其实不仅仅是这一位患者，很多妊娠患者停药都是这一原因。作为临床药师，我们在给患者提供用药指导时还应该让患者正确认识疾病，避免患者因对药物的恐惧或者对疾病认识的欠缺，导致病情复发，增加治疗费用和难度。临床药师和医生用药是结合患者自身情况，让药物发挥最大疗效，控制疾病，同时避免药物的副作用，降低不良风险。所以，患者应按医嘱服药，定期复诊，勿自行增减药物。

　　临床药师在参与临床药学实践的过程中，不可完全遵循指南或药品说明书，需要掌握患者的实际病情，了解临床用药情况，并参考指南进行个体化药物治疗，选择适宜的药物并监护用药效果，及时发现问题并解决问题，同时，应加强患者用药教育、健康教育和疾病认识教育，提高药学监护效果。如果将从书本中获得的知识比作一棵树，那么在治疗疾患的实际过程中遇到的问题和获得的经验则是一片树林。从一棵树到一片森林，也正是我们每个临床药师的成长过程。

2017 年 9 月 22 日

肾穿刺的纠结

王旭　新疆医科大学第五附属医院

临床药师，只有身为临床药师的我们才能读懂这个称谓的含义。

经过在临床上数年的磨炼，我不断积累药学及临床知识，逐渐成长为能够与医生共同商讨患者治疗方案的临床药师，时间长了，慢慢也积累了一些工作心得，在这里有个案例与大家分享。

患者，女性，66岁，以"反复四肢水肿2周，加重1天"为主诉入院。患者自诉2周前无明显诱因下出现四肢及颜面部水肿，就诊于当地医院。尿常规示隐血（±），蛋白质（+++）；血压150/102mmHg；肾功未见异常。当地医院予以呋塞米片20mg qd，厄贝沙坦片150mg qd，苯磺酸氨氯地平片10mg qd。患者一直规律服药，1天前因水肿加重，来我院门诊复查，尿常规示尿蛋白（++）；血红蛋白93g/L；血肌酐为69μmol/L，白蛋白30.7g/L，为了进一步治疗，收治在我院肾内科。

病程中患者偶有腰痛，有泡沫尿，小便3~4次/天，夜尿2~3次，24小时尿量约为1200ml。入院后，医生给予利尿、降压治疗，并建议其进行肾穿刺病理检查明确病因。患者因5年前患有纵隔间质瘤，一直规律服用抗肿瘤药瑞戈非尼片。大查房过程中，我们发现患者因为拟行肾穿刺产生巨大心理压力，一直处于焦虑状态，不断去找主治医生询问肾穿刺的必要性。主治医生强调明确肾脏病理与后续治疗方案具有重要的相关性，希望患者能配合完成这项检查。

作为肾病科临床药师，我经常在肾病科见到因为各种原因不愿意做肾穿刺的患者。考虑此患者为肿瘤术后化疗患者，我仔细去询问患者服药的时间和蛋白尿出现的时间，初步判断患者出现蛋白尿与药物之间的相关性较大。接着，我查阅瑞戈非尼相关资料，该药是一种新型的口服多靶点磷酸激酶抑制剂，能阻断肿瘤细胞增殖、抑制肿瘤血管生成、调控肿瘤微环境，具有良好的抗肿瘤活性。近年来，分子靶向治疗是肿瘤治疗领域的研究热点。由于大多数肿瘤的生物学行为由多个信号传导通路共同发挥作用，故普遍认为针对多靶点进行分子靶向治疗有可能获得更好的疗效。进一步查阅药品说明书并仔细阅读后发现，在药物不良反应项下有蛋白尿这一项，且发生率为常见，考虑患者年龄和肾脏穿刺检查的风险，于是我将这一信息反馈给主治医生，并与之进行了充分沟通。最终，医生采纳了我的想法，建议患者暂不做肾脏穿刺检查，先停药观察尿蛋白量变化，化疗药可更换为另外一种药物。听到这个建议，患者终于松了一口气，放下了因为要做肾脏穿刺病理检查而背上的心理包袱，愉快地出院并去肿瘤科请专业医生帮她调整靶向药物的使用。在后续的随访中，我得知患者的尿蛋白逐渐减少至消失。

在此案例中，临床医生根据患者突发大量蛋白尿的情况，主要考虑是原发性肾小球肾炎，而身为临床药师的我们，更加关注的是患者疾病与用药相关性。在后续随访中我能够感受到患者对我的信任与感谢，看到患者之前的焦虑终于散去，自己也感到十分欣慰。药师在临床中的价值体现让我备受鼓舞，也意识到药师的职责远远不止熟记药价和品规，更重要能够发挥我们在药学监护方面的优势，发现问题，循证分析，给出有理有据的建议。通过不断积累与奋进，相信不久的将来，我们会有更广阔的舞台。

2018 年 3 月 7 日

低钾患者禁用

陆晓蕾　浙江省嘉兴市第一医院

记忆回到两年前的 9 月，那时候的我已先后在住院药房和门诊药房轮转两年，原本以为应该是定岗在调剂部门了，结果门诊老师通知我下个月去临床药学室。当时我既兴奋又忐忑，兴奋的是我终于可以不用上夜班了，忐忑的是作为临床药师要做些什么？我心里没底。就这样，从 2015 年 10 月起，我走出了药房，开始走上临床药师的岗位。

我成为了肿瘤内科的临床药师，刚开始独立工作的我显得那么渺小，有时候医生可能都没有注意到我。每天按部就班地参加交班、查房、用药教育及医嘱审核。有一天在审核医嘱的时候，发现一位肺癌术后化疗患者当天的电解质结果示钾 3.14mmol/L，上一次电解质结果示钾 3.42mmol/L，入院时血钾正常。查阅患者生化检查，除丙氨酸转氨酶 88.5U/L 稍偏高，肝功能无特殊异常，而医嘱显示已使用注射用复方甘草酸苷 80mg qd 联合注射用还原型谷胱甘肽 1.2g qd 保肝治疗 8 天。患者血钾下降，可能是复方甘草酸苷引起的假性醛固酮症。

第二天和往常一样查房，医生给那名低钾的患者加用了口服氯化钾缓释片 1.0g bid，走出病房的时候，我走到主治医生边上，告诉他患者低钾可能是复方甘草酸苷引起的。说明书指出血钾偏低时复方甘草酸苷是禁用的，否则可能会进一步加重低血钾，患者肝功能基本正常，丙氨酸转氨酶稍高，使用还原型谷胱甘肽一种护肝药就可以，而且还原型谷胱甘肽药物结构中含有巯基，有解毒作用，对化疗患者既可以保肝又可以减少化疗药物造成的损伤。医生听了先是很惊讶，因为忽略了复方甘草酸苷的药物不良反应及禁忌证，然后马上告诉旁边的规培医生把复方甘草酸苷的医嘱停掉，又很诚恳地对我说："陆药师，你提出的意见真的很好，对我们工作真的很有帮助。"

后来的工作中，医生会询问我抗菌药物的选用，肾功能不全患者阿片类药物的剂量与品种等。再后来，我会收到对需要使用大剂量麻醉药品的癌痛患者的会诊单，也会被邀请参加难治性癌痛患者的多学科讨论。对于临床药师的工作，我渐渐走出迷茫和失落，终于有信心去把它做好。

临床药学这个行业就像一叶小舟，刚刚起航，无数的风雨磨砺还在前方等待。许多人也和我一样，离开药房走向临床，我相信在不久的将来，临床药师的作用会逐渐被人们所了解，并得到医生和患者的欢迎和信任。

2017 年 9 月 16 日

实力赢得信任

蒲文　新疆医科大学第一附属医院

用药教育是临床药师工作的重要组成部分，也是临床药师面向患者、服务患者的工作内容之一。在患者的内心深处，最信任的人仍是医生。药师？临床药师？对于大部分患者来说仍然是陌生的。当药师对患者进行用药教育的时候，患者可能会表面热情应对，内心多半是疑虑重重。药师你说得对吗？能对我的治疗负责吗？作为药师，我们怎么才能赢得患者的信任呢？

有这样一位患者：56岁，女性，以"间断性胸闷、胸痛、呼吸困难1年，加重7日"入院。在院外诊断为肺栓塞，规律服用华法林3mg qd抗凝治疗6个月，临床症状稍有缓解，10天前因上述临床症状加重入我院。入院后完善相关检查，临床诊断为肺栓塞、冠状动脉粥样硬化性心脏病、心功能Ⅲ级。继续给予华法林4.5mg qd口服抗凝治疗。治疗第5天，患者凝血功能检测INR1.27，仍未达标。

这天刚好是科主任查房，当查到该患者时，主任听完主管医生的病情汇报后，便将目光投向我，由于之前我已了解过这个患者的病情及药物治疗情况，当即说到该患者规律服用华法林6个月，未按照要求复查凝血功能，不过从入院后的凝血功能来看，并未达标。建议做华法林基因检测，并结合基因型来调整剂量。主任点点头，对主管医生说："按照药师的意见去处理。"

第二天下午患者华法林药物基因检测结果出来了，为CYP2C9快代谢型，推荐剂量为5mg。我赶紧去找这位患者的主管医生沟通，然后到病房告诉患者检测结果。刚到病房，患者很热情地说："医生，你来了啊，我检查结果出来了没？"我急忙纠正说："我是呼吸科的药师，不是医生。"患者惊讶地说："哦，真对不起，我看见你们穿白大褂的，以为都是医生，没想到你们大医院分工这么细呀，在我们眼里你们都是医生！"听到患者的回答，我感觉到了作为一名临床药师的责任和使命。

接着我把华法林药物基因检测结果用通俗易懂的语言告诉了她，并把华法林使用的重要性及相关注意事项详细地给她讲了一遍。患者听完后激动地说："蒲药师，太谢谢你了，是你把我这个病没治好的原因找到了，你稍等会，我拿支笔把你刚才说的记下来。"通过一周的抗凝治疗，患者胸闷、胸痛等症状缓解出院。

面对患者的肯定，我的内心是充满喜悦的。因为这是我以药师而非医生的身份，赢得了患者的认可与信任。作为药师，我们必须不断提升自己的实力，切实有效地为患者解决各种用药相关问题。只有这样，我们才能建立起药师真正独立的价值，将药师的身份从白大褂中显现出来，从而以药师的身份赢得患者信任。

2018 年 1 月 23 日

五、药海游弋　心缜技精——用药方案设计篇

"钢丝上的舞蹈"

徐瑞娟　南京大学医学院附属鼓楼医院

三月，春困正浓，但我却精神百倍，眼前这张关节骨科患者的入院检查单带来了用药难题，我无法困倦：

"患者，女性，72 岁，身高 160cm，体重 38kg，右股骨颈骨折。患者患有慢性肾功能不全，血清肌酐 121μmol/L，肌酐清除率 22.3ml/min，D- 二聚体（DD）40.00mg/L。入院诊断：右股骨颈骨折，慢性肾功能不全。"

股骨颈骨折需要实施全髋关节置换术，而这一手术围手术期出血量大，术后血栓高发，因此，一方面需要控制出血，保证手术的顺利进行；另一方面又需要抗凝，防止术后深静脉血栓形成。

难题很清楚，选择极难做。这无疑是在走钢丝。左偏一点，抗凝过度，术后出血风险增加，预后不良，功能恢复不好；右偏一点，止血过度，抗凝不足，术后卧床期间静脉血栓风险增加，可能长期影响生活质量，甚至导致肺栓塞，引发严重后果。

更为难的是，这位患者还患有慢性肾功能不全，体重也很轻，这些都会影响药物在体内的浓度高低和药效维持的时间长短，如果按常规给药方案，很可能会出现不良后果。

平衡好这些关系，恰如走钢丝表演，重心很高，底面积极小，行走其上，既要不摔下来，还要有优美的左右手舞蹈动作。

我深深地吸了口气，陷入了沉思：如何在摇摆的"钢丝上"行走，通过左右手优美的伸展平衡好重心呢？

左手——抗凝药物，可以选择低分子肝素、口服抗凝药物 X a 因子抑制剂及华法林等。美国胸内科医生学会（ACCP）公布的第 9 版《抗栓治疗及预防血栓形成指南》（ACCP-9）告诉我，从安全性上来说，低分子肝素是首选；而从患者依从性考虑，无须反复调整剂量的口服 X a 因子抑制剂，如沙班类抗凝药，也是很好的选择。可是文献报道肾功能不全会显著增加利伐沙班的血药浓度，安全性降低。医生难免会对药物的选择产生困惑。

右手——止血药物，似乎没那么多选择。氨甲环酸是目前临床证据最充足的骨科大手术围手术期止血药，而且在应用抗血栓药物预防前提下，围术期氨甲环酸的使用不增加术后静脉血栓发生风险。但是过于偏轻的体重和慢性肾功能不全会影响氨甲环酸的给药剂量，这也需要为医生出谋划策。

设计一个能被医生接受的方案，当然要有理有据！

抗凝，我选用低分子肝素。其一，皮下注射的给药方式很容易根据患者体重及肌酐清除率进行精确剂量调整；其二，即使发生药物过量，低分子肝素也有安全有效的解救方法——停药并注射鱼精蛋白；其三，ACCP-9 所指出的低分子肝素出色的安全性，尤为适宜该患者的实际情况；最后，通过事先沟通了解到患者没有肝素诱导的血小板减少症史，术前凝血五项及血小板计数也正常，排除了用药禁忌。根据低分子肝素的药品说明书：预防性给药按照 57IU/（kg·d），本患者给药剂量理论值为 2109IU/d，因患者肌酐清除率低于 30ml/min，剂量应减少 25%，最后计算获得初始给药剂量为 1600IU qd。止血，氨甲环酸的剂量调整我也有依据。正常剂量为术中及术后 3 小时分别静脉滴注氨甲环酸 1000mg，文献报道，极端体重者，可按 15～20mg/kg 给予，本患者理论剂量为 555～740mg，因患者肾功能不全还应进一步酌减，于是我将术中剂量设定为 500mg。为动态掌握氨甲环酸用药实际情况，又设计在给药后 0.5 小时和 1 小时进行血药浓度监测，根据血药浓度和药动学参数来调整术后 3 小时的剂量。

面对有理有据的给药方案，看着我坚定自信的眼神，医生欣然表示接受！

3月25日，手术顺利进行。而我终于在焦急中等到了送去药学部检测的氨甲环酸血药浓度结果："氨甲环酸给药后0.5小时和1小时的血药浓度分别为100.6mg/L和59.7mg/L，参照正常成年人给予治疗剂量1g，氨甲环酸0.5小时和1小时的血药浓度分别为50~80mg/L和35~55mg/L，术后3小时氨甲环酸的剂量应当下调20%即400mg。"护士随即执行了这一调整方案。

在忙碌中度过了一周，患者即将出院，是为"钢丝上的舞蹈"评分的时候了。

治疗过程中，患者未发生治疗药物相关的不良反应，双下肢静脉彩超检查未发现静脉血栓形成，表明"左手的舞蹈动作"优美！

术中出血量低，围术期无输血，术后引流量较少，止血效果明显，表明"右手的舞蹈动作"也精致！

与患者的出院前沟通中，患者和家属对于手术成功的喜悦让病房添了一抹春色，转身出了病房，路过的主刀医生向我点头微笑致意，走廊上似乎也洒下了阳光。

我想，这次"钢丝上的舞蹈"，不说是若仙若灵，也应该是婀娜动人吧！

2018年1月16日

马红球菌的自白

王露婕　昆明医科大学第一附属医院

　　我叫马红球菌，隶属于红球菌属，是一个革兰阳性无动力菌。我生活在土壤里，早在八九十年前我就是个小祸害，专门欺负那些小马驹、小山羊和小猪仔。一旦被我感染，一般呈慢性或亚急性支气管肺炎，有时伴发盲结肠和肠系膜淋巴结溃疡，这时幼龄的动物们通常就是死路一条了。

　　到了 20 世纪 80 年代以后，我开始不满足于我的生活环境了，于是人类这一个群体也成为了我有条件的攻击对象之一。那些免疫力低下的人群是我主要的目标，结局以肺部感染、败血症多见。大多数情况下我攻击他们的肺部，造成肺部感染，肺外感染还包括眼内炎、外伤性脑膜炎、淋巴结炎、淋巴管炎、脓毒性关节炎和骨髓炎等。人类对我知之甚少，所以一旦被我盯上，多半也都没什么好下场，活下来的都算命大的。

　　两个星期前，我又开始了新一轮的"猎杀"行动。这次我选中的目标是一个 32 岁免疫力低下的青年男性，既往被诊断为 Evans 综合征，院外长期口服甲泼尼龙和硫唑嘌呤治疗。我盯上并一举攻陷了他，他开始出现发热、咳嗽、咳痰伴咯血等肺部感染的表现，很快他就到你们人类的医院住院治疗了。可是，医生们似乎不是我的对手，他们并不知道我就是那个"凶手"，用的那些药对我根本没起什么作用。我很骄傲、很自豪，决定再给医生们点儿"颜色看看"，于是我的猎物眼内炎和关节炎一起来了，随即他出现了右眼睑红色小皮疹，右眼球结膜可见充血、白斑，同时双下肢及右侧肘关节疼痛难忍。时间过去了一周，他天天在发烧，医生们一个个急得上蹿下跳，像热锅上的蚂蚁，止疼药、抗菌药物上了一堆，哈哈哈，但是谁造成的这一切他们仍然不知道，所以只有束手无策，小伙子也被我折腾的奄奄一息，看来我的这次行动基本接近成功了。

就在我沾沾自喜，觉得胜利在望的时候，一个人类世界里被称之为"临床药师"的人出现了。她看上去其貌不扬，每天都要来看看这个小伙，问问情况。今天来查房床旁讨论的时候，主任医生问大家接下来该怎么办，她开口说话了："这个患者有基础疾病，长期院外口服免疫抑制剂，免疫低下，经过美罗培南和多西环素联合抗感染治疗之后，感染控制不理想，一种情况是耐药菌，细菌产酶了；另一种情况是不常见的病原菌，目前的用药没有覆盖。美罗培南联合多西环素，阳性菌、阴性菌和厌氧菌，包括非典型病原体也覆盖了，只不过耐药的阳性菌可能没有覆盖到。患者现在一直在发热，我觉得是不是可以把多西环素换成万古霉素，加强对耐药阳性菌的覆盖。万古霉素目前仍然是耐药阳性菌感染的首选，起效快，在血液中浓度高，相对于多西环素来说，对耐药阳性菌效果更好。另外，还可以尝试加用氟喹诺酮类或者大环内酯类的药物，针对一些少见的病原菌进行经验性覆盖。"

听到这里，我不由得打了个寒颤，这些消灭我的办法已经越来越接近真相了呀，看来这次的行动似乎没有我想象中的那么顺利。

就在这时另一个医生说道："病原学培养暂时还没有阳性的结果回复，现在体温高峰已经从原来的 39.8℃下降到 38.5℃左右了，看似是有好转的。目前抗感染方案才使用了两天，现在换药会不会急了一点……"嗯，不怕不怕，还好有人提意见，我还有希望。

"我同意小王的意见，今天把万古霉素先用上，再看看能不能抓到这病原菌。"主任一声令下，天哪，看来我的好日子要到头了。

自从他们重新派来抗菌药物后，我就开始生病了，全身上下都不舒服。两天之后很不幸地，我终于还是被他们找到了，他们终于知道了我的名字——马红球菌。我是一个罕见菌，属于胞内菌，那些作用在细菌细胞壁的青霉素、头孢菌素、克林霉素、四环素、TMP-SMX（复方新诺明）等对我都没有什么作用；而那些可以作用到细胞内的抗菌药物才可以把我杀死，如阿奇霉素、左氧氟沙星或者利福平，也可以选择万古霉素联用。最后又是那个什么临床药师给他们出的鬼主意，派来了我的两个死对头——万古霉素和左氧氟沙星，两个啊！

　　我孱弱的身体受不了这致命的一击，我知道我大限将至。然而，"菌"之将死，其言也善，但愿我的来生安安稳稳地在土壤里度过，不要再碰到什么医生、临床药师，他们实在是太厉害了。

2018 年 1 月 15 日

心系"小草莓"

顾智淳　上海交通大学医学院附属仁济医院

心脏上也可以种上"小草莓",听完这句话,你或许不明白,其实,"小草莓"是目前国际上较为前沿的心脏微创手术——左心耳封堵,适用于口服抗凝药不耐受或出血风险极高危的非瓣膜性房颤患者的血栓预防。专业的封堵器经导管至左心耳处释放后,可有效阻断心房血流与左心耳血流的互通,起到预防血栓栓塞的作用。而植入的封堵器在超声显像上形似草莓,所以有了"小草莓"这么一个好听的名字。

与冠状动脉支架植入后一样,"小草莓"的表面需要时间内皮化,故左心耳封堵术后存在继续抗凝或抗血小板的选择问题。好了,下面和各位说说让我们牵挂的那颗"小草莓"。

这是一位 78 岁,171cm,50kg 的老年慢性肾功能不全(CKD3 期)男性患者,为行左心耳封堵术入住我院,既往有十二指肠溃疡胃大部分切除史。患者外院每日服用华法林 0.625 ~ 1.25mg 的情况下国际标准化比值(INR)即可超过 3,且出现牙龈出血的情况。本次入院后再次服用上述华法林剂量,3 日后 INR 为 3.05,牙龈再次出血。为保证手术,使用维生素 K_1 让 INR 迅速回归至 2 以下,手术顺利进行。

我的电话响了,"小顾,有个左心耳封堵的患者……"。我们的吴医生是个心细的心脏科医生,"小草莓"植入后还需要 2 个月的抗凝,他提前想到了,手术前就给我打了电话。"吴医生,这个情况有点难度哦。这样吧,基因检测一下,找找华法林敏感的原因,等患者手术后我们一起讨论抗凝方案吧。"我说。我深知这个问题的难度,左心耳封堵是前沿技术,

236

国内开展医院较少，我院是为数不多的医院之一。主任对每一位患者都相当重视。作为心内科药师，我也知道，这颗"小草莓"不容易呵护，这类手术术后抗凝没有标准，各大注册研究的抗凝方案并不一致，目前仅有共识参考。

这个问题怎么解决？这是一个"没有定论的世纪大难题"，当时的我不知道怎么办才好。

核心期刊，没有相关文献；Pubmed，Embase，Cochrane，我如同做系统评价般的筛选每一篇文献，生怕遗漏。阅读中，我渐渐感觉到"小草莓"可能有戏。

"小顾，我们上次那个患者左心耳封堵做好了，现在准备抗凝了……"吴医生的电话终于来了，我压根没有听进他的后续话语，只是深吸了一口气，脑中迅速梳理了患者的情况。"吴医生，我了解了。这个患者比较特殊，根据基因检测结果（VKORC1：AA，CYP2C9：*1/*3），患者携带华法林剂量敏感型基因。此外，老年、低体重以及同服胺碘酮也可使华法林剂量敏感。我们应用 IWPC 公式，发现患者华法林的预测维持剂量确实在 1.25mg 左右。所以使用华法林剂量不宜调整，之前两次出血也证明了这一点。"

"哦，原来是这个原因。"我接着说道："目前左心耳封堵术后如何抗凝没有标准，共识认为口服抗凝药使用 45 天左右，待封堵器完全内皮化后可停用抗凝，双联抗血小板至术后 6 个月。但是口服抗凝药多指华法林。""只能用华法林吗？新型口服抗凝药（NOACs）不能用吗？""我正要说这个，NOACs 目前证据不多。2017 年刚发表在 Europace 上的 2 项大型左心耳封堵研究事后分析结果显示，使用 watchman 封堵器患者中，有 10%（1000 余例）使用 NOACs，这些患者的预后不劣于华法林，提示 NOACs 用于术后抗凝同样有效。""好，有依据我们就用，那用哪个 NOAC 呢？"吴医生急切地问道。"达比加群，利伐沙班，阿哌沙班，依度沙班都可以，前两个品种国内供应。其中，利伐沙班胃肠道反应较达比加群少见，且肾脏清除率低于达比加群（36% vs 80%），考虑到患者为十二指肠溃疡胃大部分切除及 CKD3 期，故利伐沙班是这个患者较合适使用的 NOAC。""太好了，那利伐沙班怎么使用呢？""一般患者使用 20mg qd，但对于 CKD3 期的情况，需要调整剂量至 15mg qd。但是在日本人群的 J-Rocket 研究中，CKD 患者使用的是 10mg qd，同样安全有效。所以建议使用 10 ~ 15mg qd。""小顾，我明白了，这就开医嘱去，谢谢。"

"小顾，那个患者情况不错，我们利伐沙班已经停了。"这是三个月后吴医生电话报来的喜讯。

一颗"小草莓"，牵动着医生的心，也牵动着药师的心。临床工作中，医生常常是妙手回春，而我们药师也可以为患者安全有效用药保驾护航。

2017 年 12 月 17 日

牛刀小试

徐瑞娟　南京大学医学院附属鼓楼医院

2015 年 6 月 2 日，骨科病区迎来了一位心脏瓣膜置换术史的患者，患者因双侧股骨头坏死入院，经医生检查、明确诊断后，拟行"左全髋关节置换术"。患者患有风湿性心脏病、房颤，十年前曾行心脏二尖瓣、主动脉瓣机械瓣置换术，终身服用抗凝药物华法林。此次入院准备手术时，患者自述 3 年前一次普外科手术，出血量很大，至今想来还有些后怕，因此十分担心此次手术的围术期出血问题。

涉及患者围术期抗凝药物与止血药物的使用问题，科室明确将患者的给药方案设计及药学监护任务交给了我。虽然进入骨科做临床药师工作半年多，我的工作也逐渐得到了临床医生们的认可，但参与临床手术、系统地进行给药方案设计和药学监护，我必须慎之又慎，牛刀小试，不可大意。

仔细询问了患者三年前普外科手术情况，了解到患者三年前的那次普外科手术，因为当时临床医生认为手术较小，并未让患者停服华法林。初步分析，上次手术后出血量大很可能是因为未停用华法林导致。我告诉患者，此次手术会为其制订个体化的围术期抗凝方案，请她不必有过多心理负担。

患者正式入院后，我即开始监测她的抗凝指标 INR 值，结果为 2.7，表明目前华法林的抗凝有效。华法林通过拮抗维生素 K 的作用而发挥抗凝效果，作为口服抗凝药已有百年历史，但其起效慢、失效慢的特点使其不宜在围术期继续使用。患者须行全髋关节置换术，预计围术期出血量大，术前应提前停用华法林。但患者曾接受心脏瓣膜置换术（机械瓣），终止抗凝药物使用将使心脏血栓风险大大增加。

如何为该患者制订个体化的围术期抗凝方案？我特意约请了心胸外科临床药师，和她一起就患者具体情况进行了详细讨论，最终向临床提供了使用低分子量肝素钠为患者在围术期进行桥接抗凝的治疗方案。我们制订的具体方案为：患者术前 5 日开始停用华法林，同时连续测 INR 值，至 INR 值降低至 2 以下时，开始使用低分子量肝素钠进行抗凝治疗，继续监测 INR 值至 1.5 以下时，患者可以进行手术。鉴于低分子量肝素钠血药浓度达峰时间约 3 小时，半衰期 $t_{1/2}$ 约 3.5 小时，应于术前 12 小时停用低分子量肝素钠。同时，由于患者心脏血栓发生风险较高，因此我们建议该术中不使用止血药物氨甲环酸。

患者手术顺利，术中出血约 200ml，并未进行输血。术后，我建议患者 24 小时后开始服用华法林，并持续监测 INR 值，直至达到目标值 2 后停用低分子量肝素钠，在此期间我根据患者的 INR 值为其精确调整华法林的用药剂量。患者术后引流量共计 150ml，病程中无体表淤青、鼻出血等抗凝过量的出血症状。

患者对此次治疗表示十分满意。他出院时，我又专门针对服用华法林的日常注意事项对他进行了系统的用药教育，告知其合并用药和饮食的禁忌。患者对我表达了深深的谢意。术后六周，患者再次到门诊进行复查，他的凝血指标达标，术后关节功能恢复良好。

于是我有感而发：初至临床，牛刀小试，任重道远，尤望登高！

2017 年 10 月 16 日

决战 MRSA

李霞　江苏省无锡市第三人民医院

　　早上在电梯里，遇到了上次申请会诊的介入科医生，他微笑着跟我打招呼："李药师，你好！又去哪个科室会诊？""是啊，你们科上次会诊那个患者怎么样了？""哦，那个患者昨天血培养报告阴性，过几天就能出院了，多亏了你的建议啊！"说完，轻轻拍拍我的肩膀，走出了电梯。听了他的话，我的自豪感油然而生。

　　记得那是前两周的一个下午，药剂科接到了介入科的会诊单，我奉命前往。介入科医生介绍：患者，男性，65 岁，因"高热 3 日"入院。病史：患者消化科行直肠癌根治术，术后第四天开始发热，CT 检查示右侧腰大肌脓肿。转入介入科，行 CT 引导下脓肿穿刺引流术，手术顺利，病情平稳好转后戴引流管出院。2 日后，患者再次出现高热，就诊于当地医院，血培养示金黄色葡萄球菌，血象高，给予抗感染治疗无效。转入我院后根据当地医院血培养结果及治疗情况，结合上次入院病情，考虑患者系腰大肌脓肿致菌血症，立即给予万古霉素 1g q12h 静脉滴注。经初始治疗后，病情稳定，体温、血象、肝肾功能均未见明显异常。两日后患者再次出现发热，医生认为患者右侧腰部脓肿已引流完全，但血培养持续阳性，拔管后有再次并发腰大肌脓肿及机体其他部位脓肿的可能，万古霉素已使用足量，效果欠佳，故向医务科提出申请，请相关科室共同会诊。

　　接着，参加会诊的各科纷纷给出了分析和建议。胃肠外科会诊意见考虑患者系医源性感染，建议立即拔管，避免增加感染概率，同时加强支持治疗；ICU 会诊医生认为患者中毒症状明确，全身炎症反应，如万古霉素使用疗效不佳，可给予替加环素代替；普外科则建议加强支持治疗。

我仔细听着介入科的病情介绍和其他科室的分析、建议，同时反复查阅病历，发现患者血培养及药敏结果表明其致病菌为耐甲氧西林金黄色葡萄球菌（MRSA），并非普通金黄色葡萄球菌。两日前已经停用万古霉素改用拉氧头孢，而改用拉氧头孢后血培养结果仍为阳性。考虑到致病菌MRSA对拉氧头孢耐药，极有可能MRSA死灰复燃，致患者再次发热；此时患者并未再接受万古霉素治疗，得出万古霉素疗效不佳的判断缺乏依据。我向医生们阐述了自己的分析，并建议继续使用万古霉素。同时提出万古霉素具有时间依赖性特点，宜调整给药频次：0.5g 静脉滴注，每天使用 4 次，疗程至少 2 周，直到多次血培养阴性，同时监测肾功能。

最终，医生接受了建议，一场与 MRSA 死灰复燃的"决战"取得完胜，于是就有了以上电梯里的一幕。

2017 年 12 月 4 日

一次颇有成就感的实践

林玮玮 福建医科大学附属第一医院

患者，单某，10岁，因车祸后外伤性癫痫，脑积水，左颞叶软化灶，在医生应用氯硝西泮2mg静脉泵入，丙戊酸钠口服液（德巴金）5ml q12h和氯硝西泮0.67mg tid口服后，仍有癫痫持续状态，每日发作达一个小时左右，表现为右侧肢体抽搐，昏迷不醒。

8月25日，临床请药师会诊后，药师考虑脑外伤后以部分性发作为主，建议加用卡马西平（得理多），一天3次，早晨和中午各0.1g，晚上0.2g。卡马西平逐渐加量，待卡马西平达稳态后，复查卡马西平血药浓度。添加得理多后，患者发作控制有好转，但于8月28日有近10分钟的发作，药师交待患者家属不必紧张，目前得理多未达稳态，病情续观。

9月10日患者按医嘱外购促醒药安宫牛黄丸并连服数日后，发作持续1个半小时，临床再次请药师会诊。药师提醒临床医生安宫牛黄丸中含麝香，对癫痫控制不利，建议停用，待下午卡马西平血药浓度出来后，再调整抗癫痫药物。9月10日下午，患者卡马西平血药浓度为2.7mg/L，丙戊酸钠52.7mg/L。药师建议临床将得理多上调至0.2g tid，医生同意，同时，暂不调整德巴金口服液剂量。

9月25日患者复查卡马西平血药浓度4.7mg/L，丙戊酸钠浓度51.3mg/L，患者近几天发作虽有部分缓解但仍频繁，医生再次询问药师意见，药师认为目前卡马西平浓度已达标，暂不考虑加量，建议加用作用于囊泡蛋白受体的左乙拉西坦（开浦兰）片0.25g q12h，其余抗癫痫药不变。

9月29日药师查房时，患者家属诉患者已无发作，意识较前好转，药师交待家属保持联系，医生询问药师能否减氯硝西泮，药师告诉医生，先前患者发作严重，应再稳定一段时间再考虑。患者10月份无发作，11月1日将氯硝西泮减量后，患者有可疑小发作。药师与医生商量后认为，目前患者意识已有所恢复，氯硝西泮对其意识恢复不利，既然已减量不需要再加回原剂量，换而将开浦兰加为0.5g q12h。

11月6日患者出院，回泉州当地继续康复，药师交待患者家属，在患者意识完全苏醒前切不可改变抗癫痫治疗方案，并在当地继续行康复治疗。药师作出院癫痫用药健康宣教，告知其饮食生活注意事项。

患者出院后癫痫再无发作，12月20日患者家属通过微信告知药师，孩子意识苏醒了，已拔除气切管并能用嘴吃饭，能简单应答，并与患者家属一起读诗，患者家属非常感谢药师。不用说，这位药师就是我。

"一花独放不是春，百花齐放春满园"。我相信通过我们药师的共同努力，药师在临床上各显神通、百花齐放的那一天很快就会到来。

2018 年 1 月 17 日

见微知著——治疗布氏菌病一例

马欢　陆军军医大学第一附属医院

"马药师，骨科又来了一个会诊。"刚查完房回到办公室，同事就来了一个善意的提醒，一天的工作开始了。我细细地查阅了这位患者病史，一种似曾相识的感觉扑面而来。

患者，男性，45岁，2017年9月无明显诱因出现腰痛，伴间断午后、夜间发热，高热伴寒战，盗汗，体温最高40℃。发病后曾于当地医院就诊，行腰椎X线、抽血化验等检查，考虑"腰椎结核"，予口服异烟肼、利福平、乙胺丁醇、比嗪酰胺四联抗结核治疗。抗结核治疗3月余，间断午后发热得到控制，腰痛无明显缓解。于是该患者为进一步治疗前往上级医院就诊，2017年12月行腰椎MRI示：L3、L4椎体骨质破坏，椎间隙狭窄伴少量脓液，考虑腰椎结核，继续此前抗结核治疗。患者仍然出现反复腰痛，负重及弯腰活动诱发，偶有发热。近2个月来，腰痛诱发双下肢放射痛，左大腿麻木，左下肢乏力，偶跛行。2018年3月前往该院复诊，腰椎MRI：L3、L4椎体骨质破坏，椎间隙狭窄伴椎旁脓肿，L3/4椎管狭窄，病灶压迫硬膜囊，较前进展，外院考虑耐药结核，于是建议患者来我院就诊。目前腰椎感染诊断明确，患者规律抗结核治疗后仍有发热，病灶进展。骨科请我科会诊，协助制订用药方案。

详读病史后，我考虑患者为L3、L4椎体感染伴椎旁脓肿：结核？化脓性感染？但是规律抗结核治疗七个多月后，病灶进展，疼痛反而加重了。扑朔迷离的病情让我一筹莫展。反复审阅患者病史，突然几个字眼映入我的眼中，"长期从事山羊屠宰工作"。我一下想到骨科两个月前收入了一位病情相似的患者。主要症状为腰背部疼痛加重伴右小腿外侧疼痛，从事农贸个体经营。治疗初期考虑腰椎结核，但规律抗结核治疗后病情无好转。反复送组织细菌培养，培养出马耳他布氏菌（羊型布氏菌）。之后仔细询问得知，患者确有牛羊接触史。给予对症治疗后，那位患者康复出院了。新中国成立前布氏杆菌病流行严重，新中国成立后国家成立了专门防治机构，布氏菌病发病率已明显减少。但近一二十年来，人畜布氏菌病发病率又有回升，有些已经基本控制的地区又有新的人畜布氏菌病流行。眼前这位患者从事山羊屠宰工作，不排除布氏菌感染的可能。于是我与管床医生商量，给患者做一次用来诊断布氏菌病的虎红平板凝集试验。果不其然，虎红平板凝集试验初筛阳性。我建议他们立刻停止当前的抗结核治疗，根据 ABX 指南和抗菌药物临床应用指导原则，调整为米诺环素 po 100mg bid + 庆大霉素注射液 24 万 U qd（14 天）+ 注射用利福霉素钠 0.5g bid 联合抗感染。一周后血液检测试管凝聚试验阳性，滴度 1 ∶ 400，确诊为布氏菌病。完善相关检查后，患者在全麻下行腰椎感染病灶清除术，术后继续之前抗感染治疗方案。18 天后，患者一般情况可，无发热、畏寒等不适，腰背部疼痛缓解，换药见切口无红肿渗出，局部皮温正常，双下肢无运动、感觉障碍，顺利出院。出院后继续使用利福霉素钠 0.5g bid + 米诺环素 po 100mg bid 抗感染治疗，建议治疗 12 周以上。

看到这位患者终于好转出院了，我心里也是松了一口气。回想着这位患者的治疗过程，实在是充满了波折。在临床上，诊断有时候是一个艰难的过程，中医讲究"望、闻、问、切"，但对现代医学来说，不仅需要检验检查的结果，同样也需要我们耐心地"望、闻、问、切"。布氏菌病，这种少见的感染，更需要我们从细微之处去发现蛛丝马迹。待排除结核感染，确诊布氏菌病感染后，治疗方案发生了 180 度的大转变。若一味坚持抗结核治疗，那可真就放过"真凶"了。

布氏菌病为少见的动物源性疾病，可发生在进食羊奶 / 奶酪的人群和屠宰场工人 / 兽医中，其症状为发热、全身肌痛 / 关节痛、寒战、盗汗、厌食，可累及骨、关节、肌肉骨骼系统、肾脏等。主要诊断靠血清学试验

（凝集抗体滴度 > 1∶160）。这位患者从事山羊屠宰工作，有感染的高风险，也具备上述的临床特征。

　　生活里需要我们有一双善于发现美的眼睛，但在临床上需要我们有一双善于发现临床线索的眼睛，见微知著，有时候一个小细节或许就能扭转全局，避免了南辕北辙。学会观察，积累经验，才能更好地为患者服务。

2018 年 5 月 5 日

当好助手，用好武器

刘静　甘肃省酒泉市人民医院

我是一名基层临床药师，从事抗感染工作，已经快十年了。从一名不为人知的小药师，到现在临床认可的助手，并取得临床的话语权，我付出了许多艰辛。

云姐是与我在同一所医院进修的好友，不同的是她的单位不够重视临床药学，回单位后没能继续从事这个专业。我俩在不同的城市，但离得很近，同甘共苦学习一年的情谊相当深厚，常来常往中她时常羡慕我，而遗憾自己没能继续在临床药学的道路上前行。

去年夏天的一日，接到她一个电话，语气凝重地说她病了，很严重，顿时吓了我一跳，仔细一问，才知道她得了肺炎，是"社区获得性肺炎"。经过详细的交流，我大致了解了情况：入院前两天受凉后出现发热伴寒战、乏力、胸闷气短、头晕、头痛等症状。自行服用了感冒药，没怎么重视，之后病情很快加重，肺炎的症状全部表现出来，CT检查明确显示双肺感染，连忙住了院。按说诊断是明确的，治疗上应该难度不大，可她接下来说的话却把我惊着了，她现在住院一周多了，抗菌药、抗病毒药（包括奥司他韦）该用的全用上了，抗菌药物也换了两种（阿莫西林克拉维酸钾、头孢哌酮舒巴坦），现在已经使用泰能（亚胺培南西司他丁）两天了，还是不见好转，科主任现在考虑要给她加用万古霉素。她自己也是药师，深知泰能和万古霉素是何等抗菌药物，所以坚决不同意，给我打电话寻求帮助。

朋友有难，自当全力相助。很快，我就赶到了她所在的医院，迅速询问了病史、发病原因、目前症状和各项检查结果等。之后我基本了解了她的病情：社区获得性肺炎诊断是明确的，目前典型症状为发热、气短、咳嗽、痰多不易咳出，查了痰培养、血培养等，各项结果全阴性。主治医生的意思是泰能都用上了，患者症状仍不缓解，血象仍居高不下，复查胸部CT提示感染较前加重，因此他们考虑不能排除"MRSA"可能，所以要联用万古霉素。

与此同时，我也有了自己的判断：中年女性，既往有慢性支气管炎病史，但发作次数少，近期未使用过抗菌药物，本次因户外烧烤午睡受凉及劳累起病。因此我分析，最常见的病原菌还是肺炎链球菌和非典型病原菌，虽不能排除肠杆菌科感染，但耐药菌感染的风险很低。她体形偏胖，有胃食管反流情况，不能排除其他特殊情况，如化学性肺炎的可能。复查的CT虽提示感染较前加重，但主要问题应该是痰液引流不畅，合并有肺不张；影像学的结果是滞后于临床表现的。于是果断地阻止了医生，同时我将相关结果传给了我在医院合作的好伙伴——呼吸内科主任和影像中心主任，告诉了他们我的判断，经过简单的商讨后，给出了我们的治疗意见：①立即行支气管镜检查；②停用现在抗菌药物，换用莫西沙星；③配合使用小剂量甲泼尼龙抗炎；④加强扩张支气管及化痰治疗。

好友听了我的分析，给予了我充分的信任，但她的主治医生却将信将疑，最后还是遵照了我们的意见。说实话，当时我也有点紧张和担心。毕竟临床病情各异，是不一定能完全与分析判断一致的。但临床药师的专业素养和责任感告诉我：抗感染是一个综合治疗，不能单纯靠一味升级抗菌药物来解决问题。

很快，当天支气管镜的结果就出来了：主支气管可见大量白色黏性分泌物，吸引后管腔通畅；气管壁黏膜明显充血水肿，触之易出血；各肺叶黏膜均充血水肿，黏膜增厚明显。事实证明，做支气管镜还是很有必要的，整个气管都是充血水肿的，大量的痰堵在支气管处，痰引不出来用什么抗菌药物都没用。而给予小剂量的激素，可以纠正一下气管黏膜的炎性水肿问题。

　　三日后传来了好消息：云姐近两日再无发热，咳嗽、咳痰、气短、胸闷等症状较前明显减轻，各项炎性指标也有明显下降。继续治疗 5 日后，症状已明显好转，在医院折腾了快一个月，她终于盼来了出院的日子。临出院前，她给我打来了电话，说我是她的救命恩人，等再休养一段时间一定要来请我吃饭，表示感谢！救命恩人哪里敢当，但我用自己多年积累的专业知识，帮助患者解决了一些问题，自己也由衷地感到高兴与自豪！

　　作为长期从事抗感染工作的临床药师，我们的职责除了抗菌药物的管理外，更重要的是要真真正正帮助临床、帮助患者解决抗感染治疗中的问题。同时也有责任和义务引导临床用好我们手中的武器，捍卫患者的生命与健康。

2018 年 2 月 1 日

每天一粒变五天一粒

苏适　南京大学医学院附属鼓楼医院

对于长期使用的口服药物，大部分患者已经习惯了每天一次，或者每天 2~3 次的服用方法。如果提到每五天只吃一粒的药物，可能有人会想到超长代谢药物。不过对于慢性肾功能不全，特别是接受透析治疗的特殊患者，在服用经肾脏排泄的药物时，是需要减少用药频次的。下面就是我在实际工作中碰到的真实案例。

患者，男性，53 岁，因乏力，双下肢水肿加重一个月入院。他是一名慢性肾脏病 5D 期，同时患有慢性乙型肝炎的患者，目前正在接受腹膜透析治疗。在入院第一次查房过程中，我与患者沟通用药史时，获悉他在服用恩替卡韦进行抗乙肝病毒治疗。

听到恩替卡韦这个药名，我立刻警惕起来。因为治疗乙型肝炎的抗病毒药物不经过肝脏代谢或排泄，主要是通过肾脏进行原形排泄的。对于慢性肾脏病患者，这类药物容易产生蓄积，需要根据患者肾功能的情况调整药物的使用剂量。

该患者服用的恩替卡韦，主要是以原形通过肾脏进行清除，肾脏清除率占到了给药剂量的 70%，而每次血液透析可以清除的部分（量）占到给药剂量的 13%。但是对于腹膜透析患者，透析对药物的清除作用非常小，给药七天后仅能清除给药剂量的 0.3%。恩替卡韦的常规剂量是每天一粒（0.5mg），而该患者处于慢性肾脏病 5D 阶段，正在接受腹膜透析，入院前他却一直按照 0.5mg qd 的剂量服用恩替卡韦。对他而言，这个剂量很可能会使得药物在体内蓄积，引起药物不良反应！

发现这个情况后，我进一步询问患者，幸好他还没有出现恶心、头痛等相关不良反应。查房结束后，我立刻查阅说明书及相关文献，对腹膜透析患者的恩替卡韦用法用量进行了确定，恩替卡韦的说明书中明确写到：肌酐清除率 < 10ml/min 或血液透析的患者，建议给药剂量为每 5 ~ 7 日一次，每次 0.5mg。一切成竹在胸，我即刻和管床医生沟通，反馈了患者的用药信息，并给出了药物调整的建议。我的建议是将该患者的恩替卡韦服用量降低为每 5 天服用一次，一次服用 1 粒（0.5mg）。

经过沟通和循证依据的确认，医生最终接受了我的给药方案，并感谢我及时发现了用药隐患。最后，患者得到了满意的治疗效果，而我一颗悬着的心也终于放了下来。我的用药建议，不仅让患者避免了药物蓄积可能带来的不良反应，提高了治疗的安全性，也让恩替卡韦的费用降到了原来的五分之一，省去了一部分不必要的治疗费用。

临床药师询问患者的用药史，调整药物的剂量，其实只是一项基础性工作。但是，我们必须足够细致、足够耐心，注意日常药物知识的积累，才不会错过任何蛛丝马迹。结合这一病例，我也对肾脏病合并乙肝患者的药物使用进行了系统的学习，特别是药物的选择和剂量的调整。通过日常的积累，我要让自己的知识储备更加全面，专业知识更加扎实。

肾脏病患者相比于其他患者更加特殊，药物的使用需要留意很多的注意事项，其中就包括治疗药物剂量调整。作为临床药师的我，也要通过学习积累和更加细致的工作，为这些患者的用药安全保驾护航！

2018 年 1 月 12 日

"我以为我知道"

徐银丽　江苏省苏州科技城医院

2017 年春天，我踏上了进修之路，来到了卫生计生委临床药师培训基地进行 ICU 专业临床药师规范化培训。因为之前没有接触过临床药师工作，因此我便成了一只"小菜鸟"。初入临床，对于临床药学知识，我常常一知半解。然而近期的医嘱审核，让我意识到"我以为我知道"的这种状态亟待调整。

九月初的一天，我照常对 ICU 的医嘱进行审核。审核中，我发现一位入院一个月的患者正在口服华法林 2.5mg qd 抗凝治疗，凝血功能结果显示 INR（国际标准化比值）值为 3.48，已经高于目标范围，需要调整剂量。我接着查看患者用药后的 INR 值变化，在使用华法林近 10 天的时间里，该患者的 INR 值呈进行性上升趋势，我竟没有及时发现问题！究竟该如何调整剂量？我的脑海中闪现出华法林剂量相关基因、相关代谢酶、药物食物相互作用等各个方面的知识碎片。我知道华法林为香豆素类口服抗凝血药，通过肝脏代谢，S 构型发挥主要作用，与维生素 K 密切相关，治疗窗窄，个体差异大，需严密监测 PT/INR。但不同构型的药物具体通过哪种 CYP450 酶进行代谢，剂量如何调整，我却答不上来。这些我以为我都清楚的知识，现在却变得模糊起来，我不由得感到十分挫败。

认识到自己的不足就是一种动力，我马上行动起来，向带教梁老师请教。梁老师说起之前给我们分享过调整华法林剂量的学习资料，我立刻找出资料仔细学习。梁老师经常会分享一些实用的学习资料，我却经常只是粗略一看，并不仔细体会精髓，现在想来实在是浪费资源啊！

我认真学习了调整方法，并与梁老师讨论学习后，排除了药物相互作用及其他因素的影响，由梁老师向医生提出调整华法林剂量，医生接受建议将剂量下调了0.625mg，并继续监测INR值。但我却没有因此放下心来，我准备恶补一番，开始查阅华法林说明书、国内外指南、还有文献，从作用机制、影响因素、初始剂量计算公式、维持剂量调整等各个方面做了一个全面的学习。华法林半衰期长，因此调整剂量后INR值也没有很快下降，反而升到4以上，因此我们向医生建议暂时停药，等INR下降稳定后继续使用，医生接受建议，停用华法林3天后INR降到1左右，重新予华法林1.875mg qd口服进行抗凝治疗，之后INR值稳定在2~3，并未出现出血的情况。患者治疗良好，我也随之松了一口气。

对于临床药师来说，医嘱审核是最平常的工作，但也是最见真功夫的。医嘱审核不能只局限于药物，还要结合患者的病情变化、实验室检验结果，综合判断用药的安全性和合理性。对于用药方案的调整除了知其然还要知其所以然，不光要知道怎么调整剂量还要知道背后支撑的证据。

"纸上得来终觉浅，绝知此事要躬行"。学习也不能总是等着别人"投喂知识"，自己主动去摄取才能铭记于心。我要把这次激发出的学习热情延续下去，要把"以为知道"变成"真正掌握"，把知识学进脑里，存在心里，用于医学实践中。

2017年11月19日

保住"生命线"

刘金春　南京大学医学院附属鼓楼医院

今天，肾科病房里收治了一位特别的患者——血液透析颈内静脉长期导管感染继发败血症，血培养提示金黄色葡萄球菌（MSSA）。导管通路对于血液透析患者而言就是生命线，感染对他来说无疑是雪上加霜，因此整个医疗组都对这位患者格外地重视。

上午查房时，主任就这位危重患者的基本病情组织我们进行了详细而深入的讨论。按照目前国内外指南推荐意见，严重导管感染的患者，首选方案应是拔除导管，同时予抗感染治疗。然而，这位患者相当特殊，他的左右臂动静脉内瘘都由于血栓导致闭塞，另外股静脉既往有金属支架植入史不能再行长期导管置管术，仅存的颈内静脉长期导管是他唯一的生存希望。因此，主任给治疗组所有成员下达了最高指示：尽一切努力控制感染，保留住这条仅有的"生命线"！

经过长达一个小时的疑难病例讨论后，治疗组制订了最终的抗感染治疗方案：首先，根据血培养结果给予患者莫西沙星 400mg qd 抗金黄色葡萄球菌治疗；其次，患者长期导管在体内已长达半年之久，发病过程中伴有寒战高热，阴性菌感染亦不能完全排除，考虑给患者加用比阿培南 0.6g q12h 经验性抗阴性菌治疗；最后，患者一周两次规律透析之后予抗菌药物联合肝素混合封管预防导管感染，考虑到患者一周两次透析，间隔时间较长，治疗组决定选用消除半衰期较长的万古霉素进行封管。然而，问题来了。在此之前，病区并没有抗菌药物联合肝素混合封管的经验！因此，主任希望临床药师能够查阅相关文献与指南，配合医生制定安全合理的封管液配制方法。

接到主任的任务，我心潮澎湃，把这么重要的事情交给临床药师，足以见得主任对我的信任，同时，我又倍感压力。于是在查完房以后，我立马行动起来，通过中国知网、Pubmed 等数据库查阅了大量的国内外指南和文献，终于在 2009 年美国感染病学会（Infectious Diseases Society of America，IDSA）颁布的《血管内导管相关性感染的诊断和管理临床实践指南》中找到了万古霉素联合肝素混合封管的浓度配比，指南推荐万古霉素的浓度为 2.5 ~ 5mg/ml。于是，结合患者的实际情况，我为他制订了个体化的封管液配制方案：将 0.5g 万古霉素加入 100ml 生理盐水中，取 3ml 配好的药液与肝素 5000U 混合封管。事关患者的生死，一刻也不容耽误！在得出结论后，我立刻向主任进行了汇报，主任对我查阅的参考指南以及换算方案再次进行了计算验证，确认无误后，他赞许地拍拍我的肩头，对我表示了肯定，并将此方案定为本病区万古霉素联合肝素封管的标准方案。

令人振奋的是，两周之后，患者的感染得到了有效的控制并顺利出院，那根至关重要的"生命导管"也被成功保留了下来。

药师与医生的成功合作，给了我很大的信心和激励。我深知，只要我们不断勤奋钻研，善于发现临床中的问题，我们药师团队在临床也同样可以做很多有益于患者的事！

2016 年 5 月 23 日

化蛹成蝶

赖珺　江西省赣州市人民医院

从一名调剂药师到成为一名临床药师，犹如蝴蝶蜕变。这并非一朝一夕的事，需要不停地学习，汲取"营养物质"，才能突破自我，实现自己的人生理想。

2011年3月，我怀着忐忑的心情参加了卫生部临床药师规范化培训。现实没有想象中可怕，我非常幸运遇到了我的带教老师——计老师。这一年我收获颇丰，通过药学查房、医嘱审核、患者教育等工作，学到了临床思维、学习方法，以及与医生、护士和患者良好的沟通技巧。

糖尿病患者常常血糖控制不佳，免疫力低下，导致合并感染的风险较高，而医生们一般对本专业用药精通，但对专科以外的用药，特别是对抗感染药物的使用不擅长。因此，抗感染药物的学习对于临床药师非常重要，临床药师在抗感染方面可发挥很大作用。

一次，我接到内分泌科吴主任的紧急电话，原来星期六内分泌科收治了一名患者，感染特别重，降钙素原（PCT）达61.4ng/ml，昨日已用上亚胺培南西司他丁（泰能）了，但今天血小板和白蛋白一直往下掉，血小板已报危急值了。吴主任希望我参与调整患者抗感染治疗方案。

我接完电话后，赶紧奔向医院查看患者病史资料。该患者为女性，73岁，身高153cm，体重45kg，"发现血糖升高3年，全身乏力、发热、气促2天"入院，诊断为：①脓毒血症；②肺部感染；③尿路感染；④2型糖尿病。患者的体温最高达39.0℃，神志尚清楚，心率112次/分，其余未见阳性体征。血常规示：白细胞25.6×10^9/L，中性粒细胞百分比

94.1%，血小板 10.8×10^9/L；异常白细胞形态：中性粒细胞核左移；C 反应蛋白（CRP）134.5mg/L；降钙素原（PCT）61.4ng/ml。肾功能：肌酐236.0μmol/L，尿素氮 30.1mmol/L；随机血糖 22.6mmol/L。尿常规示：尿蛋白（+），尿隐血（+++），尿白细胞（+++）。胸部 CT 提示双肺感染，双侧胸腔积液。

我当时考虑该患者脓毒血症，感染严重，已用泰能抗感染治疗 1 天，虽说一般抗感染治疗 2～3 天才能观察到药物疗效，但该患者目前血象高，血小板进一步下降，提示感染严重，抗感染治疗效果欠佳。

我进一步查阅资料：对于严重脓毒血症患者初始经验性抗感染治疗方案应覆盖所有可能致病菌（细菌和 / 或真菌）且能进入疑似感染源组织内并达到有效浓度的单药或多药联合治疗。泰能为广谱抗生素，对大多数革兰阳性、革兰阴性的需氧菌和厌氧菌均有抗菌作用，但对耐甲氧西林金黄色葡萄球菌（MRSA）无效。该患者合并糖尿病，是金葡菌感染的危险因素，存在合并 MRSA 感染的可能，在未获取病原学结果前，建议抗感染治疗方案应经验性覆盖 MRSA。

于是，我对吴主任和管床医生说："目前该患者血象高，PCT 高，血小板进一步下降，提示感染严重，同时患者食欲差，感染消耗大，白蛋白明显下降，建议加强抗感染治疗，加用万古霉素，进一步完善血培养、痰培养和尿培养等检查，根据病原学、药敏试验结果及患者病情变化酌情调整抗感染治疗方案。"

吴主任接纳了我的意见，但进一步问："患者肌酐升高，万古霉素具有肾毒性，初始给药剂量多少更合适呢？"

那段时间我正好在研究万古霉素初始化给药方案的设计和万古霉素血药浓度监测结果的解读，如何运用 JPKD 软件中群体药动学模型，如何更好地协助临床医生调整万古霉素剂量。

我接着回答吴主任道："根据指南，对于重症感染患者，万古霉素首剂推荐给予负荷剂量，建议将万古霉素谷浓度维持在 15～20μg/ml。但有文献统计报道，对使用万古霉素的住院患者进行调查，按说明书给药的成人患者仅有 38.7% 的患者达到 10 ~ 20μg/ml 的目标血药谷浓度，极大地影响了万古霉素的临床疗效。我们可结合（http://clincalc.com/Vancomycin/）软件和患者具体情况设定初始给药剂量。"

在吴主任的要求下，我收集了患者年龄、身高、体重、表观分布容积、肌酐清除率等生理资料，并输入软件中，计算得出推荐患者万古霉素初始给药剂量。但这只是推荐剂量，作为临床药师我得结合患者的实际情况做出自己的判断和建议。我根据计算结果，给出了用药建议：该患者万古霉素首剂 1.0g qd，第二日开始 0.5g qd，每次滴注时间大于 1 小时，注意监测患者肾功能。同时，脓毒血症患者常伴有肝肾功能异常及体内液体异常分布，进行血药浓度监测能确保达到有效药物浓度及减少药物毒性，因此建议对万古霉素进行血药浓度监测。因患者肾功能异常，建议给药 3 天后，于第 4 天早上给药前 0.5 小时抽血监测万古霉素血药谷浓度。

吴主任采纳了我的建议。患者用药 1 天后，监测血象稍好转，血小板上升至 22.0×10^9/L；3 天后，监测患者万古霉素谷浓度为 18.1μg/ml。患者体温下降，最高 38.0℃。复查血常规示：白细胞 13.6×10^9/L，中性粒细胞百分比 86.3%，血小板 245.0×10^9/L；PCT 6.0 ng/ml；肾功能示：肌酐 126.8μmol/L，尿素氮 21.6mmol/L，较前改善。

看着患者病情逐渐好转，我感到非常欣慰。

梦想是人生的启明星，可以让人找到前行的坚定方向，临床药师的成长犹如蝴蝶蜕变，在追逐梦想的旅途中，只有不断经风雨，历磨难，才能化蛹成蝶。

2018 年 3 月 5 日

来自神经外科的电话

何忠芳　兰州大学第一医院

时光荏苒，日月如梭，还清楚地记得，2008 年 2 月 25 日奔赴卫生部临床药师培训基地，怀揣着对美好未来的憧憬，踏上远行的学习之路。还清楚地记得通往地下宿舍的幽深的下行楼梯，没有手机信号的宿舍以及没有头绪的临床药师工作和对未来的迷茫……

回首十年的临床药师之路，不禁思绪万千，有必要对十年的心路历程中的"小浪花"记录一下。

那是一个周末的晚上，急促的手机铃声响起来了。是神经外科吴医生的电话，不出所料，又有一名患者出问题了。电话那头："何老师，您好！周末打扰您了，36 床脑脊液的结果白细胞又高了。"

"是术后的颅内感染？"我问。

"是的，55 岁的男性患者，于 7 月 21 日行后颅窝减压术、小脑扁桃体切除术，术前和术后都予头孢硫脒 2.0g ivgtt，预防围术期感染，术程顺利，手术持续时间 8 小时。"吴医生回答道。

"上次的白细胞和中性粒细胞计数是多少？"我继续问。

"白细胞从上次的 $770 \times 10^6/L$（8 月 4 日）升高到 $1240 \times 10^6/L$（8 月 5 日），中性粒细胞从 87% 下降到 85%（今天 8 月 6 日）"。吴医生回答道。

"糖和蛋白呢？"

"糖很低，蛋白高。"

"前期使用的抗感染药物及使用时间？"

"抗感染药物为头孢硫脒 2.0g q12h，治疗 4 天（7 月 22 ~ 25 日）；头孢曲松 2.0g q12h，7月25日至今（已治疗12天）；利奈唑胺 0.6g bid，7月27日至今（已治疗10天）；替硝唑 0.4g bid，治疗3天（7月27~29日）；氟康唑 0.2g qd，7月30日至今（已治疗7天）。"医生接着说道，"这个方案的前期效果很好，脑脊液白细胞从最高的 $6240 \times 10^6/L$（7月26日，也就是术后5天，行腰大池引流术）下降到 $650 \times 10^6/L$（8月1日），中性粒细胞比例从最高的94%下降到85%，后期又开始上升……"

"患者的肝肾功能？"

"没有异常。"

"我梳理一下患者的情况，再回复您，好吗？"我说道。

"好的，谢谢！"

我以抗感染的临床思维分析：①颅内感染可能的病原体。此患者脑脊液涂片染色和细菌培养均为阴性，经验性治疗需考虑可能的病原体。首先经过上述抗菌药物治疗，脑脊液中白细胞计数（WBC）和中性粒细胞百分比（N%）出现下降后又回升，说明抗菌治疗开始有效，随着治疗的进行，病原体出现变化，治疗无效。分析如下：利奈唑胺为唑烷酮类的合成抗生素，抗菌谱覆盖革兰阳性（G^+）菌，包括肠球菌、葡萄球菌，在合理的剂量和频次下治疗10天，治疗无效需考虑可能感染的病原体为革兰阴性（G^-）菌；头孢曲松虽对 G^- 菌的抗菌活性强，但由于中枢神经系统感染治疗的复杂性，针对 G^- 菌，仅头孢曲松可能抗菌力度不足。再者，患者的颅内感染为院内感染，院内感染常见菌为 G^- 菌，参考我院神经外科细菌培养多显示铜绿假单胞菌、鲍曼不动杆菌等 G^- 菌，且为多重药耐药型（MDR），结合以上两点考虑为 G^- 菌感染的可能性大，也不排除厌氧菌混合感染。②药物的选择。中枢神经系统是人体防御功能最薄弱的区域，由于血脑屏障的存在和淋巴系统的缺乏，此处体液免疫和细胞免疫功能显著降低，所以抗感染治疗必须选择高效、广谱的杀菌剂，必须血脑屏障透过能力强。所以针对可能的病原体（主要考虑铜绿假单胞菌）选择哌拉西林他唑巴坦，以加强 G^- 菌治疗，针对厌氧菌选择甲硝唑；且此两种药物符合上述要求，依据药动学/药效学理论，其为时间依赖性抗菌药物，所以选择 q8h 的给药频次，治疗 4 周。

"我建议停用利奈唑胺，加用哌拉西林他唑巴坦，4.5g q8h；甲硝唑 0.5g q8h，其余治疗方案不变。"我在电话中和吴医生说道。

"好的，谢谢！"吴医生回复。

再回顾治疗方案调整后的效果：患者的脑脊液细胞学检查结果显示，脑脊液 WBC 和 N% 一直呈下降趋势。说明抗感染治疗有效，药学监护结果显示无异常。

此病例为临床药师参与临床治疗一个成功的案例，从上述病例可以看出，临床药师协助医生解决临床问题，是临床药师切入临床的有效途径。通过一天天的查房、医嘱优化、会诊等，得到医生和护士的信任，树立了临床药师的形象，也获得了在医疗团队中的话语权。

回顾过去的十年，自己成长了，进步了，也获得了一些小小的成绩，曾获"2016 全国十佳临床药师"荣誉称号等，也很快晋升为主任药师，带教了 15 名临床药师。回首自己的十年临床药师之路，虽已小有所成，但是，在充满挑战与机遇的医改的大潮中，还有更长更远的路需要我们去探索……

2018 年 2 月 1 日

好助手

刘涛　新疆维吾尔自治区巴音郭楞蒙古自治州人民医院

我是一名消化内科的临床药师,从事临床药学服务 3 年了,主要负责监护患者用药的疗效与不良反应,尤其是药物治疗效果不佳时的方案调整。

这是一次普通的消化内科疑难病例讨论会。患者,男性,48 岁,以"间断黏液脓血便 1 年余,伴发热 6 天"入院。两个月前患者在我院诊断为溃疡性结肠炎(UC),给予了 5-氨基水杨酸(5-ASA)4.0g/d、中药灌肠、激素灌肠治疗等;入院前 1 天患者脓血便,10 余次 / 天,伴发热、消瘦。入院后查体提示,体温 38℃,BMI 18.7kg/m^2,贫血貌,左下腹压痛,肠鸣音 6 ~ 7 次 / 分钟。实验室检查提示,血常规白细胞计数 10.9×10^9/L,血红蛋白 86g/L;粪便分析检测提示,潜血试验(+),镜下白细胞(++++)/ HPF,镜下红细胞(+++++ ~ ++++++)/HPF;C 反应蛋白 2.1mg/L;血沉 38mm/h;结肠镜示,溃疡性结肠炎(广泛结肠、活动期);入院诊断为:溃疡性结肠炎(慢性复发性、广泛结肠、活动期、重度)。入院后给予纠正水电解质紊乱、肠外营养支持、注射用兰索拉唑 30mg bid、左氧氟沙星注射液 0.5g qd、甲泼尼龙琥珀酸钠 60mg qd 等药物治疗 7 天,腹泻 7 ~ 8 次 / 天,症状未见好转,停用甲泼尼龙琥珀酸钠,调整方案为环孢素 A 50mg qd 治疗 12 天后,腹泻症状 7 ~ 8 次 / 天,也无好转。

医生们先后发言,认为难治性溃疡性结肠炎本身是一种以激素难治性、激素依赖性、免疫调节剂难治性为主要特征的疾病,并对如何治疗提出了各自的看法。

萧主任让我发表一下自己的意见。我是一名临床药师，着重就疾病与用药的关系，谈了 3 点：①《炎症性肠病诊断与治疗的共识意见》（2012年，广州）中指出：重度 UC 或在免疫抑制剂维持治疗病情处于缓解期患者出现难以解释的症状恶化时，应考虑到合并艰难梭菌感染（CDI）的可能。②激素的使用可使 CDI 发生的危险增加 3 倍左右，且与剂量、疗程无明显关系。NAP1/BI/027 型 CDI 的暴发与喹诺酮类药物的使用相关。也有文献报道院内质子泵抑制剂应用与医院获得性艰难梭菌感染发病率呈正相关，质子泵抑制剂联合抗菌药物治疗可协同增加医院获得性艰难梭菌感染的风险。③腹泻症状极有可能是由于合并 CDI，并非原有 UC 疾病活动所致，建议医生根据 IDSA/SHEA 指南，给予万古霉素 500mg q6h 口服经验性治疗，并在治疗前到上级医院行艰难梭菌培养。

萧主任认为这个分析很值得借鉴，主管医生采纳了我的建议。

患者万古霉素治疗 3 天后，腹泻症状减轻。接着传来了艰难梭菌培养结果为阳性的消息，说明了我的推断是正确的。

管床医生说："刘药师，你的药学服务，我是认可的，你是我们科室的好助手，有时间请你喝酒。"我这时的感受只能用"醉翁之意不在酒，在乎病药之间也"来形容了。

万古霉素治疗十天后，患者腹泻症状消失，病情稳定后出院。萧主任也赞扬了我。这次的药学监护终于画上了一个圆满的句号。

2018 年 2 月 21 日

我必须行动起来

江洁　湖南省衡阳市中心医院

带着救死扶伤的远大理想，2016 年 7 月，我终于成为一名临床药师，内心既兴奋又紧张。与医生并肩作战，亲自参与救治，这是我一直努力想要实现的梦想。我兴奋是因为这个梦想即将实现，紧张是因为初出茅庐，临床用药经验不足，怕担不起这么重的责任。

2016 年 9 月的一天，接到下周一查感染科病房的通知，我赶紧重温感染科常见疾病的药物治疗学知识，并且查阅相关的文献资料，做好充分的准备工作。

早晨的天气有些阴沉，但丝毫没有影响到我的心情。我信心十足地跟随在主任医生、主治医生等后面，一起走进病房。推开门，一位瘦弱的老奶奶躺在病床上，面色蜡黄，气息微弱。旁边坐着一位老爷爷，两鬓斑白。看到我们进来，老爷爷立马站起，笑脸相迎，满脸信任。医生们热情地询问老人的情况，查看病史、查体以及相关实验结果等内容。

我仔细地查看患者的病历，以及用药记录。主要诊断为导管感染、败血症，进行了微生物送检，药敏试验结果为：血培养铜绿假单胞菌。根据之前查阅的碳青霉烯类抗生素的相关资料，我知道美罗培南是碳青霉烯类抗菌药物，该类抗菌药物，具有超广谱、极强的抗菌活性，和对 β- 内酰胺酶高度的稳定性。对于已明确为铜绿假单胞菌感染的患者，因碳青霉烯类的主要优势是对 β- 内酰胺酶高度的稳定性，但因"外排泵 / 膜孔蛋白丢失"机制的存在，导致碳青霉烯类对铜绿假单胞菌容易耐药，没有抗菌优势。应根据药敏试验结果选用对铜绿假单胞菌抗菌活性不弱于碳青霉烯的哌拉西林、头孢吡肟或左氧氟沙星。

我发现老奶奶的抗菌用药有些欠妥，并坚信自己的判断，于是走上前，委婉地向主任医生提出建议，或许是因为我的声音太小，或许是因为我实在是太渺小，并没有人在意我的话。他们依旧在自顾自地商讨下一步的诊疗方案。主任医生是一位临床经验丰富的老专家，感染科的学术泰斗，围在他身边的副主任医生、主治医生都是临床经验丰富的前辈，我一个初来乍到的新人，确实很渺小，犹如空气里的一粒灰尘。作为一名临床药师，完全没有存在感，我感到一种强烈的挫败感。

查完房，走出住院大楼，不知什么时候开始，天空下起滂沱大雨，这雨水打湿了我的白大褂，打湿了我的心，我的心情变得湿漉漉的。我坐在办公桌前，望着窗外的雨发呆，老爷爷信任的表情，病历里的数据，还有人群中我矮小的身影，像放电影一样，不停地浮现在我的眼前，我惆怅、苦恼。窗外的雨水斜飘进来，打湿我的办公桌，我起身，关上玻璃窗，将雨水挡住。阴冷的雨水仿佛刺激到我的某根神经，我想我必须行动起来，改变现状。

我查阅大量抗菌药物资料，翻阅《抗菌药物临床应用指导原则》(2015年版)、《国家微生物治疗指南》(2012年版)等7种权威资料，有关碳青霉烯类抗菌药物使用的内容，我都一一记录下来。做好充分的准备，我走向感染科，去找老奶奶的主治医生。这时，那位主任医生正在跟主治医生讨论治疗方案。我简单地说明情况，详细地讲解用药建议，主任医生听完我的建议，并仔细地翻阅我带去的资料，然后竖起大拇指头，夸赞道："小姑娘，用药建议很专业，很好。等一下，你也来参加我们的会诊，进一步确定用药方案。"老主任的话就像一束阳光，照进我的心，一扫心中的阴霾。

我来到老奶奶的病房，要多了解她的情况，以便提出更好的用药方案。走进老奶奶的病房时，外面的雨已经停了，阳光透过玻璃窗照进来，温暖和煦。这轮红日，正如我心中的临床药学的梦想，风雨过后又在心中冉冉升起。我想医院的临床药学必将像这轮红日一样，照遍全院的每一个病房，温暖病房里的每一个患者。

2018 年 1 月 4 日

药师也在为您护航

薛晓燕　江苏省常州市第一人民医院

作为一名重症监护室（ICU）的临床药师，我所面对的患者，由于病情危重，使得我很少有机会与他们进行言语交流，他们对 ICU 的药师可能没有印象。但在那段日子里，药师也在他们的身边，与医护一起并肩战斗着。

我在 ICU 的工作，有时是协助医生制订更贴合当前患者实际情况的治疗方案，有时是帮助医生计算更合适患者的个体化药物剂量，有时是协助医生分析患者出现药物不良事件的原因并找到处理办法，有时是协助护士分析患者的输液管路出现结晶堵管的原因，有时是通过审核医嘱，发现用药隐患并提醒医生修正……这些就是 ICU 临床药师作为医疗团队的一员，为患者合理用药所提供的保障。

记得曾有一例胃肠外科转入的患者，诊断为念珠菌血症，由于病情危重转入了 ICU，随后给予肾脏替代治疗，选用卡泊芬净抗真菌治疗，但治疗 2 天后效果不理想。我在查房时，管床医生一看到我就说道："燕子啊，快来帮我看看药物该如何调整呢。"根据患者病史、查体、实验室检查及CT，分析药敏结果及合并的病原菌，我建议加用两性霉素 B 脂质体抗真菌及亚胺培南西司他丁钠抗细菌治疗，并评估患者的肝肾功能及 CRRT 模式，给予了合适的抗感染药物剂量，医生均采纳。后来，令人欣喜的结果出现了：患者体温逐渐下降，胸部 CT 提示病灶较前好转，血培养转阴，抗感染治疗有效，肾功能也出现了好转。患者循环稳定，呼吸平稳，转回胃肠外科进一步治疗并顺利出院。

还有一例感染性休克的患者因出现急性肾功能损伤，给予持续血液净化治疗，使用枸橼酸钠抗凝，但主治医生发现患者血小板逐渐降低至 $34×10^9$/L，考虑到肾功能已明显好转，予停用血液净化，同时感染控制后停用抗菌药物等可能导致血小板减少的药物，但复查血小板仍进一步降低至 $24×10^9$/L，而整个过程中患者的凝血功能尚可。正在临床百思不得其解之时，我在病例讨论中发现该患者留置深静脉导管多日，而为保证导管通畅需使用小剂量肝素 24 小时维持，因此考虑可能与肝素诱导的血小板减少症有关。我立即建议拔除深静脉导管并停用肝素，医生采纳意见，果然在 3 天后患者血小板即恢复到 $89×10^9$/L。

另一次，我在进行医嘱实时审核时，发现一例心肺复苏术后，有预激综合征、癫痫病史的患者，医嘱给予了莫西沙星注射液抗感染、胺碘酮片治疗心律失常，医生没有注意到莫西沙星对中枢神经系统有影响，可能诱发癫痫，还可能导致心律失常。为了防患于未然，我建议临床将莫西沙星换成其他抗菌药物，医生连连表示感谢。

每当我看到困扰医生的问题能够被我从药源性的角度解决，每当我看到自己建议的治疗方案被医生接受并获得了预期的效果，每当我看到监护的患者顺利转出 ICU，我的心里就会特别高兴。同时让我感动的是，在我外出进修充实自己的时候，我接到了好几个医生的电话，"燕子，你什么时候回来呀？""晓燕，快回来吧，你是我们团队中的一员呢！"……

作为一名 ICU 临床药师，我会和医护并肩作战，为危重患者的个体化药物治疗贡献出药师的一份力量，为危重患者护航！让他们能够更快地转危为安，转入普通病房，在家人的陪伴下接受进一步的治疗。

2017 年 12 月 10 日

在"一波三折"中成长

李潇　新疆维吾尔自治区克拉玛依市中心医院

人的成长在于经历，无论是成功或者失败，总会让人有所收获。三年的临床药学工作，让我经历过这样一个一波三折的故事，使我这个年轻临床药师成长了不少。

这个故事的主人公是一位维吾尔族老大娘，只懂少许汉语。五年前确诊为慢性淋巴细胞白血病，这次病情进一步恶化，再次住院。恰好这时我刚到血液肿瘤科开展临床药学工作。早晨查房时，老大娘瘦骨嶙峋，让我印象十分深刻。回到办公室，主任和管床医生商量老大娘的治疗方案，对于之前基本没有接触过血液病的我来说，只剩心虚了，赶紧默默低下头看病历，查指南：对于慢性淋巴细胞白血病持续缓解≥2年的复发者，应重复一线治疗方案或选用新方案。后来医生组敲定了低剂量的"氟达拉滨＋环磷酰胺±利妥昔单抗"化疗方案，与指南推荐方案相符。迫于经济原因，老大娘放弃昂贵的利妥昔单抗，选择了两药联合化疗。

抗肿瘤药物往往就是一把"双刃剑"。化疗三天后，老大娘出现高热，管床医生邀请我参与制订治疗方案，对于不太擅长抗感染治疗的我来说，又多了几分紧张。看完化验单，我主动要求和医生一起去看患者，回来后医生询问我的建议。我不太确定地说："方医生，化疗后感染的预防和治疗是重点监护内容之一，目前老大娘高热，"三系"降低，PCT（降钙素原）升高，但无感染定位症状和体征，是不是考虑粒细胞缺乏伴发热呢？""那选什么方案合适？"医生接着问道。我马上回应："应留取血培养标本，行经验性抗感染治疗，刚才经过评估，患者化疗后肾功能已受损，依据感染程度及肾小球滤过率，建议给予头孢哌酮舒巴坦 1.5g q8h 静滴抗感染治疗。"医生回应道："完全同意！"这下我心里踏实多了。可结果并不像我们预期的那样，老太太用药 3 天后仍有发热，并出现腹痛。主管医生和我再次讨论调整方案，最终达成一致，升级为亚胺培南西司他丁抗感染治疗。

可事与愿违，调整抗感染治疗 2 天后，患者体温仍旧没下来，仍有腹痛，并出现腹泻，稀便 5 ~ 6 次 / 日，复查 PCT 较前升高。看到这些，我开始怀疑自己是不是跑偏了，是不是建议错了，赶紧又把病历梳理了一遍。为了这个病例，主任还组织了小讨论，会上主任让我先发言："小李，这个患者最近的治疗你也在跟，说说你的看法吧，别紧张，想到什么就说什么，大家一起讨论嘛。"话音刚落，我手心都是汗，话语有些颤抖："刚才又回顾了一下病历，目前出现的稀水便，有没有可能是抗菌药物相关性腹泻呢？"说到这，主任接过话："嗯，有点意思，具体说说。"这时我的声音似乎平稳些："之前在培训基地学习时，老师曾分享过一个使用抗菌药物发生二重感染的案例。在整理病例资料时，我发现该患者有多项高危因素，并且说明书和文献都提及该病例用药可能引起假膜性肠炎。"主任突然打断我："既然我们的临床药师提到假膜性肠炎，那么今天首先进行文献复习。"小讨论就以这样的方式展开。当讨论到治疗方案时，医生们认为：该患者为艰难梭状芽孢杆菌感染，应选用万古霉素或甲硝唑治疗，并提出医院目前无万古霉素口服制剂。这时的我总算是有些底气，提出了自己的看法："从用药安全方面考虑，甲硝唑可引起粒细胞减少，目前患者"三系"仍低，联合用药风险太高。"主任点点头："这点我倒是没注意"。我又补充一句："万古霉素胃肠道吸收差，在粪便中浓度高，将注射剂稀释后替代口服制剂。"管床医生听完来了句："有你在，真好！"

老大娘这次住院历经二十多天，治疗过程可谓一波三折。为了沟通顺畅，提高老大娘的用药依从性，我找来科里的维吾尔族护士，帮忙翻译用药方法和注意事项，并多次嘱托护士和老大娘的女儿，不能弄错用药顺序和时间（先服抗菌药物，2小时后再服益生菌制剂）。临出院前，这位维吾尔族老大娘用"新疆版"普通话对我说："丫头，有你在真好！"

经历了上面这个"一波三折"的故事，经过了这几年临床药师工作的历练，让我逐渐变得成熟起来，也让我慢慢在临床科室找准了自己的位置——医生的助手，患者的朋友。

2018年2月16日

在信任与合作中成长

张晋萍　南京大学医学院附属鼓楼医院

　　临床药师的成长，除了要感谢自己的领导和同事，还应该感谢医生和患者。如果没有他们的信任，我想，药师的成长不会有这么快。

　　难忘 2013 年 9 月 3 日中午，我接到领导的一个电话让我去院外会诊："张药师，请你今天下午到××医院重症监护室（ICU）会诊一位感染患者。她的感染一直控制得不好，反复发热。你去看看，患者的抗感染方案是不是需要调整？"放下电话，我压力倍增。这位患者可是一位老革命，现在因病住院，还进了 ICU，可见她的病情不轻。

　　下午还没到上班时间，我就怀着忐忑的心情踏进了××医院的大门，找到了 ICU，并说明来意。接待我的医生很年轻，赶忙给我介绍了患者的病情。患者的入院诊断为：肺炎、冠心病、心功能 3 级、阿尔茨海默症、2 型糖尿病及慢性肾功能不全。入院后，患者的肺部感染经治疗后有所好转，但从 8 月 14 日起，她出现反复发热，考虑为继发性尿路感染。医生给予其头孢唑肟联合左氧氟沙星抗感染治疗。给药后，患者尿培养、痰培养、血培养分别检出产酸克雷伯菌、肺炎克雷伯菌、产吲哚金黄杆菌。目前肺部感染症状明显。8 月 29 日起，调整抗感染方案为：哌拉西林他唑巴坦 2.5g 静脉滴注 q8h，联合头孢他啶 2.0g 静脉滴注 q8h。但患者仍然发热，且痰量增多，白细胞、中性粒细胞比例均较前明显上升，治疗效果不佳。根据患者年龄和体重，我计算其肌酐清除率为 77.5μmol/L，基本在正常范围内。而患者目前在用的抗感染药物剂量偏小，治疗方案对耐药菌的覆盖不足。因此，我和医生商量，可否尝试调整治疗方案为：哌拉西林他唑巴坦剂量增加到 4.5g 静脉滴注 q8h，停用头孢他啶，改用左氧氟沙星 0.5g 静脉滴注 qd，医生同意了我提出的治疗方案。考虑到患者还有其他疾病，我又仔细查看了患者目前在用的其他药物，确认和今天调整的抗感染治疗方案不存在明显的药物相互作用。由于使用左氧氟沙星后需要观察患者的心率和精神状态，我和医生交换了电话号码，并通过医生与家属交换了联系方式，便于日后询问治疗效果。

此后，我多次与医生、家属交流病情，及时了解患者的治疗效果。每日的治疗情况汇报都成了时时悬在我心中的一块石头，当得知患者体温一天天恢复正常、痰量一天天减少的消息，我悬着的心总算放下了。

身为一名临床药师，看到自己的努力有了成效，我深深地懂得了自己这份职业的价值。也许在世人眼中，药师并不常常站在救死扶伤的第一线，但我想通过自己的经历告诉更多的人，我们既然选择成为药师，也就等于选择了一种人生态度："待到山花烂漫时，她在丛中笑"。为患者服务，是医生、护士、药师共同的神圣职责，除此之外，我们别无他求。

当然，我们人生价值的实现离不开医生与患者的信任。通过这次会诊，在与医生、患者的相处中，我也更加明白了信任与合作对一个药师成长的意义。

2017 年 10 月 18 日

知其然知其所以然

王敏　海南省人民医院

从事呼吸内科临床药师工作多年，主要承担本科室的合理用药和院内临床药师会诊等工作，以下是我们参加全院会诊时碰到的一个病例。

"患者，女性，33 岁，身高 162cm，体重 40kg，规律每周 3 次血液透析治疗，入院行左肘部动静脉内瘘术，术后出现了甲氧西林敏感金黄色葡萄球菌（MSSA）血流感染。既往有多药过敏综合征，慢性肾脏病 5 期（CKD5）。术后实验室检查示血白细胞计数 14.12×10^9/L；中性粒细胞百分率 94.7%；C 反应蛋白：102.45mg/L；降钙素原：1.36ng/ml。诊断：MSSA 血流感染，CKD5，左前臂动静脉内瘘术。先后使用多种 β- 内酰胺类药物，患者仍然间断发热，然后换用万古霉素联合美罗培南后出现皮疹瘙痒和连续的高热，先后使用多种抗过敏药物，皮疹、瘙痒均未能改善，在术后第 10 天请临床药师会诊。"

临床药师接到会诊通知，对该患者用药史、出现皮疹瘙痒和发热原因进行了分析。这时候患者存在两个问题，第一个问题是皮疹和瘙痒，第二个问题是发热。

皮疹和瘙痒是患者和临床医生首先需要解决的问题，发生在万古霉素和美罗培南第二天出现，患者使用万古霉素的剂量为 1g q12h，持续使用 7 天，根据《桑德福抗微生物治疗指南》（第 46 版），血液透析患者万古霉素首剂负荷 1g，之后维持每 2～3 天 0.5g 的剂量，对于肾功能不全的患者为连贯获得 PK/PD 目标值，持续静脉输注可以降低肾毒性。但是万古霉素治疗的"金标准"还是根据其血药浓度判断治疗的疗效。根据《中国万古霉素治疗药物监测指南》，推荐血液透析患者应在透析后 6 小时，抽血清测定万古霉素血药浓度。万古霉素这个大分子物质，主要经过肾脏排泄，无尿患者半衰期由 8 ~ 10 小时延长至 7.5 天，不能经过血液透析清除，血液滤过也仅能清除 30% 左右。

临床药师建议测定万古霉素血药浓度，测定结果为 62μg/ml，该结果与使用药动学公式计算接近。根据血药浓度的结果药师建议停用美罗培南和万古霉素，并且使用血液滤过尽快清除万古霉素浓度，并且监测其浓度。

第二个问题就是发热。发热有两种可能的原因：①感染性疾病的进展，与医生沟通考虑患者感染指标正常，血培养、尿培养未找到相应的病原体，G 试验、GM 试验均阴性。会诊时考虑感染已经控制。②药物热。多药过敏综合征的患者，抗生素使用后嗜酸性粒细胞高，考虑患者最近使用的抗菌药物可能性较大，抗菌药物中 β- 内酰胺类，四环素是常见药物，在亚洲国家的研究显示万古霉素也是经常发生药物热的药物之一。所以该患者抗感染指标好转情况下仍然发热，药物热可能性较大。

经过临床药师以上的分析和万古霉素血药浓度结果的回报，医生接受药师的意见，停用美罗培南和万古霉素，并且通过血液滤过清除万古霉素，密切监测其血药浓度。患者停药后体温恢复正常，经过多次血液滤过后无瘙痒，皮疹逐渐减少。皮疹瘙痒与万古霉素很可能相关。药物热与使用的抗菌药物可能有关。

事后我们查到药物热可以通过检测免疫相关的抗体和药物相关的抗体复合物进行明确。虽然本院还不能开展该项目，但是为今后开展符合临床实际工作的新项目提供了一定的理论基础。术后第 20 天，患者无发热，伤口敷料干燥，切口愈合，感染指标均正常，出院。

通过这例存在多药过敏综合征的 CKD5 患者的会诊，我们团队学习到经肾脏排泄的药物应用于该类患者时，需要适当减量，如果可以，需要监测血药浓度。同时需要注意因药物蓄积或患者特异质引起的药物相关过敏反应。药学方面我们可以进一步使用试剂盒或者流式细胞仪对药物热或者过敏反应药物相关抗原或抗体进行检测，为探讨药物不良反应找到准确的依据。

我们药学人员面对本专业临床问题时，最好做到知其然还要知其所以然。

2018 年 3 月 1 日

发挥专业优势，融入临床治疗

蒋陈晓　南京大学医学院附属鼓楼医院

近日病区接收了一位 72 岁，腰背部疼痛近两年的女性患者，诊断为腰椎陈旧性压缩性骨折和骨质疏松症，长期服用碳酸钙 D_3 咀嚼片（Ⅱ）（钙尔奇 D）和骨化三醇胶丸（盖三淳）。查房的时候，这位老太太一直蜷缩着，表情很痛苦。家属告诉我们老太太只能保持这个姿势，不能坐起吃饭也不能走路，腰椎多处骨折把她折磨得苦不堪言。此外，他们这几个月一直在外院注射鲑鱼降钙素注射液（密盖息）治疗骨质疏松，每周肌注两次，每次 1 支（50IU）。他们希望这次住院期间还能继续使用这个药物。

我马上想到，密盖息在治疗骨质疏松症时正确的用法用量是每日皮下或肌注 50IU 或者隔日注射 100IU。老太太这次检查显示骨质疏松仍然严重，应按照规范使用。和管床的吴主任反映这个问题后，她向我咨询是否还有其他适合的治疗骨质疏松的药物。我找到了我院可以提供的几种药物，除了她之前使用的药物外，还有阿仑膦酸钠片（福善美）和唑来膦酸注射液（密固达），两者均通过抑制破骨细胞活性和骨吸收，增加腰椎和髋部的骨密度和骨量，降低骨折再发生率。和患者女儿沟通后了解到她去门诊咨询过骨科的医生，医生向她推荐了另一种药——特立帕肽注射液（复泰奥），但它的价格不便宜而且是全自费的，所以她很犹豫，不知道该如何选择。因此她希望我能给出专业的药学意见。

通过查阅指南和文献资料，我主要从以下几个方面给她作了分析：

（1）便捷性。福善美需要在每周固定的一天早上口服 1 片，在服药后半小时内避免躺卧和服用食物或其他药物。密固达是每年使用 1 次，静脉滴注即可，可连续使用 3 年，但是 3 年以上则无足够的临床用药证据。密盖息注射液需要每日皮下注射或肌注 1 次；密盖息也有鼻喷剂，每日 1 喷，使用比较方便，治疗时间可持续 3 个月以上。复泰奥也需要每日皮下注射 1 次。因此，从便捷性看，密固达是个合适的选择。

（2）经济性。福善美一年费用约为 3100 元，密盖息一年费用约为 21 900 元，密固达一年费用约为 3600 元，复泰奥一年费用约为 36 000 元。而这位老太太有医保，住院期间使用福善美、密盖息或者密固达只需自付 10%。

（3）安全性。这位老太太有肝硬化病史，目前转氨酶偏高，提示存在轻度的肝功能损伤。以上药物中只有复泰奥未在肝功能不全的患者中进行研究，对肝功能不全的患者安全性未知。

我和患者女儿进行了细致的沟通后，她觉得无论是从性价比还是从方便性的角度考虑，密固达都更适合。和吴主任交代了我的分析和沟通的结果以后，她也同意使用密固达。随后我又制作了一份使用密固达的注意事项，重点交代护士以下几点：①密固达使用前 2 小时建议患者充分水化，补充约 500ml 液体；②静滴时间必须超过 15 分钟；③关注患者使用后是否出现发热、肌痛、头痛头晕、恶心呕吐、腹泻等症状，如有出现立即报告管床或值班医生对症处理。

经过几日的观察，患者未出现任何不良反应，老太太的饮食状况也较入院前有了不少改善，出院前她女儿还特意向我和医护人员表示了感谢。

尽管进入临床前我们缺乏临床知识和思维的训练，一时难以得到医生的认可，但在急诊病区的这一年时间，我细心观察、虚心请教、勤于思考，积极参与临床讨论，竭尽所能得为临床提供优质的药学服务。这个案例让我成功地参与到临床用药方案制订的环节，我深深地体会到整个医疗团队合作的重要性。我们都是团队中不可缺少的一员，发挥好自己的专业优势，才能创造更多的价值！

2017 年 11 月 2 日

如履薄冰

徐丹　福建省立金山医院

春节前，一个行色匆匆的患者冲进病房拦住了正在查房的医生："医生，我肚子实在太痛了，主任让我来办理住院手续。"大概又是情况危急的患者，我心里暗想，眼前的这个人异常瘦弱，弓着腰，戴着帽子，捂得严严实实的，手里紧紧捏着一张报告单，白细胞计数 $1.4 \times 10^9/L$。于是医生马上安排他住院。

白细胞是人体抗感染的重要屏障，白细胞减少会导致机体的抗感染能力下降，引发感染。结束当天的查房后，我走进了病房和他攀谈起来，他是一名克罗恩病患者，三周前刚刚控制住病情出院，本以为能安稳度过春节，没想到，今天腹痛难耐，复查血常规结果显示发生了骨髓抑制，不得不再次回到消化科。经仔细询问知道了他出院后的用药情况：甲泼尼龙（美卓乐）40mg qd、硫唑嘌呤 50mg qd、美沙拉嗪缓释颗粒（艾迪莎）1g qid、泮托拉唑钠肠溶片 40mg qd、瑞巴派特（膜固思达）0.1g tid、酪酸梭菌肠球菌三联活菌片（适怡）200mg tid、氯化钾缓释片 1g tid。我注意到他的脱发情况非常严重，随即考虑到极有可能是服用硫唑嘌呤引起的不良反应。

熟悉硫唑嘌呤的临床药师都知道，巯基嘌呤甲基转移酶（TPMT）与硫唑嘌呤的代谢密切相关，TPMT 的缺乏可导致部分患者服用硫唑嘌呤后出现严重副作用。研究显示，10% 的中国人 TPMT 的基因存在突变，其中最主要的是 *3C 突变。*3C 杂合突变和纯合突变的患者不能正常代谢硫唑嘌呤，若使用常规剂量，可出现严重不良反应。

对于有条件的患者，用药前最好行血 TPMT 水平或 TPMT 基因型检测。正好我们医院有这个技术，因此为了寻找该患者出现严重骨髓抑制的原因，我们为他做了 TPMT 基因检测，同时我们注意到硫唑嘌呤说明书提及体外试验证据显示氨基水杨酸衍生物美沙拉嗪对 TPMT 有抑制作用，在治疗初期有快速形成骨髓抑制的倾向。我们决定停用硫唑嘌呤和美沙拉嗪，立即予重组人粒细胞刺激因子注射液（惠尔血）升白处理。

硫唑嘌呤体内代谢过程复杂，目前较为认可的是硫唑嘌呤在体内迅速、自发地转化成 6- 巯基嘌呤（6-MP），6-MP 在体内有 3 条相互代谢途径：①在 TPMT 作用下，生成 6- 甲基巯嘌呤，为中间产物；②在黄嘌呤氧化酶作用下，生成硫尿酸，为最终代谢产物，由肾脏排出体外；③在次黄嘌呤磷酸核糖转移酶、碱性磷酸酶、5' 核酸酶、嘌呤核酸磷酸酶等酶作用下，生成 6- 鸟嘌呤核苷酸，这是硫唑嘌呤的主要的活性代谢物，它掺入淋巴细胞的 DNA/RNA，导致细胞死亡，从而发挥细胞毒作用。TPMT 抑制剂美沙拉嗪与硫唑嘌呤合用时，抑制了 6-MP 另外两条代谢途径，使 6-MP 生成 6-TGNs，其浓度过高，导致骨髓抑制。这么看来美沙拉嗪和硫唑嘌呤合用发生骨髓抑制也是合情合理。

等待结果的几天里，患者的白细胞最低时为 $0.2 \times 10^9/L$，进行升白处理后，慢慢恢复到正常。疾病的反复以及多次出入消化科的经历使他深谙医生的治疗策略，我多次见到他询问医生的治疗方案并提出自己的见解，比如"我在贴吧里看到和我一样的患者，他们也是升白处理，那我的白细胞是因为病情变好了，还是你们给我打针使这个指标升上去了呢？""听说其他家医院有免费药物使用，我的病情符合要求吗？"患者的焦虑，让我也如坐针毡，时刻关注他的用药情况，特别担心他轻信网络上的流言，不按照医嘱用药，后面发生的事情恰恰印证了我并非多虑。

最终的结果出乎我们所有人的意料，TPMT 基因检测野生型！推翻了我们之前的预测。如果检测结果是 TPMT 基因异常，下一步的治疗方案就是硫唑嘌呤减量或换用其他药物。可是 TPMT 基因检测结果是正常的，这使得治疗方案进退两难，让患者再次服用还是停止服用，临床医生也处于两难的境地。鉴于患者骨髓抑制和脱发不良反应，我们给医生的建议是停用硫唑嘌呤和美沙拉嗪，改用沙利度胺 50mg qd 并持续观察患者病情。

　　一周后，他的腹痛情况、排便情况都有好转，然而三天后，他又开始排黑便，难道新的治疗方案有问题？我又重新开始梳理治疗用药的每一个环节，回忆每一次药学查房时的细节，都没有发现问题的原因所在。我再次走进病房，了解他的用药情况，最终和他交谈过程中发现在做完肠镜后，他开始自行服用铁质叶酸片 0.5g qd，由于铁剂在胃肠道内会与硫化氢结合，从而导致大便颜色变成黑色。我利用查房的空隙耐心地对患者进行用药教育及心理疏导。最终，在患者的积极配合下，骨髓抑制得以改善，脱落的头发开始慢慢地生长，腹痛情况也有所好转。我暗自庆幸，幸亏自己及时发现了问题，让患者免受不必要的痛苦，也让整个医疗团队少走了弯路。然而，我也感到担忧，这一次幸亏我及时发现了问题，那么下一次呢，如果患者私自用药产生了不可挽回的后果怎么办？

　　一路走来磕磕绊绊，有审时度势的思考，也有不知所措的迷茫；有统筹谋划的从容，也有一筹莫展的悲伤；有迎难而上的坚毅果敢，也有畏首畏尾的犹豫不安。工作中的点点滴滴更加提醒我，作为一名临床药师不仅要有扎实的专业知识储备更要时刻怀有如履薄冰、如临深渊的谨慎态度。

2018 年 2 月 27 日

如果没有"他汀"

罗吉敏　昆明医科大学第一附属医院

晚上八点半，我终于下班了，又冷又饿。医院的柏油路上，行人稀稀落落。看着闪闪的灯光，想着自己的会诊意见可能会帮到那位准妈妈，心中便涌起一阵暖意。

她是一位 32 岁，孕 20 周的准妈妈，因妊娠合并急性胰腺炎，予抗感染治疗后症状无好转，且出现转移性右下腹痛、肌紧张，合并急性阑尾炎，行"剖腹探查＋阑尾切除术＋腹腔冲洗引流术"后因病情危重，转入 ICU 治疗，入科诊断：①急性弥漫性腹膜炎；②急性坏死渗出性胰腺炎；③感染性休克；④继发性单纯性阑尾炎；⑤ G2P0 孕 21+6 周（妊娠 2 次，分娩 0 次，怀孕 21 周 +6 天）双绒双羊双胎；⑥妊娠合并糖尿病。入院第 3 天，血脂示总胆固醇 7.35mmol/L、游离胆固醇 4.46mmol/L、甘油三酯 10.24mmol/L、高密度脂蛋白胆固醇 0.93mmol/L、低密度脂蛋白胆固醇 5.15mmol/L。国外有研究显示妊娠期女性血脂会升高 2～3 倍，若无症状可不予处理。但目前该患者甘油三酯明显升高，且诱发了胰腺炎，因此，除了积极抗感染以外，还需使用调脂药物。但临床常用的他汀类强效调脂药妊娠危险分级为 X 级，故孕妇是禁用的。不能用"他汀"该怎么办？为了保障这位孕妈的安全用药，ICU 请我们临床药学科协助拟定方案。

那么，作为临床药师，我们该如何快速有效地为临床解决这个问题呢？接到会诊电话后，我问了自己三个问题：常用调脂药物的妊娠期危险分级是怎么样的？对于妊娠期女性的调脂方案，指南或专家共识是如何建议的？是否有证据级别较高的临床研究？按照这个思路，我整合了药品说明书、国内外的血脂异常诊治指南、常用数据库上的所有信息，给出的会诊意见是：妊娠期相对安全的降脂药物包括普罗布考、依折麦布、非诺贝特和考来烯胺。①从药物的妊娠期危险分级而言，可选用安全级别较高的普罗布考（危险分级：B），用法用量为"0.5g，口服，2次/日"。但因普罗布考缺乏用于妊娠期的安全性研究，该药品说明书指出不推荐用于孕妇。故使用前需向患者本人及家属交代清楚，并签署知情同意书。②从药理作用机制而言，可考虑选用考来烯胺，用法用量为"每天2～24g，分3次于餐前服用"。该药为胆汁螯合剂，仅作用于胆囊，不吸收入血，故对胎儿无影响。但因该药为吸附剂，可能会影响孕妇对维生素及其他营养物质的吸收从而影响孩子的生长发育，故需权衡利弊。我及时将会诊意见反馈给临床，次日ICU组织全科讨论，决定采用方案一，即予普罗布考降脂。但后来患者表示放弃孩子，故临床决定换用瑞舒伐他汀降脂。

　　虽然临床最终因为患者原因未采纳我的会诊意见，但这个病例仍让我获益良多，引发了我更深层次的思考：对于这位宝妈来说普罗布考或考来烯胺的方案虽是安全的，可是疗效呢？对于此类患者强效降脂是否比安全降脂更为重要？那些不能用于妊娠期的调脂药比如他汀类、贝特类等，它们具体对孕妇和胎儿有着怎样的影响，妊娠早、中、晚期都有影响吗？……

　　做临床药师4年了，越发体会到我们对于特殊人群的重要性，这份责任和被信任一直督促着我们进步。几年前，我还是个只会看药品说明书的药师；如今，除了培养临床思维以外，越发觉得熟练掌握药理学、药动学、生理学、病理生理学、检索、循证医学、药学、统计学等相关知识的必要性。期望着未来的某一天，我有足够丰富的知识和技能，为特殊人群提供更专业的药学服务。

2018年1月24日

情怀与释怀

林杰茹　广州医科大学附属第六医院

　　每天，我都穿梭在肿瘤科四楼的各个病房，经常询问患者情况，协助医护团队监护患者的用药情况。时间回到 2015 年 8 月 16 日，夏日的知了声早早地划破清晨的宁静，柔和的阳光穿过繁密的树梢。我像往常一样，提前半个小时来到肿瘤科办公室，更换好工作服，打开病历系统查看患者的情况，并在笔记本记录下患者的重要信息。页面突然停留在 57 床患者，升结肠癌术后复发、腹水，进食极少，体重只有 42kg，我计算了一下。"重度营养不良！"我突然脱口而出，然后记录患者检验结果，准备交接班后查看患者的实际病情。

　　"主任、护士长、各位同事早上好，现在是 8 月 16 日早交班。昨日下午新收 57 床患者，升结肠癌术后复发，腹水，营养不良……"我一边听交接班，一边速记患者的情况，并把这个患者列入重点查看对象。"小林，57 床的患者有腹水，进食很少，很瘦，你看一下有没有什么办法啊？"苗主任刚刚交接班后就匆匆对着我说。"好的，苗主任，我这就去了解一下患者的情况，再考虑方案。"我虽然八月份才到肿瘤科，对临床的很多事情仍然比较陌生，但是面对自己喜欢的专业和工作，欣然接受苗主任交代的任务。

　　"57 床，您是××吗？"我礼貌地问患者。

　　"是的。"患者虚弱地回答。

　　"我是肿瘤科的药师，我叫林杰茹。考虑您现在吃不下东西，所以为了给您制订合适的治疗方案，我需要向您了解一些情况。问您几个问题可以吗？"

"我都这个样子了，你就问吧。"

"您现在的体重是多少？吃不下东西是从什么时候开始的？会对什么药物或食物过敏吗？会不会对食物的气味产生恶心感觉呢？"

家属看了一下患者，说："昨天过来的时候42kg，差不多3个月都一直吃不下，暂时没有发现药物或食物过敏的，就是感觉看到食物都恶心的样子，药师，你看一下有没有什么好的办法吧，太折磨人了。"家属说着说着就拉我到病房外面，眼睛含着泪光。

"阿姨您不用太担心，自己注意休息好，我会尽力协助医生制订合适的方案的。"我安慰完患者家属，针对刚才的情况，有了自己的判断，明确了患者已经出现了肿瘤晚期恶病质，我一边思考一边径直走向医生办公室，准备和苗主任商量该患者的方案。

而后苗主任明确表示该患者属于肿瘤晚期恶病质，化疗已经不考虑了，现在就考虑营养方面是否能让患者获益。于是，我通过翻查国内外的指南，结合患者的自身实际情况，建议利尿减轻腹水情况，利胆退黄，由于患者进食少，又不能耐受内置鼻肠管，故建议给予全肠外营养支持。治疗方案执行后，每天我都要看患者的液体出入量是否平衡，关注患者腹水情况，看看是否能进食一些东西等。

经过1个月的肠外营养支持，患者已能进食一些稀饭，家属兴奋地握着我的手感谢了我好几回，我继续坚持每天监测患者的情况，根据情况及时调整营养支持的方案，兢兢业业，丝毫没有懈怠。遗憾的是，将近4个月的营养支持后，患者终究还是没能敌过疾病的恶化。那一天苗主任安慰我说："如果没有营养支持，或许患者将很难拥有这4个月，你已经做得很棒了，小林，感谢你！"

我有些难过，但也感到欣慰。在面对不可战胜的疾病时，如果能够帮助患者减轻病痛，让他们生活得更有质量一些，我的努力就是有价值的。纵然会有遗憾，但我清楚，面对不可抗拒的自然规律时，在全力以赴之后，我需要学会释怀。

2018年3月10日

六、业精于勤　行成于思——药师内功提升篇

药师"探案"

张明珠　江苏省常州市第四人民医院

细菌耐药和抗菌药物的合理使用一直是全球关注的问题，甚至被写进"2016年二十国集团领导人杭州峰会"。2008年，我国开始试点建立临床药师制，其中抗感染专业是最早开设的专业之一。作为一名抗感染专业临床药师，我一直参与本院抗感染药物的管理和合理使用工作，尤其是从卫生部临床药师培训基地进修回来以后，越来越多的科室邀请我去会诊或者在用药前询问我的意见，让我感受到了自身的价值，也增加了一份责任感和压力。

药品不良反应是合格药品在正常的用法用量下出现的与用药目的无关的或意外的有害反应。有的药物不良反应轻微，如恶心、呕吐等，停药后即可恢复。有的药物不良反应比较严重，如过敏性休克、肝肾功能损伤等，需要及时采取治疗措施。在这个过程中，临床药师可以协助医生判断可疑药品，提供处置建议，帮助患者恢复。

一天上午，一位已经住院4天的90岁高龄女性患者突然发烧，最高38.2℃，感染指标也偏高，床边胸片提示双肺感染可能，医生考虑院内获得性肺炎，给她加用了头孢唑肟钠。4天后患者血象仍偏高，只能换用级别较高的亚胺培南西司他丁，换用药物后患者的感染情况逐渐得到控制。

几天后，临床医生突然找到我，"小张，这个病人的肝酶指标比入院时翻了3倍，从他的病情上我找不到原因，你看看是不是跟她用的药物有关啊？"

我回顾了一下这个患者的病情，既往有脑梗死和糖尿病病史，但是没有肝胆疾病病史，患者无饮酒嗜好，住院前期超声、生化指标等检查均显示肝功能正常，因此，基本可以排除疾病因素导致的肝损伤。

那么是不是药物性肝损伤（drug-induced liver injury，DILI）呢？接着，我进一步梳理了她用过的药物。发生肝损伤前使用的药物有3个她长期服用的慢性病治疗药，入院时肝功能正常，这3种药就基本可以排除了。另外还有5种改善营养、增强免疫力的药物，考虑到这个几种药物已经用了1个疗程多了，而且对于当前的病情并不是非用不可，我建议医生先把这些药物停掉。

为了尽可能减小肝损伤的影响，在找到"真凶"之前，先给患者用了一种保肝药。几天后，再次复查，肝功能指标继续升高！剩下的可能药物还有胰岛素、头孢唑肟钠和亚胺培南西司他丁。针对这三个"嫌疑人"我又逐个"推理"：患者有糖尿病，胰岛素也用过很多次，因此可以排除掉。头孢是有导致药物性肝损伤的报道，该患者在发生肝损伤前头孢唑肟钠使用4天，而且DILI一般出现得比较慢，因此，理论上头孢唑肟钠也有一定嫌疑。但根据美国专业的DILI网站记载，头孢菌素类药物肝损伤多表现为一过性的转氨酶、ALP（alkaline phosphatase，碱性磷酸酶）升高，其损伤机制多与过敏反应有关，多伴随瘙痒、皮疹等过敏症状。我又查阅了患者在本院的既往病历，发现她曾使用过头孢唑肟钠和其他头孢菌素而未发生肝损伤或过敏反应，那么头孢唑肟钠也从"嫌疑人"名单中排除了。

剩下最后一个"嫌犯"——亚胺培南西司他丁，到底是不是它呢？目前，患者使用该药已达8天，肺部感染已经基本好转，此时停药不会影响原发病进展。因此，我建议医生拿掉这个"嫌疑人"，再看看患者肝功能变化。

"小张，老太太的肝功能好转了！"几天后，病人情况好转，管床医生和我都舒了一口气。

我再次梳理"案情"：患者DILI的发生和改善与亚胺培南西司他丁的启用和停药在时间上较为相符，检索到一篇国内文献，报道的情况与这个病人很相似，作者判定为亚胺培南西司他丁引起的DILI。接下来，我就可以对这个"嫌疑人"进行审判了。Roussel 因果关系评估量表（Roussel Uclaf Causality Assessment Method，RUCAM）是目前设计最合理、要素最全面、操作最方便、诊断准确率相对较高的 DILI 诊断工具。根据该量表，从用药至发病时间、病程、危险因素、伴随用药、除外其他肝损伤原因、药物既往肝损伤信息、再用药反应 7 个方面评价，该患者亚胺培南西司他丁引发 DILI 评分为 8 分，即"很可能"。在排除疾病因素和其他嫌疑人的情况下，几乎可以断定"凶手"就是它！

我把填好的 RUCAM 评估表交给管床医生。"真是没想到，这么常用的抗菌药物也有肝毒性，以后我们可得注意了。谢谢你，小张，多亏有你在！"管床医生认真看完后信服并感激地对我说。

每当获得医生或者患者的肯定时，我都感到莫大的欣慰：总算对得起临床药师这份职业。他们的肯定和信任也鞭策着我要不断学习和提高自身能力，为临床和患者提供更专业的药学服务。

2017 年 12 月 14 日

你所不知道的药物相互作用

蔡俊　南京大学医学院附属鼓楼医院

2014 年，金秋十月，病房窗外的桂花争相盛开，整栋楼都弥漫着甜甜的桂花香。王奶奶躺在病床上，此时的她，已无心享受那甜美的桂花香，长期的病痛折磨，不仅消耗了她的体力和精力，也破坏着她的心情。

王奶奶今年 83 岁，待人和蔼可亲。一年多前入院，入院诊断共有十多项，每天服药输液的种类加起来也有十多种。最近半个月来，王奶奶频繁出现多语、烦躁、易怒。白天烦躁症状较明显，夜间症状较稳定。由于常年卧床，她已经失去行走能力。

护士在相互交谈着："最近王奶奶是怎么了？""是啊，最近王奶奶话有点多，脾气暴躁，特别容易生气，以前她可不是这样的。""马上你要去给她输液了，你可要小心点啊。"护士推着车来到王奶奶床边准备给她滴注，突然王奶奶对着护士大喊道："你想干什么！"

这种情况反复出现了多次。患者家属十分着急，于是找到了管床医生进行沟通："医生您好，我妈妈怎么突然会出现精神异常了？该怎么处理啊？"医生说："王奶奶突然出现精神症状的原因暂时还不明确。目前我们已经在对症治疗，加用了相应的镇静抗焦虑药物。我们也咨询过脑科医院的专家，他们也认同目前的治疗方案。"

在王奶奶出现精神症状后，医生已经进行多次药物调整，先后给予阿普唑仑、氯硝西泮、奥氮平对症治疗。经治疗，王奶奶的精神症状稍有改善，但仍旧多语、烦躁，易激惹，有攻击行为，伴有幻觉，情绪波动明显。

王奶奶 11 月新诊断为活动性肺结核，加用异烟肼及利福喷丁联合莫西沙星抗结核治疗。她长期服用其他药物，并未引起相关症状，因此医生们怀疑王奶奶的精神症状可能与使用抗结核药物相关。

"患者 11 月下旬加用异烟肼、利福喷汀抗结核治疗，12 月中旬出现多语、烦躁、易激惹的精神症状。因此我怀疑患者的精神症状可能与这两种药物相关。"主任在科室疑难病例讨论中说道。一位医生提议："我们科刚来了临床药师，可以让他分析下是否存在药物的因素。"

接到任务，我迅速查阅了王奶奶最近两个月的用药情况。甲泼尼龙、艾司西酞普兰、阿普唑仑、香菇多糖、唑吡坦、呋塞米、螺内酯、氨溴索、美托洛尔、泮托拉唑、替考拉宁、左甲状腺素、痰热清、莫西沙星、异烟肼、利福喷汀、左氧氟沙星、磺达肝癸钠、伊托必利……究竟哪些药物才是引起王奶奶精神症状的罪魁祸首呢？我不停地查找资料，突然目光聚焦在艾司西酞普兰和异烟肼这两种药上。原来是这样！选择性 5-HT 再摄取抑制剂（SSRI）与非选择性单胺氧化酶抑制剂（MAOIs）存在配伍禁忌，合用后可能发生 5- 羟色胺（5-HT）综合征。王奶奶患有抑郁症，常年服用艾司西酞普兰，这种药属于 SSRI；而异烟肼属于非选择性MAOIs，因此两者不能一起用。有资料显示，5-HT 综合征的症状包括自主神经系统改变、神经肌肉功能异常、精神状况改变。精神状况改变有坐立不安、焦虑、易激惹、激越，渐进展为谵妄和昏迷。在发生 5-HT 综合征的患者中，原疾患有抑郁症所占比例最高。因此，我怀疑王奶奶出现相应精神症状是因为合用异烟肼与艾司西酞普兰引起了 5-HT 综合征，于是，我将自己查阅的相关结果与医生进行交流，并建议他暂时停用艾司西酞普兰。管床医生接受了我的建议。之后，王奶奶逐渐停用艾司西酞普兰，精神症状逐步缓解，未再发生烦躁、幻想等精神症状。

老年患者由于基础疾病多，服用药物的种类众多，容易造成严重的不良反应。有资料表明，同时使用 3 种药物的老年患者占 50%，服用 4 ~ 6 种药物的占 25%。但是同时服用 5 种药物发生不良反应的比例为 18.6%，同时服用 6 种以上药物发生不良反应的比例高达 81.4%！与此同时中国目前的人口老龄化问题日趋严峻，因此由药物相互作用引起的老年人用药安全问题日益突出。同时，应避免"处方瀑布"现象，即药物不良反应被误认为是新出现的医学状况，因而开具新的药物，用于抵消药物的不良反应，以致药物越来越多，如同瀑布一般。

临床药师应凭借其药学专业知识把好患者的用药安全关，提前预警存在较大相互作用的用药风险，同时在发生不良反应后及时寻找到可能的药物相互作用，将药物引起的负效应降至最低。

2015 年 3 月 9 日

溯源

梁培　南京大学医学院附属鼓楼医院

作为一名临床药师，我在临床工作的时间越来越久，医生碰到棘手的用药问题经常会第一时间咨询我。虽然有时候需要查阅大量的资料，但能为医生提供帮助，救治患者，体现临床药师的价值，还是觉得很值得。

一个周一的早晨，刚上班，邢医生抓住我，急切地问道："梁老师，快帮我看看6床患者，白细胞降到 0.1×10^9/L 了，我们给了重组人粒细胞刺激因子升高白细胞也没有效果，是不是药物导致的骨髓抑制？"我连忙打开医嘱，仔细查看患者的病史和用药情况。患者是一位 61 岁的女性，系统性红斑狼疮并发卡氏肺孢子肺炎、血流感染（血培养 MRSA）。患者使用的药物有艾司奥美拉唑、低分子肝素钙、激素、复方磺胺甲噁唑、万古霉素、亚胺培南西司他丁钠等，哪个药物的可能性比较大呢？

患者的原发病——系统性红斑狼疮，就会导致白细胞减少，但是结合风湿免疫科会诊，我与医生讨论后认为该患者的系统性红斑狼疮处于控制状态，疾病因素可以排除。剩下的就是药物原因了。患者使用激素已经快20 年，同时间断服用质子泵抑制剂、钙剂等，从未出现过白细胞降低，因此激素、艾司奥美拉唑可以排除。剩余药物是复方磺胺甲噁唑（TMP）、万古霉素、亚胺培南西司他丁钠，这三种药品说明书都提及白细胞 / 中性粒细胞减少的发生率及高危因素。万古霉素导致白细胞减少与万古霉素总剂量和疗程有关，最早发生在开始治疗 7 天后，大部分发生在开始治疗 20 天后，并且有 β- 内酰胺过敏时，更易发生白细胞减少。这位患者有青霉素过敏史，万古霉素才使用 4 天，因此万古霉素导致该不良反应的可能性无法排除。亚胺培南西司他丁钠导致白细胞降低的文献仅找到一篇个案报道，发生在用药第 10 天，白细胞仅轻度降低，所以亚胺培南西司他丁钠的可能性比较低，基本可以排除。最后就是复方磺胺甲噁唑了，我发现该药易导致白细胞降低，TMP 剂量大于 16mg/（kg·d）、年龄大于 34 岁、系统性红斑狼疮、混合型结缔组织病、抗 RNP 抗体阳性、疗程较长等均为高危因素，而该患者为系统性红斑狼疮、抗 RNP 抗体阳性，用药 18 天，复方磺胺甲噁唑以 TMP 剂量计算达到了 75mg/（kg·d），所以复方磺胺甲噁唑导致白细胞降低的可能性是最大的。

经过一番系统的不良反应"溯源"，我将自己的分析结果与医生进行了沟通，经过商讨后，我给出了如下建议，该患者治疗卡氏肺孢子肺炎的疗程已到，肺部感染较前好转，建议停用复方磺胺甲噁唑；而患者菌血症的疗程还没到，为了安全起见，建议换用达托霉素，医师接受了我的建议。令人欣喜的是，调整抗菌药物的使用后，患者的白细胞逐渐升高至正常范围，感染控制良好，最后好转出院了。

患者合并用药较多时，极易出现不良反应，这时需要临床药师去进行"溯源"，找出是哪种药物引起的不良反应。仅靠说明书是远远不够的，还需要查阅大量的国内外文献资料。临床药师不仅需要找出哪种药物是"罪魁祸首"，还要给医生建议合理化的替代药物治疗。这位患者的成功治疗，也有我们临床药师的一份贡献。

2017 年 5 月 18 日

他山之石，可以攻玉

胡巍　南京大学医学院附属鼓楼医院

某天，刚指导完患者如何正确使用吸入剂就突然接到了主任的电话："明天早上联系我，我带你去找中医科的吴主任，以后你就去中医科做临床药师。"听完，我顿时懵了，稀里糊涂地放下了电话。虽然已在药学门诊工作了两年多，跟临床也算有所接触，但是门诊咨询药师与病房临床药师的工作模式差别很大，工作要求也大相径庭。病房的一切对于我是那么的陌生，不知道去了病房，等待自己的会是什么，心里一点底也没有。

辗转反侧了一夜，第二天一早我去了中医科，吴主任对我表示了欢迎，并让我马上就跟着去查房。怀着忐忑不安的心情，一行人来到了一位肿瘤患者床前。患者长期卧床，食欲差导致营养状况不佳。主任询问管床医生："患者的抗凝指标有没有检查，是否可以用醋酸甲地孕酮分散片（宜利治）？"待管床医生回答完后，主任又转向我："胡药师，你知道宜利治的作用吗，为何要检查抗凝指标？"因为在门诊时从没碰到过这个药，我一时语塞，竟一个字也回答不上来，顿时脸红到了耳根。在之后的查房过程中，我更明白了病房与门诊截然不同，中医与西医也有很大差别。虽然自己的专业是中药学，但在实际临床应用中，需要学习的东西还很多。而主任的这次提问也提醒了我：中医科也要用西药，西药或许是我切入临床的一个基点？

经过一段时间的工作，我对中医科的病种和患者特点有了一些了解。中医科入住的往往是一些老年患者。有些是因为肺部感染或尿路感染入院的，同时又伴有很多基础疾病，而中医科医生对于抗生素的使用是个薄弱环节。想到古人"他山之石，可以攻玉"的名言，我主动向抗感染专业的临床药师学习、求教，分析案例，钻研理论，熟悉药物，掌握规范，逐步丰富了自己抗感染专业方面的知识。

前几日，一位医生跟我商量："有位患者出现了尿路感染。尿培养结果显示头孢吡肟和左氧氟沙星敏感，可不可以给患者使用头孢唑肟钠（益保世灵）？"我仔细查看了患者的尿培养报告，发现患者是大肠埃希菌感染，ESBL（超广谱 β- 超内酰胺酶）（+）。我告诉医生："ESBL（+）会对头孢菌素产生耐药，即使培养结果是敏感的，临床使用后也还可能产生耐药性。最好使用加 β- 超内酰胺酶抑制剂的头孢类药物、碳青霉烯类药物或敏感的喹诺酮类药物，例如，注射用头孢哌酮钠舒巴坦钠（舒普深）、左氧氟沙星注射液（可乐必妥）。"听了我的建议，医生最终决定选用了左氧氟沙星注射液（可乐必妥）。不久，患者的感染得到了有效控制，很快就出院了。医生特意向我表示了感谢："幸好有你们临床药师在，以后有用药的问题都可以咨询你们啦！"

听到这样的话，内心难免有点小激动。之前总是在查房过程中跟着医生学习，例如，对于宜利治，由于有发生血栓栓塞的不良反应（虽然较为罕见），对伴有严重血栓性静脉炎、血栓栓塞性疾病的患者禁用，而肿瘤患者常常是高凝状态，因此肿瘤患者在使用宜利治之前最好监测抗凝指标，以保证用药安全。而这次我的药学知识总算派上了用场。

正所谓"他山之石，可以攻玉"！让你我一起努力，练好内功，做一名合格、优秀的临床药师！

2017 年 11 月 3 日

小配方，大学问

杨婷　南京大学医学院附属鼓楼医院

我是普外科 9D 病区的一名临床药师，经历了生娃休产假，刚刚回到我热爱的工作岗位，内心激动又忐忑。激动的是一切都是那么的熟悉，熟悉的工作环境，友善的同事，忐忑的是四个多月的缺席意味着之前开展的工作有可能需要再来一遍。

到病区跟主任报到后还是跟着原来的医疗组参与临床查房，继续承担病区的合理用药工作。不出我所料，第一天的医嘱审核就发现了很多问题，其中一条不合理医嘱是关于肠外营养组方的：全胃切除术后的患者，予肠外营养支持治疗，使用的是脂肪乳氨基酸葡萄糖注射液（卡文），卡文中加入了 3 支门冬氨酸钾镁注射液（潘南金）和 1 支葡萄糖酸钙。计算得出组方中的二价阳离子浓度为 9.3mmol/L，因高浓度的二价阳离子可能会影响脂肪乳的稳定性从而影响输注的安全性，我立刻向管床的吴医生说明了这条医嘱存在的问题。吴医生为难地看着我说："杨药师，我对营养制剂这一块不太懂，要不你来帮这个患者制订营养方案吧。""好的，可以啊。"我没有丝毫犹豫就答应了下来。"那你制订的时候通知我，我对这块比较感兴趣，也想学习新知识。"

肠外营养的组方主要有以下几个步骤：①营养评定，患者身高、体重、年龄，确定总能量和总液体量；②计算蛋白质（氨基酸）需要量；③合适的糖脂比；④确认电解质需要量；⑤常规补充维生素和微量元素；⑥药理营养素的加入与否；⑦胰岛素的加量；⑧输注时间计算、渗透压的计算和处方的复核。根据以上 8 个步骤一步一步来制订患者的个体化肠外营养方案。患者身高 164cm，体重 60kg，BMI 为 22.3kg/m²，根据指南推荐围术期热卡 20～25kcal/（kg·d），所需的能量为 1200～1500kcal/d。总液体量根据 30～40ml/（kg·d）计算为 1800～2400ml/d。患者术后蛋白丢失不明显，因此按照指南推荐剂量 1.0～1.5g/（kg·d）计算氨基酸需要量为 60～90g/d。先根据糖脂比和热氮比计算葡萄糖和脂肪乳的需要量，选择适合患者的氨基酸和脂肪乳制剂，再根据患者的生化电解质指标计算各种电解质的给量，然后就是维生素、微量元素和药理营养素的给量的计算。整个组方完成以后，我还对处方进行了审核，计算了渗透压和各种电解质的最终浓度，最终一价阳离子浓度为 135.8mmol/L，二价阳离子浓度为 4.8mmol/L。看着我从头到尾一直在算来算去，最终制定出一份肠外营养组方，吴医生连连感叹："这也太烦琐了吧，至于要这样计算吗？""当然！肠外营养液的稳定性非常重要，尤其是脂肪乳，而 pH、阳离子浓度、胰岛素等都会对其产生影响。阳离子会引起乳剂微粒的聚集，导致乳剂粒径变大，而粒径 5～20μm 的乳剂微粒就有引起肺栓塞的风险。整个计算过程其实就是药师为患者的营养支持治疗制订个体化方案。"

"原来药师还能做这个啊！"吴医生不胜感慨地说。听了吴医生的话，我也更加感觉到自己的价值所在，内心自豪感油然而生。经过这次肠外营养组方，吴医生对于我的工作有了新的认识，改变了之前认为的药师也就审审医嘱、看看不良反应、讲讲药怎么吃而已的看法。

我喜欢做临床药师，每天都充满了挑战，都可能会遇到新的用药问题，看似不起眼的小配方也会蕴藏着大学问。在我的努力下问题得到解决总能给我一份难忘的成就感。路漫漫其修远兮，加油吧，药师们！

2018 年 1 月 3 日

落脚点

韩舟　南京大学医学院附属鼓楼医院

暑意渐退，习习秋风染黄了梧桐叶。从盛夏到初秋，已是我进入临床的第四个月了。从开始的惶惶不安，找不到定位，到现在慢慢能够独当一面，每日的工作是我前进的落脚点。

早晨来到病区，趁着交班前的间隙，在电脑上查看一下新来的患者。42 床的老爷子因"上腹痛 2 天"入院，直接收进了消化科重症监护室。入院诊断为：①急性胰腺炎；②特发性血小板减少性紫癜；③糖尿病。老爷子今年三月确诊了"特发性血小板减少性紫癜"，长期服用 Eltrombopag（艾曲波帕）。入院后血小板计数 $113 \times 10^9/L$，自服艾曲波帕治疗。这个药物是一种小分子血小板生成素受体激动剂，不但本院内没有库存，截至 2017 年 11 月 12 日该药在国内尚未上市（2018 年 1 月 4 日艾曲波帕已获得 CFDA 批准上市，用于治疗特发性血小板减少性紫癜）。第一次接触艾曲波帕这个药物，出于充分帮助患者安全、有效使用药物的目的，我琢磨着待会儿一定要仔细查阅英文说明书及文献。

交班结束，我差点儿和监护室的医生撞个满怀。"韩药师，正想麻烦你帮个忙呢？""吴医生，你好！是什么事儿啊？""42 床患者在用艾曲波帕，这个药没有中文说明书，麻烦你帮忙整理一份不良反应介绍。最近该患者出现了腹泻，我们想知道会不会是艾曲波帕引起的。"原来吴医生是跟我是想到一块儿去了。"好！我整理好就发给你。"

忙完计划好的日常工作，已到中午。我将艾曲波帕的不良反应翻译出来并绘制成表格。腹泻是艾曲波帕最常见不良反应之一，发生概率是

9%，因此管床医生的猜测是有可能性的。就在准备把文件发送的一瞬间，恍然间记起今天 42 床医嘱中开具了蒙脱石散（思密达）改善腹泻。连忙翻看说明书原文，原来艾曲波帕的相互作用中有一条：使用任何含有多价阳离子的药物（铁、钙、铝、镁、硒、锌），如抗酸剂，富含钙的食物和矿物质补充剂，至少 2 小时前或 4 小时后才可服用艾曲波帕。继续查阅蒙脱石散文献，证实了我的猜测。蒙脱石散属于矿物药，成分是一种硅铝酸盐。目前还没有关于蒙脱石散影响艾曲波帕吸收的文献，但已证实蒙脱石散对喹诺酮类药物的吸附率超过 98%，因此艾曲波帕与蒙脱石散同时服用，很有可能会影响艾曲波帕的疗效。

随后通过微信，我将整理好的艾曲波帕不良反应表格发给了管床医生，同时也建议他最好让患者在服用蒙脱石散 2 小时前或 4 小时后服用艾曲波帕，避免影响疗效，或者换用其他止泻药。吴医生感谢我帮他解决了问题，竟然还给我发了一个微信"红包"以示感谢。我微笑着回复："红包我就不拿了，这是我的工作，是应该做的。感谢您的信任！"

古人云：聚沙成塔，积羽沉船。扎实地做好日常工作，切实解决临床需求，这就是我们临床药师的落脚点。

2017 年 11 月 12 日

路在脚下

谷文睿　陆军军医大学第一附属医院

相对于医生和护士，临床药师有些"低调"。只有少数患者和家属在药学查房时能准确地叫出"药师"或者"临床药师"。药师和医生的区别是什么，多数患者分不清楚。有些医生第一次接触临床药师也会好奇地问："你们来病房能够做什么？"想必很多同行都曾面临和我一样的困境——临床医生医术高超，临床药师不被重视，再加上自身知识结构的匮乏，这使得我进入临床时底气不足。尽管如此，带着种种困惑，带着临床药学的理想，我还是走进了临床，成为血液内科的驻科药师。

还记得刚到临床的第一个月，某天查房前我想提前了解某个患者的肺部病情变化，就去询问管床医生。没想到管床医生爽快地递出了听诊器，让我自己去听一下。作为临床药学毕业的研究生，我或许可以对药动学、药效学娓娓道来，却完全不知道听诊、触诊要如何做。我涨红了脸，磕磕巴巴表示自己不会。查房时主任扭头问我："伏立康唑和利福平相互作用究竟有多大，有没有具体的数值？"我只能回答："这个问题我要先回去查阅文献。"那时候我感觉自己这个临床药师真是个摆设，不仅不会听诊和触诊，而且用药问题也答不上来。因此，我就抱着学习的心态去接触每一位患者、每一份病例，慢慢地与医护磨合。在来到血液内科的大半年里，我咬牙坚持着，一边继续补充自己的药学知识，一边丰富医学相关学科知识，逐渐地我摸索到了一些血液内科临床药师的工作模式。

"谷药师，18 床患者的鼻腔脓液培养出了金黄色葡萄球菌，麻烦你看一下药敏结果，选择哪一种抗生素好。"临近下班的时候，我收到了这样一条信息。患者是一名中年男性，5个月前左下鼻甲确诊NK/T细胞淋巴瘤，这次入院行化疗，体检时发现患者有流清鼻涕的症状，鼻腔脓液培养结果显示是金黄色葡萄球菌，头孢西丁纸片法检测耐甲氧西林金黄色葡萄球菌（MRSA）阳性。患者没有呼吸道症状，没有粒细胞缺乏，没有发热，仅凭鼻腔脓液培养结果可以使用抗MRSA的药物吗？经过询问病史和患者情况、查看医嘱，我注意到培养标本是入院时采集的。患者入院后没有使用抗菌药物，且鼻腔分泌物已经逐渐减少，降钙素原等炎性指标没有异常。因此，不能排除培养结果是MRSA定植的可能性。患者目前病情稳定，可先不给予抗菌药物，密切观察并复查脓液细菌培养。在与上级医生沟通后，管床医生采纳了我的意见。之后几天，我一直密切关注着这位患者。他未出现咳嗽、咳痰等症状，后续的几次鼻腔分泌物细菌培养均为阴性，平稳地完成化疗出院。

几次成功地解决了临床医生的棘手问题，在查房、讨论和药学咨询等日常工作中，我一点一滴地积累了临床医生的信任。在医生们的肯定和信赖中我收获了成就感和快乐。在临床药师这条路上，我才刚刚起步。但是我已经能够看到前方的一个个目标，路在脚下，我在路上。

2018年5月10日

打铁还需自身硬

刘金春　南京大学医学院附属鼓楼医院

2015 年 3 月 5 日，是我第一天走进肾内科开展临床药学工作的日子。我自信满满，因为在这之前我做了充足的准备，包括肾内科常用药物使用的调研，常用药物安全性、有效性的学习，以及常见疾病诊疗指南的研读。我怀着大干一场的心态迎来了我人生中感受最深的一次查房。

当我和一群医生坐在一起讨论患者病情的时候，我感觉非常自豪，原来我们药师也可以走进临床，直面患者！然而，查房的过程却让我高涨的心情降到了低谷。在一位使用抗菌药物之后体温较用药前更高的感染性发热患者床前，肾内科主任对参与查房的临床医生和我提问："根据患者症状，怎样结合血常规判断是不是药物热？"大家顿时陷入了沉默，主任把目光移向了我，似乎在说："刘药师，你来回答一下？"我知道药物热，也知道哪些药物容易引起药物热，但是，怎么结合血常规判断是不是药物热，我几乎一无所知。我赶紧地低下头，回避主任的目光。随后，几位医生你一言我一语讨论了起来，而我则快速地记着笔记。在主任深入浅出的讲解中，我对于这项最常见实验室检查有了新的认识。

说实在，这次查房让我这个摩拳擦掌准备上阵的药师遭遇了一次小小的"滑铁卢"：原来自以为已经掌握的知识在临床面前显得多么单薄！以前我在做抗菌药物点评工作时，对白细胞计数、中性粒细胞比例会很敏感，因为这是细菌感染的可靠指标。我们药师会关注血红蛋白，关注患者有没有贫血，有时也会关注血小板计数。但是，单核细胞在病毒感染中的临床意义、嗜酸性粒细胞在药物热中的临床意义等，我们关注的并不多，而临床医生对此却是了如指掌。例如，发热待查患者的诊断思路，分为感染与非感染，急性起病首先会考虑感染性，感染性又分为细菌性和病毒性，如果患者血常规白细胞、中性粒细胞、C反应蛋白、血沉、降钙素原等细菌感染性指标都基本正常，而单核细胞明显异常，会考虑病毒感染可能。再例如，患者抗感染治疗中体温、炎症指标、临床体征都明显好转后，出现体温的反跳，而患者的血常规嗜酸性粒细胞比例明显升高，则药物热可能性需要排除。

经过此次查房，我深刻地明白，作为一个临床药师面向疾病、面向患者，光有药物知识是远远不够的，应该像医生一样，还要掌握疾病知识、检验知识、影像知识等。再进一步剖析自己，发现我在校接受的药学教育都是基础理学课程，很少涉及临床应用。即使后来经过了临床药师规范化培训，也只是在专科领域涉猎了一部分，与整天在临床第一线摸爬滚打的医生相比，我们的实践和体验仍显不足，因此，作为一个临床药师需要加倍付出努力。

我想，临床药师不仅要聪明的脑袋，更需要勤奋、持久的行动，纵然山外有山，我们也一定能攀登高峰！

2015 年 3 月 5 日

"小荷才露尖尖角"

刘梦颖　南京大学医学院附属鼓楼医院

经过三天的治疗，24床患者今天的热度下降了，病情也得到了控制，管床医生、护士和我都略微松了一口气。

事情得从头说起。这是一位有结核病史的白血病患者，化疗后粒细胞缺乏，诊断为肺部真菌感染。医生应用伏立康唑进行抗感染治疗，可是效果始终不佳，患者体温高高低低、起伏不定，还出现咯血等症状。前几日审核医嘱中，我发现这位患者还在同时服用利福平，药物说明书中明确指出，利福平为肝药酶CYP450诱导剂，能使伏立康唑的血药峰浓度（C_{max}）及药时曲线下面积（AUC）降低90%以上，两者合用导致伏立康唑基本失效。属于配伍禁忌！根据说明书以及相关文献，另一种一线抗真菌药物卡泊芬净则不会被CYP450的任何一种酶所抑制，因此不与利福平产生相互作用，可以代替伏立康唑进行抗真菌治疗。于是在病例讨论中，我将这一情况与在医生进行了沟通，并给出了自己的建议。经过商讨，医生采纳了我的建议，停用伏立康唑，改用卡泊芬净进行抗感染治疗，果然疗效明显。管床医生向我表示感谢，这也是对一个临床药师工作的肯定。我心情激动，思绪万千，也不禁感慨起来⋯⋯

成为临床药师的第一天，科主任亲自领着我与临床主任进行了会面，正式将我派到血液科开展工作。第二天，早交班时，血液科主任正式将我介绍给了在场所有的医生和护士，我有了自己的"名字"——临床药师。我感到一丝欣慰，然而很快，这一丝欣慰便被随之而来的惶恐和压力所取代。陌生的工作环境，陌生的同事们，未知的将来，一切都令我忐忑不安。我更深知，自己有了"名字"，但能在临床工作中找准自己的"位置"，并很好的发挥自己的作用吗？

初入临床，医生们对我挺有兴趣，但对他们来说，临床药师究竟是什么？承担怎样的工作？对他们有怎样的帮助？他们并不清楚，我也遭遇了尴尬。为了让我尽快熟悉血液科的各个病种，主任让我在各个医疗小组进行轮转学习，并为我安排了带教医生。血液系统疾病专业性强，难度甚高，患者病情危重，因此临床工作特别繁忙，工作压力也很大。

"纸上得来终觉浅，绝知此事要躬行"。在具体的工作实践中，我逐渐感觉到以往所学知识的不足，尤其在与临床实践的结合上，还需要有更多的磨合。可是，我有太多临床知识需要补充和学习，我沉下心来，在每天跟随主任查房及讨论病情的过程中，学习各种临床知识，包括疾病的病例、临床表现、诊断依据、实验室检查数据的意义等，把所学的医学理论知识与实践结合，一步一步加深自己对血液病病理、诊断及治疗的理解和认识。

那段时间，每天回家后，我就埋首书堆之中，一本本厚重的大部专业书籍堆在书桌上，一篇篇打印整齐的国内外指南文献铺展在床上，我似乎找回了读研时的学习劲头，不断学习，不断"充电"。我牢记着初心：要成为真正的临床药师，为患者提供药学服务！

确实，"功夫不负有心人"，24床患者病情的好转，便是努力付出取得的回报。虽然独自在病区开展工作常常感到孤单，这不是个人的孤单，而是临床药师队伍的孤单，相对于医生和护士群体，临床药师的声音还很弱。但是我相信，临床药师们只要团结起来，努力学习，共同进步，就会对患者提供好的药学服务。

我相信，"小荷才露尖尖角，满池莲香会有时"！

2015 年 12 月 25 日

"柳暗花明又一村"

吴晓燕　南京大学医学院附属鼓楼医院

2015 年 2 月，作为一名妇产科临床药师，我进入产科工作已有一月的时间。在这一个月的时间里，我对产科用药进行了梳理，初步体会是这里的用药较少，用法用量确切。"我们这里用药真的很少！""我们这里用药很规范！""你在我们这里待多久啊？"这段时间在产科病区面对医生友好又戒备地提问，我压力倍增，常常感到迷茫。是每天面对这些少而固定的用药进行常规审核和监护？还是另辟蹊径，拓展新的工作点？这些问题令我倍感煎熬。

一天早晨，我像往常一样跟随医生进行常规查房。偶然间，我看到护士准备给某位孕妇进行输液，患者静脉输注的液体颜色较深，引起了我的注意。我仔细核对了医嘱，发现患者准备使用的蔗糖铁注射液用的溶媒是 5% 葡萄糖溶液，而根据蔗糖铁注射液的说明书，应该使用 0.9% 氯化钠作为溶媒。要在这个时候指出问题来吗？就在我心里默默纠结时，带组的主任医师制止了护士下一步的操作，并严厉地说道："请管床医生再次核实蔗糖铁的使用方法，重新开具医嘱！"管床医生有点惶恐，我连忙走过去小声提醒她："蔗糖铁应该用生理盐水进行配制。"她瞥了我一眼，不太信任地说："我还是自己查一下吧。"

这件事情让初入病区工作的我感触颇深，我进行了反思。首先，临床用药真的已经很规范了吗？其次，发生用药问题药师却没有及时发挥作用，这样的情况是不是我工作的失误？临床药师如何打破僵局获得医生们的信任，让我们的专业知识得到最大程度的发挥？带着这些疑惑，我请教了几位资深的临床药师，他们的建议使我受益匪浅。我开始重新审视自己的工作，我知道自己要想融入科室，得先从熟悉这个科室的药物治疗开始。于是，我给自己定下了目标，先后用半年时间在产科及门诊、妇科病区及门诊、生殖中心进行轮转学习。在轮转学习过程中，寻找工作切入点，建立最合适的临床药师工作模式。

我轮转学习的第一站是妇科门诊。为了全面了解妇科门诊药品使用情况，我对其用药做了细致的基线调研，对2000张处方进行合理用药点评。我将点评中发现的用药问题及时反馈给医生并积极寻找解决方案。此外，作为妇产科的临床药师，我深刻认识到妊娠和哺乳合理用药的重要性，妊娠期各种并发症如何用药包含的信息量非常大。于是，我查阅大量指南文献，系统整理了各类妊娠并发症用药规范，如妊娠合并高血压用药、妊娠合并高血糖用药、妊娠合并风湿免疫疾病用药等。但是，这些疾病都是在各专科进行诊治，药师如何对这部分孕妇进行用药监护、跟踪随访呢？我为何不能开设一个药学妊娠门诊，专门负责解答妊娠哺乳期用药问题呢？我立刻将自己的想法与妇科门诊主任进行了沟通，受到了主任的大力支持。

忽然间，我之前的一切疑问都有了答案，我也终于找到了自己工作的切入点，真是"山重水复疑无路，柳暗花明又一村"。

2015年2月9日

参观英国医院药师门诊的体会

计成　南京大学医学院附属鼓楼医院

2015 年 10 月，在英国药师 Anna 的带领下，我有幸参观了英国莱斯特大学医院的药师门诊。虽然时间非常短暂，却给我很大的震撼和启发。国内药师也在做一些药学门诊，但与英国的药学门诊相比有很大的差距。回顾此段经历，总是给我很多向前的动力。

英国药师门诊的药师一般为顾问药师，是英国最高级别的药师。他们有各种药物的处方权，也有开化验单的权利。顾问药师告诉我们，他们的工作与医生没有太大区别，但是药师可以从不同的角度给患者提出治疗建议。

一个上午的时间，我们和 Anna 在门诊共接待了 5 位患者（患者都是社区医生或其他医生介绍过来的，半天 5 位患者的门诊量也是政府规定的）。5 位患者中 4 位是哮喘患者，还有一位是肉状瘤病患者。Anna 对每位哮喘患者的诊疗步骤首先是问诊，询问患者既往的疾病症状、所用药物及每天用法用量、有没有药物不良反应、目前哮喘的控制情况（有无喘息、气促、胸闷和咳嗽等症状）、运动量如何等。接着，Anna 会让患者填写一张《哮喘患者生活质量问卷（Mini AQLQ）》，了解患者运动是否受限，哮喘的症状，情绪作用，环境刺激等；同时，还让患者填写《哮喘控制标准表》，了解患者最近 4 周哮喘控制的情况。评估完成后，Anna 会对患者进行用药教育。比如，针对硫唑嘌呤这一药物，Anna 会发给患者一个用药手册，告诉患者药物的作用、机制及副作用等。她会花比较长的时间为患者制订新的给药方案，并为患者约定一位医生协助她，并告知下次就诊的时间。最后，Anna 为患者开具处方及检查单，并给每位患者的社区医生写信。

在跟随 Anna 学习的过程中，我们学习到了很多值得在国内借鉴的经验：第一，国内绝大部分的门诊是医学门诊。药师参与门诊的机会非常少，即使药师参与了门诊，主要工作也是为患者提供药品信息。目前，部分医院开设了药学门诊，但是目前药师能够为患者做的事情不多，主要是提供用药的建议，所以来就诊的患者并不多。虽然我们不能像 Anna 那样为患者开处方和化验单，但是可以向 Anna 学习，完善门诊药师的工作。例如，Anna 编写了多种药物使用手册，受到了患者的一致好评。第二，Anna 使用 Mini AQLQ 对每位哮喘患者进行系统的评估，国内也在使用 Mini AQLQ，但主要用于科研领域。医生、护士、药师使用较少。在以后的工作中，我们也可以增加对每位患者的评估工作，为患者制订更好的治疗方案。第三，针对使用特殊药物的患者，Anna 会对其进行评估和随访。国内的药师也可以尝试去参与这些工作。

参观归来，所有的一切都深深地印刻在我的脑海中，并没有因为时间的推移而淡化。作为一名临床药师，此次英国门诊的参观，让我拓宽了职业发展视野，学习了新的理念和新的方法，给我注入了新工作思想的血液。

2015 年 10 月 22 日

病床旁的考试

凌春燕　南京大学医学院附属鼓楼医院

天气渐冷，呼吸科的患者又增多了。前段时间的抗感染学习要求重点掌握社区获得性肺炎（CAP），所以我对 CAP 的患者格外关注。早早到了呼吸科跟随吴主任和基地老师一起查房，我一边在心中默背 CAP 的诊断标准、评分和需入院患者的经验治疗用药，一边竖起耳朵听吴主任分析病情，调整治疗方案。

来到了 25 床的患者床边。这是一位从外院转来的严重 CAP 患者，高热多日不退，在当地医院治疗了 3 天，病情未见好转。入院以来，根据病情医生给予阿奇霉素注射液 0.5g qd，联合注射用哌拉西林他唑巴坦 2.25g q8h 抗感染治疗。治疗 24 小时后，患者体温下降，病情好转。今天是治疗的第 7 天，吴主任一边亲切地问候患者："感觉怎么样啊？"一边翻看着病历中的检查报告单。看到主任的眉头皱了一下，我目光也盯向了检查报告单，快速浏览中，"天冬氨酸转氨酶 190U/L"引起了我的警觉，25 床转氨酶偏高，为什么呢？我的脑子不由自主飞快地转了起来：患者使用的治疗药物中，阿奇霉素为半合成的十五元环大环内酯类抗生素，主要是通过肝脏进行代谢的，上市后已有报道发现在接受阿奇霉素治疗的患者中出现各种肝功能异常的情况，包括转氨酶异常、肝炎、肝坏死和肝衰竭等，部分病例死亡。患者目前出现了肝功能异常，阿奇霉素是可能的原因。"哎，谢谢主任，我不发烧了，咳嗽也好多了，太感谢啦！就是食欲不好，是不是我一直没活动的原因啊？"吴主任安慰患者："不要着急，感染控制了，用药方案我们再调整。"走出病房，吴主任果然盯着我，我小心地说："阿奇霉素已经使用了 7 天，可能引起肝脏损伤，可以考虑停药。"主任微笑着点了点头，"我同意你的看法，目前患者病情稳定，单药继续抗感染治疗，再加用甘草酸二铵，保肝。"

我飞快地在查房记录本上记下了 25 床肝损的病情，心中也有一点小小的成就感。药学专业的药师就是要事先补充临床知识，有针对性得进行相关理论知识学习，做足功课，才能听懂查房，发现问题，获得医生认可，拥有话语权！

2014 年 3 月 7 日

积跬步，方可至千里

王刚　吉林省梅河口市中心医院

时光荏苒，转眼间我从药学院毕业已有十年的光景。一说到"临床药师"的地位，恐怕就很"尴尬"了。最近，听到了一位临床药师这样自嘲："患者好比掉到水里的人，医生好比下水救人的人，而临床药师好比站在岸边指手画脚地指点医生却不能直接伸出援手的人。"而我认为，临床药师至少应该是往水里扔救生圈的人。当然，前提是临床药师要有救生圈可扔，并且能扔到准确的位置。

记得我参加消化内科大查房时遇到的一位患者，女性，35岁，因"眼黄、尿黄、皮肤黄3天"入院。患者入院3天前无明显诱因发现眼黄、尿黄、皮肤黄，伴有乏力，无食欲缺乏，就诊于我院。该患者5年前行剖宫产手术，4年前因"左侧甲状腺滤泡性腺瘤"行"左侧甲状腺大部分切除术＋峡部切除术"，术后患者出现甲状腺功能减退，平时口服左甲状腺素钠片治疗。一个多月前发现甲状腺存在小结节，于1个月前开始口服"黄药子、半夏、陈皮、绞股蓝、当归"等中药治疗，共服用20天。个人史、家族史均无特殊。查体见全身皮肤黏膜色泽黄染，巩膜中度黄染，其余未见明显阳性体征。辅助检查示总胆红素211.2μmol/L、直接胆红素174μmol/L、间接胆红素44.1μmol/L、丙氨酸转氨酶1121U/L、天冬氨酸转氨酶769U/L。入院诊断：①黄疸（肝功能异常）；②手术后甲状腺功能减退；③剖宫产术后。患者入院后病毒性肝炎相关检查阴性，自身免疫性肝病相关检查阴性，且患者没有饮酒史。

主治医生汇报完病例后，我的第一反应就是药物性肝损害，因为我参加临床药师师资培训过程中遇到过相似病例，对此类病例的诊断依据、处理方法及相关文献有所积累。患者存在肝损害，在排除了其他肝病情况下，与使用药物具有一定相关性。我进一步查阅相关资料，分析可能引起肝损害的药物为黄药子。我把这一想法及时与临床医生沟通，同时把之前查阅的黄药子引起药物性肝损害的文献找出来，为医生及时诊断和治疗提供一定的帮助。

作为临床药师，经验积累与知识积累同样重要。在我国，虽然临床药师的职业被大家寄予厚望，但临床药师制的建立尚处于起步阶段。与国外药师相比，甚至是和国内的医生相比，临床药师的培养周期应该算比较短的，而且缺乏临床专业知识培训和实践。即便我们的药师千辛万苦取得了原卫生计生委颁发的临床药师资格证，走向临床仍然觉得力不从心，没有多年临床"实战经验"的积累，很难成为一名被临床医生和患者认可的临床药师。国外同行很早就认识到，药师必须面向患者，真正为患者的生命健康服务。因此，临床药师不但要提高药学专业知识，还要提高与患者沟通的能力，要了解患者的基本情况、生活习惯和对疾病的想法。这个职业的作用逐步加强了，药师的地位自然而然就会提高。医药本一体，虽然分工不同，但每个人只要找准自己的角色，发挥自己的价值，都能直接服务于患者。

当前的医疗环境下，临床药师队伍的建设和发展无疑是艰难的，但我们的队伍中还是有那么一群人，怀着对自己职业的热爱和对未来自我价值实现的憧憬，不折不挠，奋勇当先，战斗在药师阵线的前沿。业界前辈们为了我们的新出路呕心沥血，精英们用实践告诉我们，我们的目标是可以实现的。所以，我希望临床药师能团结一致，行动起来，从提高我们自身专业技能和药学服务能力做起，在埋怨别人不把我们当回事的时候，扪心自问，我们真的准备好了吗？把自己的工作做好了吗？我们只有先做好自己，才有资格谈价值、论地位、有尊严。有为才能有位，而有所作为，必积于跬步。

2018 年 3 月 22 日

药师之路

蒋婷婷　福建省立金山医院

终于，我来到了向往已久的南京，对这段即将开启的学习时光，我满怀憧憬和渴望，与此同时，内心也夹杂着一丝忐忑。因为此次我来进修的专业是 ICU 专业，这对我而言具有极大的挑战性，重症意味着这里的患者可能合并多种并发症，病情复杂，用药复杂……可是，人生总是处处存在挑战不是吗？我坚信自己能战胜挑战，学有所成。

2017 年 4 月，我来到了重症监护病房（Intensive Care Unit，ICU）。这里的管理是封闭式的，除了医生、护士、药师，只有躺在病床上的患者。看着病房里插着大大小小五六根管子的患者，我的内心颤抖着，这里，就是我要学习与奋斗一年的地方。

第一天查房，我跟在带教老师和临床医生的后面，战战兢兢。这里对我来说一切都是陌生的，环境陌生，疾病陌生，医生查房时说的医学术语陌生……听着医生查房时陌生的医学术语，我思索着，我该如何去学？作为药师，我该做些什么？是的，来到 ICU 的第一天，我迷茫了。

"大爷，张开嘴，我给您刷牙哦！"一个年轻又美丽的护士正在用棉花给大爷刷着牙，时不时地给大爷一个甜甜的微笑，跟大爷说着她昨天发生的有趣的故事。而隔壁床，躺着一位刚生产过的妈妈，护士则耐心地用胶布将她宝宝的照片贴在床头，眼泪从妈妈的眼角滑落，而这颗眼泪包含的是想念还是感动呢，或许两者皆有吧。来到 ICU 的第三天，感受到 ICU 并非大家想象的那样冰冷，这里是一个充满爱的地方。于是，我下定决心，我要融入这个爱的大家庭，作为药师，我也要奉献自己的一份的力量。

"这个月你负责患者的营养查房。"带教老师认真地向我布置任务随后又耐心地跟我讲解营养对于重症患者的重要性，需要关注患者哪些营养信息。营养？一个陌生的领域，如何去判断患者的营养是否合理？我的脑海里打了个巨大的问号。

指南！对，指南是我们药师的法宝，于是我查找了 2016 年重症患者的营养指南，全英文，共 53 页——全新的领域，陌生的词汇，短时间内看懂并融入使用。说实话，太难了。可是能被这点小困难打倒吗？不，绝不！于是，利用闲暇时间，我开始了对指南的"攻坚战"。

翌日，我便开始了自己的第一次营养查房。我用电脑查看着有使用营养的患者，记录他们的床号及诊断，而后通过查阅护士特护单记录，掌握患者使用的营养种类以及用量，对每位患者进行营养评分、计算卡路里、计算蛋白质的摄入量，并记录患者的胃肠道反应。咦？12 床是一位耐甲氧西林金黄色葡萄球菌肠炎的重症患者，该患者目前无法进食，入院第 2 天给予肠外营养支持，而近期患者高热，炎症反应较重，计算卡路里为 35kcal/（kg·d），此时给予的能量是否过高呢？

我再次翻阅 2016 年美国肠外肠内营养学会重症患者营养指南，指南指出对于重症患者前期应给予"允许性低热卡"，即 20～25kcal/（kg·d）被认为是大多数重症病人能够接受并可实现的能量供给目标，查阅相关文献，同样给出了相同的结论。于是，我请教了我的带教老师，老师认同了我的想法，并对管床医生说明了原由，减少了葡萄糖的用量。"有你们药师真好啊！"听到医生给予药师的肯定，我的心里美滋滋的。原来，对于挣扎在生死边缘的患者，除了医生的努力抢救，护士的用心护理，药师也可以奉献出自己的一份力量，一份微小的爱！

时光荏苒，参加临床药师规范化培训已经将近半年时间了，我已经深深爱上了这所充满着人文气息的医院。在 ICU 里，每天都能看到医生和护士们对重症患者精心的呵护，感受到带教老师与医生探讨给药方案时的认真，而现在的自己也已经能够独立地进行医嘱审核，在带教老师的指导下给予个体化给药建议。药师之路，是一个漫长的成长过程，我想说，在这条路上，我会一直在努力走下去的！

2017 年 10 月 24 日

梦想的起点

杨雅　陆军军医大学第一附属医院

　　我是一名消化专业的临床药师。虽然做着和多数临床药师一样的常规工作，可是我一直想，我的专科方向究竟在哪里？我能否像心内科临床药师那样专注于华法林的抗凝治疗，为特殊人群提供个体化精准治疗方案？能否像抗感染临床药师那样开展专职的抗感染治疗工作？然而我心里一直没有找到明确的答案。直到在门诊进行用药咨询时，遇到的一位幽门螺杆菌（Hp）感染引起萎缩性胃炎的患者让我产生了新的想法。

　　该患者因"反复上腹部疼痛，伴反酸烧心 8 年，加重 1 周"就诊，我院诊断为慢性萎缩性胃炎，伴肠上皮化生，^{13}C 呼吸试验检测阳性。患者 8 年前无明显诱因出现上腹胀痛，偶伴反酸烧心症状，胃镜提示慢性胃炎伴糜烂，当时并未诊断萎缩性胃炎。她先后去了七八家医院就诊，也多次进行抗 Hp 治疗，但上诉症状仍间断反复发作。从胃镜及胃黏膜病理结果分析，该患者胃部疾病呈加重趋势，极可能发展成胃癌。

　　目前 Hp 引起的胃部疾病已被定义为一种传染病，它可使正常胃黏膜逐渐演变成萎缩性胃炎，肠上皮化生，最终导致胃癌。而根除 Hp 后萎缩可部分逆转，但肠上皮化生不能逆转。因此，对 Hp 感染引起胃部疾病且有临床症状的患者，抗 Hp 治疗可显著降低胃癌发生率，但是该患者胃部疾病却在逐渐加重。

　　在仔细研究患者历年就诊和治疗情况后，我发现患者每次去一家医院就诊治疗后，症状缓解就停药了。当再次复发时，又去另一家医院就诊，如此反复。因各家医院的治疗药物并不相同，且患者自己也不清楚服用过哪些抗 Hp 药物，那么医生很可能会开具患者曾经使用过的抗菌药物进行抗 Hp 治疗。该患者抗 Hp 治疗失败，不排除与反复使用抗菌药物引起的耐药性相关。从药物服用情况来看，患者居然不清楚奥美拉唑，阿莫西林，甲硝唑，克拉霉素，枸橼酸铋钾，左氧氟沙星等大多数药物的正确服用时间，也不知道自己在生活中有哪些注意事项。经历了长达数年的反复治疗，她的病情却在逐渐较重，这与患者缺乏个体化抗 Hp 治疗及系统的院外管理密切相关！

　　这位患者的经历让我陷入了沉思：作为一名消化专业临床药师，我能否为患者做点什么呢？我的参与能否对他们的治疗有所帮助呢？无数个问题闪现在脑海。于是我开始留意这类患者，发现他们存在一些共性问题。首先，这类患者反复在多家医院就诊，医生对患者之前的治疗用药都不甚了解，而这对 Hp 的治疗又至关重要。其次，治疗期间，患者缺少正确的用药指导及系统的院外管理。一旦遇到药物不良反应，便束手无策。对于这些问题，消化专业临床药师是应该大有可为的。想着想着，我心里不禁明朗起来。从那时起，做一名个体化抗 Hp 治疗临床药师的梦想冒出了一点萌芽！

　　有了这一想法，我开始认真学习抗 Hp 治疗的相关指南及共识，并常与医生探讨。由于自己并未系统学习过抗 Hp 诊治的专业知识，仍然把握不准治疗的核心，对某些治疗问题，仍不能给患者肯定的回答。但是我是不会放弃的，一边埋头自学，一边关注抗 Hp 相关最新资讯和讲座，其中最值得关注的就是 2016 年 8 月由北京大学第一医院胡伏莲教授牵头主办的全国十一届幽门螺杆菌及消化疾病诊治的临床论坛会议。得到这个消息，我既兴奋的，又期待。郑州会议的每一堂讲座都那么的精彩，每一个病例都那么的典型，让我对 Hp 诊治有了系统了解，让我对细节的把控有了新的提高，也打消了我想要开展个体化抗 Hp 治疗及院外管理的顾虑。回院后我将这次会议的要点做了长达 1 小时的汇报，最终获得了临床医生的充分认可，并为个体化抗 Hp 治疗工作的开展做好了铺垫。

　　正因为我的执着和坚持，才有了现在全面铺开的医生与药师联合开展的个体化抗 Hp 诊疗工作，才能收获那么多显著的成果。工作中的一个想法，一份行动，一种坚持，将它们串联起来，就可以开启梦想的起点，找到实现自我价值的有效途径。

2018 年 5 月 12 日

寻找突破口

严思敏　南京大学医学院附属鼓楼医院

时间过得真快，我在心内科工作已三个月有余。2016 年的夏天已在不知不觉中结束，天已入秋，空气中已带有丝丝寒意，这犹如我此刻的心境，从刚下临床时的踌躇满志到现在的犹豫不决。工作该如何下手，依旧没有方向。

对于临床药师而言，内科与外科的最大区别，是内科医生经过长期临床实践，对本专科药物的理解和使用都非常纯熟，临床药师怎样立足内科，通过什么样的方法才能获得内科医生的认可，是摆在我面前的一道题，以致我思虑重重，茶饭不香。找到突破口，迫在眉睫！

又是一个新的周一，早交班时，护士报告："昨天入院的 26 床心衰患者，EF% 为 30%，肾功能中度不全，肌酐清除率为 40ml/min；尿酸偏高，563μmol/L，肝功能尚可，血压 132/75mmHg。目前服用的药物：培哚普利 2mg qd；琥珀酸美托洛尔缓释片 23.75mg qd；螺内酯 20mg qd；静脉推注呋塞米 20mg qd；苯溴马隆片 50mg qd。"听到这儿，我不禁感叹：心内科用药就是这么标准，我们临床药师真的可能难有突破。恍惚之际，护士说到："患者夜间平躺困难，尿酸增高导致指关节肿胀明显。"也许出于职业的敏感，我脑海中灵光突现：苯溴马隆不是心内科最常用的药物，患者肾功能中度不全，目前应用苯溴马隆，好像存在缺陷。记得前几天看过苯溴马隆的说明书，肾功能不全是不推荐使用的。不过临床功底不扎实，底气不足，我还是不敢当场质疑。交班过后，我赶紧打开电脑，临时再次"充电"：查阅了尿酸治疗的相关指南和苯溴马隆说明书，刚查完，便跟随主任一起进行早查房。

我们就来到了 26 床患者床边。管床医生介绍完患者病情后，主任说："患者床维持当前治疗。下面进一步好好查查他肾功能不全的可能原因。"随即便准备查看下一位患者。此时，我的内心有点紧张，到底说不说苯溴马隆对于该患者不适用呢？说！就算说错了也没什么大不了的，我暗暗给自己打气。于是我走到主任面前，小声地说："主任，26 床肾功能中度不全，尿酸偏高，服用苯溴马隆可能不是很合适，因为中度重度肾功能不全是禁忌。"主任听到后说："是吗？有什么证据？你作为临床药师有没有更好的解决办法？"此时我想，都到这个份儿上了，该说就得说。于是将苯溴马隆的说明书交给了主任，并提出可使用非布司他作为替代，治疗该患者尿酸偏高，因为对于轻中度肾功能损伤患者，无须调整非布司他的剂量。主任认真地看了我一眼，微笑着点了点头，对管床医生说："就按我们严药师说的，调整治疗方案。我们在关注心脏疾病用药的同时，需要对其他合并存在的疾病用药有更多的了解，好在我们有临床药师在，真是'锦上添花'！小严，以后多多关注我们心内科非本专科的用药啊。""遵命，主任！"不知不觉中，我居然冒出了一句俏皮话，此时心中充满了甜丝丝的味道。

关于尿酸用药的建议，从临床治疗角度而言，可能微不足道，但对于我而言，无疑是个很好启发：既然内科医生对本专科用药掌握得炉火纯青，那为什么不换个角度，从他们非专科用药的角度入手，为临床医生和患者提供服务呢？对！先从这个角度寻找突破口，坚持学习，慢慢成长！老师们常说："工作的经验是一点点积累的，工作的模式是一步步探索的。"如今细想，确有道理。

我想，作为一个临床药师，初到临床困惑颇多，但只要坚持，善于总结、思考、创新，我们就能找到自己的生存之道！

2017 年 10 月 1 日

患者的"刁难"

李嘉琪　南京大学医学院附属鼓楼医院

"您好，请问您是明天出院吗？"

"是的。"患者答道。

"我是病区的药师，这是您的出院带药，二甲双胍每天2次，每次1片，就餐时服用；血康口服液是升血小板的，每天3次，每次1支，饭前饭后都可以。回家后要避免冷接触。这是您的用药指导单，请您收好，您还有什么疑问吗？"我微笑地向患者及其家属进行用药指导。

"我想问问，像这种天气，室外放的水果可以直接吃吗？还有，我爱人化疗后血小板会降低，我想给他补补，除了服药还有其他的方法吗？"患者妻子问了我这些问题。

此时的我是工作刚满一个月的临床药师，每天做的患者出院教育基本已经熟练，而且患者和家属通常都表示知晓。这是我第一次碰到患者家属主动询问出院后的注意事项。

不知道是因为患者和家属殷切期待的目光还是窗外火红的太阳，我已满头大汗。我，病区的临床药师，竟然不知道怎么回答这个问题。患者此次的化疗方案为 XELOX 方案，也就是奥沙利铂＋卡培他滨。为了避免奥沙利铂的神经毒性，通常我们会建议患者避免冷接触，不食用冷的食物，可是到底冷到什么程度的东西不能吃我并没有深入研究过。我熟记了病区常用的升血小板的药物，却从未关注其他的补血方法。这下可好，我该如何回答呢？此时额头上的汗似乎又多了一些，我只能硬着头皮说："刚从冰箱里拿出来的食物一定要加热，常温放置的食物也建议您加热一下。""我爱人之前化疗从没有出现过手麻，脚麻的症状也不明显，那也需要加热吗？""那……那就不用加热了吧。"我犹豫地补充道。"那补血的食物呢？""可以平时回家泡泡大枣。""吃猪血、鸭血可以吗？"我支支吾吾地答道："也可以。"患者家属皱着眉头说："你怎么什么都可以啊。没关系，我们就是咨询一下，没什么特殊的意思。"我已无心分析患者的言外之意，只想赶紧逃离病房，离开这尴尬的场景。

这一次的经历让我认识到，临床药师不光要站在医生的角度，还要站在患者的角度思考问题，我们不光是医生用药的助手，更是患者安全用药的指导者。不光要关注药物，还要关注患者生活、饮食等方面的问题，要不断提高自身综合能力，为患者提供更全面更个体化的出院指导，让他们能从药师口中得到满意的答案，这样才能让患者和家属知道药师的存在，并得到他们的信赖！

这位患者早已出院，但是我已将他的名字牢牢地刻在心里。虽然他不是我进行用药指导的第一个患者，但是他是第一个让我认识到出院教育重要性，意识到自己的不足以及临床需求的复杂多变性的患者。这件事对我来说不仅仅是一次尴尬的经历，更是一次难得的教育，未来的我还要更加努力。

故事的最后就是，患者出院的当天，我查阅了一系列文献，了解到服用奥沙利铂的患者为避免诱发、加重毒性应禁食冷饮及冷食，水果用热水浸泡加温后方可食用，用温水刷牙、洗漱、沐浴，天气寒冷时还应在注射肢体的远端敷热水袋。为预防贫血，患者可食用含铁丰富食物，如动物内脏、瘦肉等，蔬菜有菠菜、芹菜、西红柿等，水果类有红枣、桃子、葡萄干、菠萝、橘子等，同时少喝茶，适当补充叶酸。之后再碰到类似问题，我都可以信心满满地回答了。

2017 年 6 月 5 日

七、辛勤耕耘 一树百获——收获与心得篇

"龙猫药师"成长记

李晓蕾　上海交通大学医学院附属上海儿童医学中心

萌芽与起步

2012年，拿到中国药科大学临床药学硕士研究生学位之后，我顺利进入上海儿童医学中心药剂科，从事临床药师工作。因为这个工作的实用性，身边有小孩的朋友陆陆续续会向我提问关于孩子用药的建议，大多都是基本常识或是会被重复问到的问题。于是，在2015年4月，我萌发了创建一个公众号的念头，利用业余时间去思考、撰写并每周发布一篇特定主题和内容的文稿，传播简单易懂、便于家长学习掌握的儿童安全用药的知识。因此，我创办了国内首个专注于0~12岁儿童安全用药的微信公众号"龙猫药师"。

起初，粉丝并没有很多，大多是身边有小孩的朋友和同学。咨询的问题各种各样，我抽出时间一一耐心解答。同时，我把儿童用药方面的常见问题撰写成科普文章，并且希望文字足够温暖生动，让读者可以感受到医药的"温度"——它不是冰冷的输液，不是苦涩的药片，而是带着守护宝宝健康成长的人文关怀。渐渐地，我时常会在后台收到读者的留言，或鼓励，或感谢，这些留言带着热度，从创建之初到现在一直陪伴和支持着我。

同时，这种工作之余的实践让我也收获了很多平时工作和学习中不曾遇到的状况，经验随之慢慢积累与丰富，这个小天地因此也变得更加辽阔，充满了更多的探索意味。

思考与创造

"龙猫药师"微信公众号运营近三年来，我始终坚持原创为主。原创的过程不可避免地需要花费大量的时间去思考话题、编写文章并且保证言而有据、出处权威。关注公众号的人数逐日增加（目前粉丝数已超过26 000 人，累积阅读量超过90 万人次），每天收到的留言和咨询也越来越多。为了能让大家更及时地沟通以及得到他们想要的答复，我建立了 6 个微信咨询群，群内人数超过 2000 人。从 2015 年 10 月至今，我每天晚上都要业余抽出 1 小时左右的时间，免费解答咨询群和公众号后台患儿家长的提问留言，自愿服务时间超过 800 小时，累计超过 5 万人次。社会上对儿童用药知识的需求巨大，我先后受邀在上海市政府、上海海关、上海第二工业大学、上海波音公司等组织开展儿童安全用药讲座，收到了较好的社会效果。

个人的声音总是比较薄弱，随着公众号个人影响力的扩大，我也开始积极探索更有效的发声方式：多次与解放日报、新民周刊、东方早报、澎湃新闻等媒体合作，赴上海广播电视台、湖南卫视新闻大求真等节目录制关于用药安全的宣传节目，当出现公共安全用药事件时，与媒体一起积极发声。这让我意识到，加入更大的宣传平台，可以使自媒体发挥更强大的联动作用来传播科学知识、发出医者心声、架构医患桥梁。

2017 年我的科普图书《龙猫药师漫话儿童用药安全》正式出版。这本书汇聚了 1000 多个日夜，5 万多家长咨询用药问题的提炼，通过分类梳理和分析总结，从药品基础知识开始讲起，临床医学与临床药学紧密结合，以通俗有趣的漫画形式用老百姓能听懂、能明白的形式讲述儿童用药知识。全书分为四个部分：第一部分"你需要了解的药品基础知识"，分别介绍了药物种类、用药原则、临床应用、用法用量及不良反应；第二部分"儿童常见病用药提醒"，将儿童常用药物按儿科疾病分类，重点阐述了各类药物的不同特点及合理使用方法；第三部分"细心家长别再犯这些错"，指出常见的用药误区；第四部分"下面的提示家长们别忽视"，紧跟现在的热点，提出实用建议。

2017 年 8 月 19 日这本科普书在上海展览馆上海书展上首发签售，1000 本亲笔签名本在不到 10 小时内销售一空，第一版 5000 本在发售首月售罄，第二版加印。上海书展签售的那一小时，是我人生中难忘的一小时，是对于一名默默耕耘科普天地的作者的褒奖。

2017 年发现自己怀孕后，对关于小朋友的事情又多了一些柔软的心态，于是主动去跟医院社工部、党办等部门积极推进"龙猫药师公益基金"的成立，关注和支持儿童用药安全。经过近一年的努力，2017 年 12 月 5 日"国际志愿者日"龙猫药师公益基金项目正式成立，挂靠上海市儿童基金会，这是国内首个专注于儿童用药安全的专项基金，争取把"儿童用药安全"的理念传播到中国各个地区，多次和全球儿童安全组织、世界健康基金会等组织一起进行儿童用药安全相关的公益活动。我希望建立一个科普、培训、支援、传播等相互支撑的综合体系：

【科普】通过自媒体平台向家长们强调"儿童不是大人的缩小版"，要树立正确的安全用药理念；【培训】通过培训各社区医院以及偏远地区医疗机构的儿科临床药师，提高儿童用药准确率；【支援】借助医院已有的援滇、援疆、援藏项目通道，支援边远贫困地区的家长并推广儿童安全用药的健康观念；【传播】通过出版科普书籍、举办公益活动，吸引更大的资讯平台、更多的媒体渠道，以加大传播的力度。

这一系列工作都是我在业余时间完成的，其实在繁忙的工作、科研、进修、生活之余，我非常担忧自己会坚持不下去，需要的时间和精力都太多了。值得庆幸的是，在领导、前辈和同事们的关心、支持和鼓励下，我坚持下来了。

岁月不会只是流逝，也不会凭空给谁惊喜。付出才有回报，付出必有回报，对此，我深信不疑。

2018 年 1 月 12 日

"小猪佩奇生病了"

—— 一次有趣的幼儿用药安全宣教活动

李欣宇　重庆医科大学附属第一医院

2018 年 1 月 24 日，我应重庆市渝中区小金星国际幼儿园的邀请，为该校小班的孩子们进行了一次关于卫生健康以及用药安全的讲座。

我院药学部的药师们长期致力于患者教育以及用药安全的宣教，在这方面也总结了不少经验和技巧。可是以往的受众都是理解力和智力发育成熟的成年人，在教育的方法和思维的搭建方面，并不觉得有十分大的困难。如何让这些 4 岁左右的孩子明白并记住关于健康和用药的道理呢？所谓的医学术语、滔滔经纶，那些"对付"成年人的套路在这些天真的孩子们面前竟然苍白无力。他们能安静地听完我的"废话"吗？他们能理解我的语言吗？什么样的难度是他们可以掌握的？这几个问题，竟一时没有答案。

我仔细回想了想自己孩子平时的喜好，把自己的理解力和智力"回归"到 4 岁孩子的状态。借力于幼儿"网红"小猪佩奇和鸣咪队，设计了一个小故事"小猪佩奇生病了"，将人体简单的身体结构、生病的原因、正确的卫生习惯、药物是什么惯穿其中，并使用幻灯片及图片来呈现。通过这样的教育希望孩子们能简单地理解，为什么我们的身体会生病？药物是帮助我们战胜"怪兽"的，但它不是糖果，需要大人的帮助才能使用。

2018 年 1 月 24 日下午，当我穿着一身白大褂出现在孩子们面前时，孩子们的真诚和热情让我心底流过阵阵暖意，那是人类最纯真的善意。他们热情地和我打招呼，并开心地询问今天是不是要来当他们的老师，也有大胆的孩子过来紧紧地拥抱了我。

课程开始了，孩子们都坐得整整齐齐，认真地聆听，踊跃回答问题，完全没有出现冷场的局面。不过我介绍自己是药师时，孩子们都不知道是什么，在他们心目中穿白大衣的就是医生。在角色扮演与课程互动时，出乎我的意料之外，大部分的孩子放弃了自己最喜欢的小猪佩奇，十分愿意扮演医生，或许他们觉得做医生是一件很酷的事情。不过也有些小可爱自告奋勇来当小猪佩奇，大大方方地让同学听自己的心跳和呼吸。但是听诊器是大人用的，可能不太符合儿童耳朵的结构，所以有的孩子说自己没有听到，满脸的失望。也有孩子说自己听到了"咚咚"的声音。最美的回答应该是一个男孩子听呼吸音时，我问他听到了什么。他满脸的认真：我听到了大海的声音！这个回答着实让我吃了一惊。人呼吸的时候，听诊器里传来那一呼一吸的声音还真是有点像夜晚一涨一落的潮水声。

果然，能与万物交流的，是孩子的语言。他们看待世界的眼光，都是一首与众不同的诗。当我展示了病毒与细菌的图片时，并把他们比作呜咪队里面的两个坏角色——"大小麻烦"，而我们身体内的白细胞就是呜咪队朋友，孩子们睁着大大的眼睛，并抢着回答我的问题，那一刻，他们似乎明白了身体内存在的"敌我"双方的斗争。而药物，就是呜咪队朋友来打败"大小麻烦"的武器。虽然它的味道可能有些不好，但当我们生病时却能帮助我们战胜敌人。可是，这些武器如果用不好，也是有危险的，所以我们要爸爸妈妈来帮助我们使用。

最后，作为药师老师的我，给每一个孩子颁发了"健康小卫士"的胸章。在整个教育活动中，孩子们的理解力、记忆力和接受能力，远远超出了我的预期，课程结束后的几天，幼儿园的老师发来消息说，有的孩子回家后告诉爸爸妈妈，要认真吃饭，认真睡觉，这样"白细胞"才能养得壮壮的。开始家长们都以为自己听错了，没想到自己4岁的孩子会知道这样的道理。那一刻，我觉得我们对幼儿的教育活动获得了小小的成功。

有这样一个故事说：1978年，75位诺贝尔奖获得者在巴黎聚会，有个记者问其中一位获奖者："在您的一生里，您认为最重要的东西是在哪所大学、哪所实验室里学到的呢？"那位年逾八十的诺贝尔奖获得者平静地回答："是在幼儿园。"

　　的确如此，人一生最重要的东西是在幼儿园学到的，幼儿园是培养良好习惯的摇篮，可让人受益一生。而良好的卫生习惯及健康、用药常识，能让孩子们避免交叉感染，保持身体健康，同时也是文明素质的重要体现。更为重要的是，幼儿也是用药安全事件的高发人群。其中很大一部分因素，是孩子并不明白药物的作用和其区别于普通食物的特殊性质，造成服药困难或者在家长监管不力的情况下误服药物，导致不可挽回的损害甚至死亡。虽然平日里孩子们也会受到来自各方的教导，但是从我自己养育子女的体会中发现，孩子既是单纯的，也是"固执"的。命令和呵斥，并非是提高他们依从性的最好手段。"授人以鱼不如授人以渔"，让孩子们明白为什么必须要这样做，可能才是让他们自觉遵守并长期保持良好习惯的重要前提。

2018 年 2 月 3 日

临床药师的"一个中心，五个基本点"

孙福生　山东省青岛市市立医院

我做过七年的临床医生，又做了十二年的临床药师，兼职做了十年的社区网站，所以对临床药师的工作有些自己的看法和体会，也对网络上临床药师宣泄的情绪有所了解。

我想说的是，临床药师在临床中的作用是不容置疑的，根据临床的职业要求，需要做到"一个中心，五个基本点"。

"一个中心"就是以患者为中心，提供专业的药学服务。作为临床药师，一定要先弄清楚工作的中心。既往我们看到有些临床药师每天工作就是查找医嘱错误、医生的用药问题。费好大劲发现一个问题，和医生反馈，医生没接受，自己还郁闷半天。审核医嘱没错，但不是工作的全部。要清楚我们和医生及其他医务人员一样，都是团队成员，我们共同要对付的敌人是"疾病"。当前形势下，很多临床药师的工作确实承担了一部分"管理职能"，包括控制药占比、不合理用药处罚等，但一定不要忘了我们的工作中心并尽可能避免和团队成员对立，切实在团队中发挥积极的作用。同时，要关心团队成员特别是医生的辛苦，理解他们的处境和压力。

"五个基本点"中，首先是药学专业知识要专。药学专业知识是临床药师最重要的武器和工具，也是在临床上立足的根本。我曾参加过一个用药差错的鉴定：中年女性因冠心病住进了心内科，患者告知既往对双氯芬酸（双氯灭痛）过敏，病历中也作了记载。患者在心内科治疗很满意，拟第二天出院，因合并有肩周炎准备出院前一起治疗，于是心内科医生请骨科会诊。骨科医生针对肩周炎给出了具体的处理建议，其中有一条就是如疼痛难以耐受可以口服非甾体类解热镇痛药，开了一盒双氯芬酸钠缓释片（双氯灭痛）。患者因肩部疼痛难忍，吃了一片扶他林后很快出现了过敏症状进而出现全身溶血性贫血，在 ICU 抢救一周患者还是不幸死亡了，但没有人对患者双氯芬酸过敏史给予足够的关注，也没有对药品名称准确定位，导致了难以挽回的错误。

第二，临床医学知识要懂。这是融入治疗团队的需要，避免出现"局外人"的尴尬。我曾参加过一个医疗纠纷（患者死亡）的鉴定，首先医生介绍情况，然后专家讨论，最后是药师对用药合理性发言。差不多持续一个上午介绍整个诊疗过程，如介绍病情时提到的入院时肌力 3 级，左侧瞳孔 3mm，成嗜睡状态，而入院第三天病情变化为肌力 2 级，左侧瞳孔 5mm，成浅昏迷状态。该患者肌力好转与否？正常瞳孔大小多少？意识状态如何分级的？如这些都不知道，那么一上午大部分时间就是听天书，能不难受吗？临床药师懂医精药，才可能去从事合理用药相关工作。

第三，沟通交流能力要强。这是非常重要也是容易被忽视的技能。难怪有人说"有些人天生不适合做临床药师"，因为不懂也不会沟通。良好的沟通，对于改善治疗效果、提高治疗依从性、改善医患关系及避免医患纠纷起着重要作用。

第四，学习工作心态要好。目前临床药学工作在不同地区及不同医院开展的情况也不尽相同，医院领导的重视程度更是大不相同。所以，临床药师要有良好的心态，不能过于完美主义和功利化。做任何事情，你把它当做苦事则会苦不堪言，当成乐事就会乐此不疲，并终将学有所得。

第五，品德修养境界要高。讲道德、有品行是做合格临床药师的重要标准之一。比较遗憾的是，我们看到有的临床药师不严于律己，参与统方等违法乱纪行为，也断送了自己的职业生涯。坚信并认同自己工作的价值，清楚并遵从"一个中心，五个基本点"，离合格临床药师的目标就不会太远。

2018 年 1 月 12 日

"稳糖计划"药师主导

计成　南京大学医学院附属鼓楼医院

"路漫漫其修远兮，吾将上下而求索。"人生的路如此，临床药师工作的路亦如此。

2016年5月底，内分泌科的毕主任去上海第六人民医院参观，带回来很多糖尿病管理团队的经验以及管理的样表，上海第六人民医院的门诊糖尿病管理做的确实很好。虽然经验是可以学习的，但是具体工作该如何开展呢？在一片茫然中，作为内分泌科的临床药师，我接下了这一项艰巨的任务。

很快，我组建了管理团队，初步建立了糖尿病患者的管理档案，并多次向毕主任等专家请教，期间得到了不少指导和帮助。前期工作刚刚准备就绪，门诊糖尿病患者的管理工作就上马了。2016年10月，我们启动了一个五年计划——"稳糖计划"：为常年就诊的糖尿病患者建立稳糖档案，提供五年随访计划、营养指导、用药指导、护理指导，并对按期随访的患者提供免费血糖检测。毕主任在此项工作中给予了大力支持：为我们团队腾出来一间诊室，并为这项工作提供了专门的资料柜、电话、管理软件等设施。医生、护士、营养师和我们药师一起建立患者的管理档案，并开展了很多宣传工作。我们也会每半个月在内分泌科的科会上汇报工作的进展情况。

在"稳糖计划"开展前期，我们遇到了各种各样的困难。前两个月积极参加"稳糖计划"的患者仅有90人，工作量未能达到预期。我们反复讨论，积极寻找解决困难的方案。针对工作量少的情况，毕主任实行了医生推荐奖励机制，鼓励医生们向患者介绍"稳糖计划"的重要性。积极参与的患者马上多了起来，一个上午可以达到十几个人。大部分建立管理档案的患者都能够按时来随诊，综合门诊挂号量也立刻上去了。工作进展如此顺利，出乎我们的预料。我深深感到，临床药师工作的开展需要得到领导的支持和临床医生的帮助。

随着内分泌科"稳糖计划"工作的开展，"稳糖"效果也显现出来。患者的随访率大大提高；"糖尿病综合门诊"的挂号量明显增加；随访患者的血糖稳定率更是有了显著提高。但是，很多不足也随之而来：糖尿病管理软件不完善；建档患者人数越来越多，患者随访任务越来越繁重，逐渐超出了药师的工作能力。

转眼间到了2016年年底，又到了内分泌科一年一度的年终小结时间，作为临床药师，我的工作如何总结呢？我反复思考，决定简洁地做一个"稳糖计划"的汇报。针对之前一些医生对这项工作必要性的质疑，我展示了这项工作最重要的成就：参与"稳糖计划"的患者糖化血红蛋白达标率从37.5%升至76.5%。这次汇报得到了所有医生的认可。

2017年7月的某天，正在开会中，突然收到一条毕主任发来的微信："计成，我在给院长打报告，请你帮我补充一些数据。"补充的是"稳糖计划"中的一些具体数据。于是，我补充了以下内容：自从2016年10月起，参与"稳糖计划"的糖尿病患者，糖化血红蛋白平均值由8.3%降至7.0%，LDL由2.97mmol/L降至2.49mmol/L，这些指标均有显著下降；糖化血红蛋白达标率更是由36.4%升至69.2%，远高于全国的达标率（33%）。此外，虽然血压没有显著的下降，但是也有下降的趋势。已有684位糖尿病患者加入了管理系统。近3个月就有207名患者来糖尿病综合门诊就诊。这些数据的获得，与我们内分泌科药师团队辛勤的劳动息息相关。我们付出了汗水，也收获了幸福、自信和自豪。

两年积累，两年实践，"稳糖计划"已有了一些初步的经验，可我也深知，这还远远不够，我们还有很长的路要走。

2017年8月14日

写给未来的自己

李嘉琪　南京大学医学院附属鼓楼医院

今夜注定是个不眠之夜，我的心情既紧张又兴奋，既期待又紧张，各种想法不断在我脑海中萦绕，各种声音在我耳边回荡。"恭喜恭喜，你是我们这一批中最先到临床的！""好羡慕你啊，终于定下来了。""你要加入我们的队伍了，欢迎，欢迎！""小李，加油，好好开展工作！"这一切都源于一个突如其来的通知："小李，你被安排到肿瘤科了，下周周老师带你过去。"太多太多的思绪和感想一下冒了出来，怎么办？对，给未来的自己写一封邮件，三年、五年及十年后各打开一次，让年长一点的我重温今天的经历与思绪，不知那时心中会有什么感受？

年长一点的李药师：

你好！还记得我这个年轻一点的李药师吗？

今早（2017 年 4 月 12 日）上班，正和同一批入职的同事们忙着修改国家自然科学基金申请书，心里还暗自窃喜，我们新员工为期半年的科室内轮转学习刚刚结束，正好有些空闲时间可以安心修改申请书。突然，办公室的门被打开，张老师走向我说："李嘉琪，主任安排你到肿瘤科，跟我来一下。"接着，张老师跟我交代了一些注意事项，可是我都不记得了，因为来得太突然，说实话，那一刻我是懵掉了。

到鼓楼医院药学部工作已半年，这半年大部分时间是在药房、库房中度过，也在临床科室轮转了两个月的时间，看到在临床的同事们，我迫切地希望自己马上进入临床，也曾幻想过自己成为一名临床药师的模样，也曾想象在我们的微信群里解答专业问题，可是这一切都是在脑海里的幻想罢了。因为同事之前告诉我，一般新员工轮转结束还要完成一些其他工作才能进入临床，不能心急，所以今天这个通知反而让我不知所措，没想过这么快，没想过是到肿瘤科，一切就是这么突然，我要成为一名临床药师啦！待我反应过来，心中的"惜"已被"欣喜"取代。"我也要成为专业的药师啦！""耶，临床药师！"心里一直在默念："淡定，淡定！"……白天就这样在大段的内心独白中度过了。

夜晚，躺在床上，睁着双眼，久久不能入睡，兴奋的情绪散去后，一阵担忧莫名涌上心头：就要去肿瘤科了，一个陌生的环境，不知道医生对待药师的态度如何？是欢迎、是无所谓抑或是排斥？能否接纳对肿瘤知识少之又少的我？肿瘤患者敏感多疑、内心脆弱，该如何与他们交流沟通呢？如何开展工作，走好第一步？各种疑惑困扰着我，真不知道接下去该如何走，怎一个愁字了得！（喂，年长一点的李嘉琪，或许你看到时邮件时已经能滔滔不绝说出一二三四、子丑寅卯了！）

夜深人静，最易勾起回忆，想到上学时在医院实习及参加工作后临床科室轮转的场景。各位临床药学老师都在临床医生中得到了认可，这与他们扎实的专业功底、良好的沟通技巧和兢兢业业的工作态度有很大的关系。他们真诚向临床医生学习，与他们交朋友，用恰当的语言提出自己的药学建议；他们热心贴近患者，翔实了解病史，积极耐心地为患者解决用药问题；他们不断积累经验，时刻关注药学领域的新变化和新动向，学习新理论、新技术。记起了临床药学的一位老师说过："当好临床药师，没个三五年是不行的。"我释然了不少，既然每位优秀的临床药师都是一步一个脚印才取得了骄人的成绩，我为什么要担心呢？

我告诉自己："李嘉琪，调整心态，虚心学习，不求马上成功，但要每天都比前一天强！不好高骛远，不祈求马上成为一名优秀的临床药师，但一定要做一名不断进步的临床药师！"（年长一点的李嘉琪，你说，对吗？）

终于想通了，我要化压力为动力，抛弃一切负面情绪，要为我的明天、临床药师的明天努力奋斗；要让年长一点的李嘉琪，为我，年轻一点的李嘉琪骄傲!

加油,李嘉琪!

2017 年 4 月 12 日

路漫漫其修远兮，吾将上下而求索

陈晨　重庆三峡中心医院

2017 年 3 月底，第一次来到南京，被早上 5 点多的太阳晃到睁不开眼。拖着行李箱，像是回到进入大学的第一天，工作的三年仿佛只是做了一个梦。

药学毕业的我，在这三年一直想要从临床中增长自己作为一名临床药师所需的专业知识。然而，我如一只无头苍蝇，磕磕碰碰，找不到方向，专业技能增长少之又少，不免有些想要放弃，也开始纵容自己贪玩的心。一边羡慕在国外接受 4 年 Pharm.D 系统学习的朋友，一边惋惜荒废了 3 年光阴的自己；他们都成了可独当一面的临床药学博士，而自己还在起跑线上踌躇不前。幸运的是，在主任的支持下，我获得了到卫生计生委临床药师培训基地进修一年的机会。于是，就背着满腔的抱负，来到了这里。虽然只有一年，我给自己设定的目标是学会临床思维和学习解决临床药物相关问题的方法，并尽可能掌握所能掌握的知识。不曾想到的是，我的"态度"尽成了我最大的问题。

还记得那位 72 岁的老大爷，是 2017 年 5 月因"胃癌术后一周，突发腹痛腹胀一天"到急诊就诊的患者。入院诊断为：①急性弥漫性腹膜炎；②吻合口瘘；③高血压病；④胃癌术后；⑤阑尾切除术后。在全麻下行"剖腹探查术＋部分小肠切除术＋腹腔冲洗引流术＋营养性空肠造瘘术"，手术顺利，后因患者高龄、合并基础疾病、手术范围大、术毕转入重症监护病房（Intensive Care Unit，ICU）监护治疗。转入 ICU 后予亚胺培南西司他丁 1g q8h 联合利奈唑胺 0.6g q12h 经验性抗感染治疗。5 月 14 日患者腹水培养示屎肠球菌（青霉素、氨苄西林、左氧氟沙星耐药，万古霉素、利奈唑胺、替加环素敏感），继续利奈唑胺抗感染治疗。

整个治疗过程中，我并没有关注患者的血常规，认为那都是医生自己会关注的问题，因为是每天都会监测的指标，医生会根据结果进行治疗方案的调整，所以我认为即使有问题，医生自己是会发现的。可万万没想到的是，实际上，该患者血小板（Platelet，PLT）入院后一直在下降。因为我的漫不经心，一直没有发现这个问题，直到我的带教老师严厉地训斥了我："不要不把病人当回事，好吗！"战战兢兢的我这才开始分析该患者用药时间、剂量，并查阅相关资料，发现血小板进行性下降竟然与利奈唑胺的使用密切相关。

于是根据其药敏结果：替考拉宁敏感，患者体重 60kg，建议医生换用替考拉宁，负荷量：静脉注射 400mg，每 12 小时给药 1 次，连续 3 次；维持量：静脉注射 400mg，每日 1 次。医师接受建议，予替考拉宁联合亚胺培南西司他丁、伏立康唑抗感染治疗。5 月 18 日患者 PLT 恢复正常，炎性指标下降，提示抗感染治疗有效，最终转入普通病房进一步治疗。我这才松了一口气！

这一刻，我才明白，临床药师的态度会影响到病人的生死。以前我都认为那与药师并不相关，甚至认为那都是医生的义务和责任。我竟然忘了选择这个职业的初衷。救死扶伤，不仅仅是医生的事，也是一名合格的临床药师应有的职业素养。如今，在 ICU 学习已过半年，掌握的知识还远远不够，很多时候都没能发现问题，更不要说主动去解决问题。不过，端正的态度和强烈的责任感已是良好的开端，它们就好比一个是正确的方向，一个是永不枯竭的动力，将指引和支撑我在临床药师的道路上勇往直前、不断求索。

2017 年 9 月 17 日

人生第一次查房

席骏钻　江苏省如皋市人民医院

当得知自己有机会进修临床药师时，我的内心充满兴奋，但同时也有一丝担忧。兴奋的是，我一定能学到很多专业知识，积累一定的临床经验；担忧的是，我一个县级医院的药师，从工作起就在窗口发药，没有任何临床药师工作经验，能适应得了这样的模式转变吗？

来了之后我才知道，原来南京大学医学院附属鼓楼医院的临床药师们都是常驻临床科室，在临床科室开展临床药学服务工作。这和我所了解的临床药师工作模式有一定差别，但我心里默念：这才是临床药师该有的工作状态啊！

我轮转的第一个科室是老年科，也是在那里，我参加了人生第一次查房。由于对疾病诊断和检查结果分析等知识的欠缺，第一次查房时我小心翼翼跟在医生们后面默默地记着笔记。就在这时，21床的老爷爷指着我说："这个小姑娘是刚来的医生吧，看着有点眼生啊。"我刚想解释，韦主任凑过去回道："她是刚来我们科室进修的临床药师。""临床药师？临床药师是干啥的啊？"老爷子一脸疑惑。这个问题我已经被人问过无数遍，也跟别人解释过无数遍，但要真正说清楚我们的工作却又一时语塞，于是简单地回道："临床药师就是为患者提供药学服务，给患者的合理用药提供保障。"老爷子似懂非懂地点了点头，可能在他看来这些都是医生们的工作。

"韦主任，急诊转来一位新病人，家属已经过来了，你接手一下。"就在我们准备进下一间病房时，汪主任跟韦主任说道。韦主任回道："好的，我这就过来。"同时他转过身对我说："小席，你也一起过来吧，正好了解一下病人的具体情况。"我一边应着，一边跟随韦主任走进了医患沟通室。根据家属的介绍：患者，男性，90岁，有不稳定型心绞痛、冠心病病史多年，同时伴有陈旧性脑梗死，长期服用单硝酸异山梨酯治疗心绞痛，急性发作时舌下含服硝酸甘油缓解心绞痛症状，阿司匹林抗血小板治疗。患者昨日下午心绞痛发作，舌下含服一片硝酸甘油后未见明显缓解，于是继续服用，6小时之内含服了30片硝酸甘油，突发严重低血压，幸亏抢救及时保住了性命。

天呐，原本的救命药就因为擅自用药而成了致命药，根据家属的描述，他们也不知道会造成这样严重的后果，之前老人一旦觉得心脏有些不舒服就立刻含服硝酸甘油，而且每天服用三片阿司匹林进行预防，他认为剂量越大效果越好，也从来没出过问题。此刻，我的内心早已翻腾，为什么连最基本的用药常识都不了解，到底是哪里出了问题？韦主任一直在跟家属强调合理用药的重要性，但我却慢慢陷入了沉思。

"小席，继续查房吧。"安排好患者家属后韦主任喊上我继续查房。在之后的查房中我格外关注患者的用药，一位护工跟医生们抱怨老人不肯吃药，倔得很。韦主任向他了解不愿吃药的原因，老人说吃这药干什么，没病都吃出病来，把我肝脏都吃坏了。虽然有点哭笑不得，但韦主任还是耐心地跟他说明吃药的必要性，以及服药后可能出现的副作用，并且安抚患者药物并没有他想象得那么可怕。查房结束已经接近10点，还有大量的工作等着医生去做，现在我终于明白为什么老年科的医生对我这个初来乍到的进修生表现得如此兴奋——他们真的太需要临床药师了！

或许之前的我还在思考该如何融入临床开展工作，但经过人生第一次查房后，我决定就从用药教育入手。老年科的患者大都高龄，基础疾病多，合并用药多，而且患者及家属对用药知识知之甚少，对药物治疗的态度也存在两个极端，一种是唯恐避之不及，一种是视若救命稻草，两种都不可取。其实，不仅是在这个老年科，放眼全国，每年有多少生命不是死于疾病本身而是死于不合理用药啊！临床药师的担子很重，想到自己也能为此尽一份力，不由得干劲十足，说干就干，我立即打开电脑研究每一位患者的用药，就从这老年科开始，走好自己临床药师的第一步！

2017 年 8 月 12 日

寻找自我的价值

邵燕飞　浙江省人民医院

人的一生总是在不断地寻找价值，寻找独立的价值，寻找存在的价值。

由于自身的职业限制和医疗大环境的影响，国内的临床药师一直处于摸索的阶段。最初成为一名临床药师时，我不仅因专业水平的不足而焦虑，更因价值的迷失而困惑。每每参与一个治疗方案的制订或者会诊后，我的心就开始悬着，牵挂着患者，期待着结果。而一旦结果没有朝着理想的方向发展时，我就会无比沮丧。因此，我常常问自己：我的价值到底在哪里？我该怎么帮到这些患者？

外科的一个全院大会诊：患者，男性，55岁，胃癌根治术后吻合口瘘，复杂性腹腔感染。引流液培养发现尿肠球菌，肺部多发感染，痰培养发现热带念珠菌（++++）。已行支气管镜灌洗，同时伴有切口感染，予以亚胺培南西司他丁＋伏立康唑＋替加环素抗感染，经过20余天的积极治疗后患者炎性指标无好转，营养状况急剧下降，特组织全院讨论。

外科的一个疑难会诊：患者，男性，75岁，行胰头癌扩大根治术。术后3天，在吸氧5L/min的情况下，血氧饱和度徘徊在94%左右。术后第4天，主诉胸闷气急，血氧饱和度下降至78%，急查D-二聚体定量21 460μg/L，查CT肺动脉造影提示急性肺栓塞。特组织全科进行疑难病例会诊。

外科的一个病例讨论：患者，女性，62岁。既往有2型糖尿病病史，行腹腔镜胃癌根治术。术后给予肠外营养支持，组方中葡萄糖（g）：胰岛素（IU）=4.5∶1。9 月 26 日报危急值：生化中血糖值 22.27mmol/L，遂予以外周静脉胰岛素泵调节血糖。9 月 27 日凌晨突发心慌、冒冷汗，急查血糖值 2.7mmol/L，立即停止胰岛素泵，给予对症处理后好转。特组织全科进行病例讨论。

我为什么在此要举这三个例子？因为除第 3 个病例外，前两者举全院医疗资源，举患者全家精力、财力，耗时长久、花费巨大才换来患者的转危为安。而第 3 个例子也是让医患都为之胆战心惊，一旦处理不佳就是医患紧张的导火索。而这 3 个患者的并发症又非常常见，如何避免再次发生才是最值得去深究的问题。

病例一，患者术前经营养风险筛查和营养不良评估均提示有重度营养不良，指南推荐术前应给予 7~14 天的营养支持，术前营养支持有利于术后并发症的减少。但患者忧虑自身的疾病强烈要求入院后即刻手术。

病例二，患者年龄≥75 岁、腹腔镜手术时间>45 分钟、恶性肿瘤、中心静脉通路，血栓风险因素评分（caprini）≥5 分，属于血栓风险高危患者，原则上建议术后第 1 天即开始应用抗凝治疗，并用至出院或者术后 14 天。但患者术后并未进行常规抗凝治疗。

病例三，患者既往有 2 型糖尿病史，一直使用诺和灵 30R 控制血糖。术后受手术应激以及肠外营养的影响，导致血糖波动明显。这一类的患者建议直接胰岛素泵控制血糖，每 2 小时监测血糖值。

面对这些患者，我陷入了深深的思考。以往药师去临床，都是被动地接受相关咨询或者给予用药教育，完成的是整个医疗过程中的某一个环节，某一个点。而以点串面，将工作嵌入到整个流程中才是应该追求的目标。为此，我积极寻找相关资料，与国内几家"高精尖"医院交流经验，初步拟定了外科围术期的抗感染、抗凝、镇痛、营养支持、血糖管理等标准化操作流程。并在科室主任的牵头下，成立外科 ERAS（术后加速康复）团队，并成为核心成员。与团队成员多次讨论交流后制订了外科围术期规范化管理流程。2018 年，我们将建设 ERAS 病房，每一个入院患者首先经过详细的医学和药学问诊后，纳入相应的组别，建立档案，进行全程化标准化围术期管理。

做临床药师 3 年了，初始一直纠结于工作模式的确定，接着徘徊于价值的肯定，会为了参与一个重症疑难会诊而沾沾自喜，也会为了一个用药方案的肯定而心生自豪。可是慢慢发现，回归患者，全程化参与患者的管理才是最本质的事。我们所需做的，就是沉淀下来，站在专业角度，做医护人员不可或缺的好帮手，做患者值得交心托付的好药师。

2018 年 1 月 23 日

不变的是初心

阳丽梅　福建省立金山医院

求稳是人之天性

"消化内科缺一个临床药师，你以后就去消化内科吧。"当领导跟我说时，我的内心是拒绝的。在抗凝治疗的临床药学工作中，我已经工作了7个年头，抗凝领域的所有指南、规范都已经了如指掌，突然转换领域，从头开始，难度可想而知，心里忐忑不安。

医生的初心是悬壶济世、救死扶伤，药师的初心是精准用药、服务健康。带着这份初心，我硬着头皮到了消化内科。

消化系统是体内最复杂的系统之一，涉及的器官也是所有临床科室最多的。面对复杂的疾病治疗，关键还是要坚守初心、倾注真心、大胆细心，熟悉诊治指南，找准工作方向，把临床药学融入消化内科。

细心担当，守护患者用药安全

不管在哪个领域，临床药师的细心和担当必不可少。

一天查房的时候，我在病床上看到一张熟悉的面孔，那是我在抗凝门诊常规随访的一个患者，我的心里咯噔一下，这个患者不会是消化道出血吧？我赶紧对患者进行详细的药学问诊，果然不出所料。该患者因主动脉瓣置换术后服用华法林 3mg qd，在门诊随访已经 4 年，之前国际标准化比值（INR）都控制得很好。然而，最近两次检测的 INR 只有 1.26 左右，最近无合并用药，饮食生活习惯无明显改变。此次入院 1 周前门诊医生为她将华法林加量至 3.75mg qd，患者服药 3 天后，出现了排黑便症状，急诊复查 INR 3.01，怀疑消化道出血收入院。

患者入院后，医生给她注射了维生素 K_1 5mg 促凝，复查 INR 1.62，继续住院观察。"这是我抗凝门诊的病人，她的华法林剂量调整就交给我吧。"我主动把问题揽过来。叶主任欣然同意了。我认为，目前患者仍处于出血高危期，短期内先把华法林停掉，等她出血情况稳定后，再把华法林加上去。经过我的调整，患者 3 天后排黄色便，我开始给予她华法林 3mg qd 抗凝治疗。目前，该患者一直在抗凝门诊随访，INR 控制在 1.8～2.2 之间，未再出现消化道出血。

这是一个出血和血栓风险并存的典型案例，之后我在消化科还碰到很多类似的案例。有些患者是联合使用阿司匹林、氯吡格雷双联抗血小板后导致出血的，有些患者则是因关节炎或者痛风自行长期服用止痛药或者激素导致出血的。对于存在血栓风险的出血患者，需把握出血和血栓之间的平衡，是否需要桥接？何时开始重启原方案治疗？如何进行胃黏膜保护？临床药师只有权衡利弊，才能保证患者的用药安全。

问题导向，从事后补救到事前防范转变

习惯了抗凝药物治疗的工作模式，习惯了以药物类别为基础的思维模式，转到消化科的时候，我一直在思考该如何切入新的工作。

在医嘱审核的过程中，我发现消化内科很多患者需要营养支持，而该科室患者的营养支持治疗还有很大提高空间，比如未进行常规的营养风险评估、肠外营养使用率较高、肠外营养配方不合理等。营养药物治疗也许是一个很好的切入点。打定主意后，我跟叶主任主动请缨，给临床医生进行了两轮合理营养支持治疗的讲座，就肠内外营养的基础知识、消化内科常见疾病（如炎症性肠病、急性胰腺炎）的营养支持原则与医生进行了深入交流。

此外，我还对患者进行了常规的营养风险评估，对医生的医嘱进行常规审核，发现配方不合理的及时与医生沟通。一段时间后，我的工作开展卓有成效，护士长也来邀请我，她说护理部要组建一个营养专科，希望我也能加入他们的团队。我欣然同意了。

创新实践，让治疗工作更加规范化标准化

为了让营养支持治疗更加规范标准，我跟医生和护士商量，共同制定营养支持流程，规范营养支持治疗。

对每个入院患者进行营养风险筛查，只有确实存在营养风险的患者方可进行营养支持治疗；根据患者的饮食状态，选择肠内、肠外营养；医生开具营养处方之后，临床药师对处方中的能量、糖脂比、热氮比、稳定性、电解质浓度、胰岛素浓度等进行审核。

我们还设计了《福建省立医院肠外营养计算表》，根据本院的实际药品情况调整表格内容，安装在医生的电脑中，方便其在开具肠外营养处方的时候做简单的计算，深受广大医生的好评。这是我跨界的第三步——制定规范的治疗流程，让药学服务更加规范化、标准化，更好地为医生、护士及患者服务。

弹指一挥间，初心依旧在。四年过去了，我跟消化内科医护人员真正打成了一片，成为团队不可或缺的一员。除了常规的参与查房、医嘱审核以外，每月一次的集中患者教育仍在进行，科主任和护士长也放心把新进医生、护士的培训工作交给我。

一路走来，虽然非常辛苦，但充实快乐、收获满满，自己也越来越热爱这份工作了。

2018 年 1 月 20 日

从小事做起

石佳娜　浙江省人民医院

从一个兼职的临床药师到今天的专职临床药师，我走过了十几个春夏秋冬。

回想当时还是刚毕业的药师，去临床之前心怀忐忑，把《药理学》的心血管章节看了好几遍。第一次去临床，印象深刻：当时我们主任把我带去心血管科，心血管科白主任正在查房，在众多医生、进修生面前问我高血压药物有哪几类。幸亏事先看过书，比较流畅地回答了。随后的一段时间内，白主任会时不时地提问，每次跟着查房自己就会精神高度紧张，生怕回答错误，但也正是在这样的训练中，自己的药学知识储备得到了很大的提高。那个时候的我不知道怎样真正融入临床，参与到临床用药的整个工作流程中去。只是比较被动地跟着主任查房，回答一些医生提出的问题，例如，药品品规、医保问题、非心血管科用药的咨询等。医生对我也是比较客气，感觉自己是在心血管科做客。

国内临床药师制刚刚开始起步，找不到学习的模板，只能一边学习，一边摸索。从兼职转变为专职临床药师后，有更多的时间与临床接触，我更加深入地了解了医生的一些需求。关注患者的肝肾功能，对特殊患者进行药物剂量的换算，协助医生开具医嘱；患者发生不良反应时，能协助医护对患者做好解释工作，并告知患者一些对应的处置手段。

记得有一个快速心室率房颤、冠心病合并糖尿病的患者，我建议医生调整药物剂量或更换品种：患者应用胺碘酮复律，并用地高辛控制心室率，两药联用会使地高辛清除率下降，血药浓度增加。我建议医生行心电监测和临床观察，监测地高辛的血药浓度，必要时调整地高辛剂量。医生接受建议，密切观察地高辛不良反应，并在心室率控制后停用地高辛。此外，通过 CYP3A4 代谢的他汀类药物如辛伐他汀、阿托伐他汀和洛伐他汀与胺碘酮联合用药时肌肉毒性风险增加，当使用胺碘酮治疗时，推荐使用不通过 CYP3A4 代谢的他汀类药物。建议医生使用氟伐他汀或者瑞舒伐他汀，或者更改阿托伐他汀的剂量。医生采纳了建议，将阿托伐他汀剂量减为 10mg/d。药物不良反应的处置：患者在静脉输注胺碘酮时发生静脉炎，建议护士选择中心静脉给药，在输注时注意给药浓度、持续时间、pH 等，红肿的皮肤处可以硫酸镁湿敷，我院制剂室制作的如意金黄膏也有一定效果。医生采纳建议后，患者疼痛减轻，红肿消退。药物溶媒的选择：胺碘酮说明书规定只能用等渗葡萄糖溶液配制，《中华人民共和国药典》中未提及，但在《马丁代尔药物大典》中"制药厂申明它与氯化钠溶液不相容"，但未说明理由。按照《中华人民共和国药典》以及参考文献，我采用高效液相的方法进行了果糖注射液、转化糖注射液与胺碘酮配伍稳定性研究。实验结果表明胺碘酮与这两个溶液配伍后含量未下降、pH 未明显改变，为糖尿病患者选用这两种溶媒提供参考。

长期与医护的积极合作，让我发挥了临床药师的作用，为患者的用药安全提供了更多保障。为提升自己的专业水平，我先后去浙江大学医学院附属第二医院进行临床药师学员培训、上海复旦大学附属中山医院和西京医院进行临床药师师资培训。

随着工作的深入，我发现心血管科很多患者有共同的特点：年龄较大、基础疾病较多、用药复杂、慢性疾病缺乏管理，而医生往往没有足够的时间来做患者的用药宣教。所以，在跟随医生查房中，我更加关注患者的慢病管理，编写了慢性疾病的一些用药咨询资料，并开展床前用药宣教。针对一些高危药物如华法林、地高辛，以及常见病如冠心病、高血压等进行患者用药宣教。平时也结合青年志愿者、社区义诊等机会，把一些合理用药的知识宣传给居民。"不积跬步，无以至千里；不积小流，无以成江海。"我提醒自己从身边的一些小事做起，以患者为中心，让患者得到更多的专业药学服务，让平凡的工作拥有不平凡的意义。

从懵懂的兼职临床药师到专职临床药师，我要不忘初心，努力前行。

2018 年 2 月 13 日

那份自信，那份温暖

朱春梅　新疆维吾尔自治区克拉玛依市中心医院

2009 年，迎着第一缕春风，我来到了星城——湖南长沙参加卫生部临床药师培训基地的培训。

我的临床带教老师是一位不苟言笑，认真严谨的教授。他工作非常认真负责，对我们也很严厉，工作一天下来，我们都要在教授的带领下针对新入院和特殊患者做总结。

"朱药师，你说一下，复方新诺明（复方磺胺甲噁唑片）为什么可以和碳酸氢钠片合用，而呋喃唑酮片不宜和碳酸氢钠片合用？""朱药师，你说一下，阿魏酸哌嗪片具有抗凝、抗血小板聚集的作用，为什么还能用于血尿患者？"头上几个大问号，我顿时懵圈了。"那你再说一个临床比较简单的问题，肾病综合征最典型的四个特点是什么？"天呀，我一个都不会，只好像蚊子叫一样小声说："我回去查一下，好吗？"由于之前没有接触过临床，我的临床知识基本为零，赶紧买来《内科学》《中国医师药师临床用药指南》《抗菌药物临床合理应用》等书籍，一阵恶补，我保证比我高考时还用功，渐渐地，随着时间的推移……

"朱药师，你这样就不错呀！"教授面带微笑对我说，我这可是第一次看到他笑，而且是对我笑，而且表扬了我呀！话说这是一位慢性肾功能衰竭合并肺部感染的患者，突发恶心、呕吐并心律失常。患者前期未诉不适症状，而且感染症状也在好转。一天的忙碌工作结束后，在进行总结时，我提出这位患者的临床表现是否为茶碱中毒症状，因为患者同时使用左氧氟沙星注射液和氨茶碱注射液，这两种药物合用时，可使茶碱的清除率降低，血药浓度升高，可出现胃肠道反应和心动过速、心律失常等中毒症状，而且这位患者年龄较大且肾功能衰竭，也极易发生茶碱中毒。

"这是谁写的病程分析，糖皮质激素的不良反应和注意事项分析得很到位嘛！"这是全科查房时临床主任说的，而这份病程是我写的，当时那份欣喜，是蹦极都无法比拟的，我终于可以"抬头做人"了，我自信我可以当一名临床药师了！

经过一年的学习，我回到了所在的医院，从事临床药学工作，挑战又来临了。"主任，朱药师说这位患者左氧氟沙星首剂 0.5g，维持剂量 0.25g，隔日一次，这样有用吗？"这是我针对一位尿毒症合并尿路感染患者给出的抗菌药物用量。主管医生以此向主任"告状"。幸亏我早有准备，拿出国内的《抗菌药物临床应用指南》和国外的《抗微生物治疗指南》，并且从左氧氟沙星的药动学讲述左氧氟沙星主要经过肾脏排泄，肾功能不全患者易引起药物蓄积，且普通血液透析不能清除等。主任听完说："那就按规定用。"主管医生怀着一丝不信任用了我推荐的剂量，患者临床不适症状改善，治疗有效。随着我的建议逐渐被采纳，我知道医生们开始相信我了，我自信我可以当好一名临床药师了！

随着临床工作的开展，我也接触了各种各样的患者，黄阿姨就是其中一位。她患有尿毒症，但总是乐呵呵的。阿姨一直有高血压，控制也尚可，可有一次她的血压升到了 160/95mmHg。我查房时问她："阿姨，您最近哪里不舒服？""我有些咳嗽，可能感冒了。""您和医生说了吗？""我想就是一点小感冒，自己吃了家里的感冒药。""您能和我说一下吃的什么药吗？""康泰克。"噢，阿姨血压升高的原因找到了。"阿姨，您吃的感冒药主要是针对鼻塞、流涕、打喷嚏，而且里面有伪麻黄碱可能升高您的血压，不适宜您吃，而且您现在只是咳嗽，也不对症，每种感冒药也是不一样的。"后期我针对其咳嗽的症状：干咳，痰少不易咳出，建议她使用蜜炼川贝枇杷膏，阿姨欣然接受了。后来我做一个健康教育视频时，请阿姨配合出镜。"朱药师我都可以上电视了！"我至今仍然记得她当时笑得像个孩子。

有一位血液透析导管感染的患者，因血管条件不好，在北京医院做的人造血管，但患者总是发低热，导管查出鹌鸡肠球菌，其抗菌药物的选择我跟进了很久，也和患者及家属成为了好朋友，"朱药师，上班呀！""朱药师，你来了！""朱药师，谢谢你的关心，我会按时复查的。"每当听到这样亲切的问候，我自豪我是一名临床药师！

是的，因为那份自信，那份温暖，我为我是一名临床药师而骄傲！

2018 年 2 月 20 日

放飞理想的地方

张淑青　山东省滕州市妇幼保健院

凉风习习，湛蓝的天空大朵的云彩四处飘荡，阳光已经没有那么明丽，少了一些耀眼。又是一年秋意浓，提到秋季，脑子里闪现的是收获二字，在这个硕果累累的季节，我已经参加原卫生计生委临床药师规范化培训半年了。闭上眼睛，回想这六个月，进修的点点滴滴依然历历在目。

在一个春季阳光明媚的午后，我来到了南京大学医学院附属鼓楼医院，站在门前看着这所高大的建筑物，心里无限向往。在最初培训的一周里，了解了鼓楼医院的历史、辉煌、精髓，尤其是作为一所人文医院，声名远扬。这让我想到从业时站在国旗下宣读《希波克拉底誓言》的时候，不禁潸然泪下。突然就想问问自己，这些年，你都做到了什么？需要改变什么？宣誓至今，已经十余载，而当年的热情却随时间的流逝变得虚无缥缈。然而在鼓楼医院，我重拾了以往热情，同时也拾起了自己的自信。

初入临床科室，内心充满恐慌和忐忑。坐在医师身边，总怕会碰到他们来问我问题，倍感煎熬。第一次去查房，紧张地跟在最后，生怕有人看到似的。记忆最深刻的是第一次去问诊，准备了一箩筐的问题，当我看到患者的一刹那，居然一句话都想不起来，心里紧张了，说话磕巴了，手也开始冒汗了。现在想想，目光一定是呆滞的，完全不知道那次问诊是怎么结束的，当我们从病房里出来，心里的崩溃无法描述。我不停地问自己，这就是我的水平吗？我们的带教苗苗老师，一个高度认真负责的老师，在我没有做好问诊时并没有责备我，而是带着我们去演示了问诊的过程，告诉我们注意事项，告诉我们交流经验，让我慢慢喜欢上跟患者以聊天的方式沟通。就这样，我不再彷徨，不再紧张。渐渐地，开始试着跟医生，跟护士，跟患者交流，开启真正学习临床药学的路。最开心的事情是每天早晨去给患者做出院教育，耐心地为他们指导用药，看到患者满意地听取我的解释，听到患者对我说一声"谢谢"，内心总会有莫名的感动和自豪。

当然，在临床经常会遇到自己解决不了的问题，最初的时候，我会选择问其他人。但是逐渐发现，问的过程很简单，但不一定会记住。如果自己寻找问题答案，却会记得更清楚。于是我开始试着查资料，学着记笔记，不断积累知识，为成为一个专业的药师而努力。

在这六个月中，让我最动容、收获最大的，是学会了博爱。每天都会有不同的感动，一个平易近人的微笑，一句温暖的话语，一个善良的举动，这些都在潜移默化地激励着我。在这个大楼里，处处有温情，显得格外亲切。曾经有一位患者老奶奶，在我不厌其烦教会她吸入剂用法时，亲切地拉住我的手，非要塞给我一个大梨，一直不停地说："耽误你时间啦，真的很谢谢你。"这种感动，让我体会作为一个有爱的人是多么的美好。

鼓楼医院的点点滴滴无疑都是我宝贵的财富，它让我体验到了作为一名临床药师的职业幸福。就这样，在一次次历练中，我不断地更新对临床药师的理解和认识。因为理解，所以选择；因为热爱，所以坚持。我知道，一位真正优秀的临床药师不仅需要丰富的药学知识，还要紧跟临床医学和药学的进展，不断更新自己的观念，提高自己的专业技能。而我的理想是成为一个合格的临床药师，鼓楼医院也成为我放飞理想的起点，我要用自己的理想和热情，去实践捍卫生命尊严的诺言。怀着这样浪漫的情怀，我将为做一名合格的临床药师而不断努力。

2017 年 11 月 5 日

坚持，不忘初心

"请你回答你对临床药师的看法。"依稀记得当初工作面试时，面试老师问我的问题。那个时候的我对临床药师完全没有概念，只能按照课本上学到的内容简单描述了一下："临床药师的职责是帮助医生合理使用药物，解决用药过程中遇到的问题，避免药物之间不良相互作用，为患者提供用药保障。""那你愿意成为一名临床药师吗？"我毫不犹豫地回答："我愿意！"

不知不觉，这已经是我来医院工作的第三个年头了。正如当初我期盼的那样，我真的成为了一名临床药师，其实这份工作并不如当初我想象的那么简单。

记得一年前我刚踏入临床的时候，血管外科的医生们正在讨论病例。面对那么多陌生的面孔，我十分紧张，默默地找了一个位置坐下，听他们说着一些我完全不懂的专业词汇。

刚去的那段时间里，我所能做的工作主要是围绕医嘱审核、患者教育、药学查房等常规工作展开。在医嘱审核过程中，我发现了不少用药问题，外科医生在用药方面仍有值得改善的地方，作为临床药师，还是有我发挥的空间的。当我怀着忐忑的心情将发现的问题与管床医生沟通交流时，医生们却不为所动，我的内心充满了挫败感。其实，我也知道这是必然的结果。对于一个刚刚进入临床的药师，与医生之间尚未建立足够的信任感，他们自然不愿轻易采纳我的用药建议。如何打开僵局，获得医生们的信任呢？我想，唯有坚持不懈地努力，用自己的专业知识和良好的沟通技巧赢得临床医生的认同。

于是，在沟通之前，我会先查阅相关的用药指南与文献，只有找到充分的循证医学证据，才能有底气去说服医生。有位主任曾和我共同讨论过一个问题，他问我："硝苯地平片能舌下含服吗？"我一口咬定："不能，因为硝苯地平片舌下含服吸收太快，降压速度太快，可能导致血压在短时间内剧烈下降，导致重要脏器缺血，可能诱发严重的缺血性心脑血管事件，因此高血压相关指南都是不推荐的。"他又问："如果一些主动脉夹层的患者需要紧急降压，该如何进行处理？"我说："可以使用一些静脉用降压药，像硝普钠、乌拉地尔和尼卡地平注射剂，这些药可用于紧急降压。""那为什么硝苯地平片说明书上写着如果病情紧急可以选择舌下含服？"主任继续追问，我顿时语塞。他接着说："在临床工作中，我们常常遇到各种复杂的情况，为了让患者尽快脱离危险，很多处理方式包括药物使用方法不完全是参照指南的，我们更要结合患者的实际情况进行综合分析处理。"我点了点头，仔细回味着主任的话。的确，权威的用药指南是前辈们经过无数的努力总结的结果，但作为一名临床药师，仅仅掌握指南是远远不够的。一方面，我们要时刻关注国内外最新的医疗动态，时时更新自己的知识储备；一方面，也要像临床医生一样，善于在临床工作中发现问题，解决问题，理论与实际相结合，才能得到提高与发展。这也是临床药师为什么必须"下临床"的原因。

在血管外科工作的一年多时间里，我明白了作为一名临床药师的职责，但是想要做好一名临床药师是极具挑战性的。当我迷茫时，我便会忆起当初面试时候的回答，我坚定地说："我愿意！"为此，我始终不忘初心，砥砺前行！

2017 年 7 月 18 日

临床药师成长记

彭洪薇　南昌大学第一附属医院

随着新年钟声的敲响，新的一年如约而至。在这样新旧交替的日子里，我想起了自己作为专科临床药师最初来到血液科时的场景：

血液科陈主任在周一的早交班时将我介绍给大家："这是我们科的临床药师，中国医学科学院血液学研究所毕业的，今后将常驻我们科工作，大家欢迎！"伴随着大家热情的掌声，我简要介绍了自己的学习与工作经历。

血液科的患者多以恶性血液病为主，化疗后常需预防与治疗严重感染，主任们对抗菌药物对造血系统的影响很关注。

"请为我们分析下预防白血病粒缺期革兰阳性菌感染，万古霉素和利奈唑胺哪个更为合适？"陈主任是一名实干型的医生，她问了一个血液科治疗中经常会碰到的问题。

"万古霉素较利奈唑胺更合适，因利奈唑胺可引起血小板减少，据报道发生率可达 15% 以上。"没想到平时波澜不惊的早交班上，陈主任会突然问一个这样的问题，想来也是想考察临床药师的基本功是否扎实，是否可处理血液科的日常用药问题。好在入科前通过医院的 PASS 系统我调查了血液科近 3 个月的病例，熟读了相关化疗药物与抗菌药物的说明书，在此时正好派上用场。

上午，医生的工作都很忙碌，一问一答过后陈主任开始安排科里其他事宜，她也特地交代安排了在周三下午的科室学习时间，让我就工作内容为大家做一个介绍。

"小彭，感谢你来到我们科，临床药师近年兴起，医院配备临床药师的呼吸科和ICU对临床药师都赞许有加。你是否可做一简短PPT向大家介绍下你们的工作？"看来虽然我们科里的前辈已取得了不错的口碑，但目前医生、护士对于我们的工作性质仍不大了解，"路漫漫其修远兮"啊！

我非常珍惜这样向大家分享药师工作的机会。两天后的下午我为大家介绍了我们的工作内容、药师信息工作平台以及我们科目前开展的基因检测和治疗药物浓度监测等检测项目。

"我一直有一个问题，血药浓度有些药物要测谷浓度，有些药物要测峰浓度，请问你知道目的是什么吗？"陈主任问道。

听到这个问题脑海里马上浮现出药动学的曲线图和目标浓度范围，但教科书上对于谷浓度和峰浓度的测定并未做过说明。顿时有些语塞，又仔细想了一下"最小治疗浓度"和"最低中毒浓度""一次给药模型"和"多次给药模型"。"测峰浓度的药物是防止药物中毒，测谷浓度的药物是在药物达稳态后、下一次给药前测定，一般为长期服用易蓄积中毒的药物，测谷浓度是为了防止药物蓄积造成不良反应。"我说道，说完还能感觉到自己砰砰的心跳声，也不知道说的是否全面，霎时有种"书到用时方恨少"的感觉。

"测谷浓度的药物一般是长期服用容易蓄积的，比如说我们科常用的环孢素、他克莫司。峰浓度也是看是否中毒的，但一般测峰浓度时药物的治疗窗较窄，防止短期内的峰浓度过高导致毒性反应。"一旁的薛主任替我解围，补充道。

虽然我答出了大体意思，但经过这几次的交流更让我感觉到临床医生对临床药师实践技能的要求。这些小事我一直铭记于心，对于我们药师而言，不应仅凭书本上的理论知识或是说明书来"指导"临床用药，而应该以这些为自己工作的基础，发现、关心并解决临床所遇到的每一个特定问题，每一次都是自己提高和学习的机会。

不觉间自2012年工作至今已来到了第六个年头。遥想当年博士毕业时面对基础研究和临床药学岗位时，听从自己内心的声音，认为知识能够应用于服务患者才是最适合自己的职业选择，我毅然回到了家乡南昌，进入了南昌大学第一附属医院。当时药学部正值搬迁之际，临床药学工作已然取得了一定的成绩，是我国参加"临床药师制"试点的医院之一。6年的时间过去，伴随着科里临床药师队伍的壮大和临床药学学科的发展，我也不知不觉间成长起来。从面对一个个恶性血液病患者化疗、抗感染、支持治疗药物相互作用的倍感复杂到如今审方时可迅速发现有价值的药学问题，并提醒医生注意，我经历了一个实验室药师向临床药师的转变。甚至，从日常的工作中，我已可提炼临床药学相关问题，与临床医生一道开展临床研究了。

我深知自己仍有许多不足之处，各专科用药及治疗指南相关知识仍需加强。这些年随着工作和学习的深入让我感觉多年的理论知识找到了实践的支点。作为临床药师的我，一直在成长中。

2018 年 3 月 12 日

每个人都有自己应该背负的十字架

陈大宇　中国药科大学临床药学研究生

随着科学和理性的不断发展，人们开始了解自身，了解疾病，了解治疗疾病的方法。人类从诞生之初便已经学会的最古老的自我医治的方法，便是使用药物。而我则幸运地来到了一个让我获益匪浅的医院，也让我切实地体会到了这门人类最古老的医疗方法在使用中的艺术。

本科时，我对于学习的药物知识常感觉到迷茫，这些更近似于化学的枯燥知识，学起来是相当吃力的。药物的结构和复杂的理化性质，到实际的治疗应用，中间有很多个层级的跨越。直到我真正面对一个个迫切需要药物治疗的患者的时候，我才感受到这门古老学科中所蕴涵的内容和活力，不再是一个个印刻在书本上的灰黑色标记和符号，而是真正可以投入到应用中，让人们能战胜死亡的精灵。

然而初入临床的我，面对真实的应用于治疗的药物，常处于一种手足无措的状态。教科书上的内容，杂乱无章地绕成一团，让我完全理不清头绪。面对呼吸科监护室患者复杂的用药，我感到手足无措。医生们讨论的治疗方案，我只能理解药物的作用，对于剂量的把握、不同治疗药物的配合，基本上就是一无所知了。轮转期间，我就只能在一旁观察学习进修的师兄师姐和带教老师们的用药分析，也提不出什么有效建议。面对各种指南和不同的药物治疗方案，我甚至感觉到有些吃力，我真的能将这么多内容学会并运用到工作中吗？

我一边轮转学习一边自我怀疑，一天中午午休的时候，我正在病区学习指南，普外科的一个医生向我咨询一个患者营养方案的调整，而进修的师兄和带教老师卞老师正在进行着毕业考核。我突然发现我肩头有了一副重担，这是实打实的、需要药物治疗方案的患者，而我给出的治疗方案将影响到他的健康状况。我支支吾吾，脑子里乱成一团。

进修的师兄之前针对这种病情是怎样处理的？我越急于思索，越想不起来。这个患者曾经出现过乳糜漏，所以使用过短肽型肠内营养制剂；同时患有肝癌，使用过肝病专用型的肠内营养制剂；患者前几天又出现了消化道出血，还进行过肠外营养支持，病情十分复杂。究竟该选哪一种治疗方案？

恰恰在这时，普外科南主任走进了办公室，这让我倍感压力。我搜刮着学习到的那一点点知识，结结巴巴地说："如果患者进食流质没有问题，也不存在大便隐血的情况，可以直接使用肝病专用型制剂进行尝试。如果不能耐受再退回短肽型制剂进行营养支持。"一旁的南主任也点点头，他走到我跟前，说："小陈啊，我看你刚才一开始还是有些犹豫，有些不自信。我觉得你们临床药师只要准确把握住了用药的适应证和禁忌证，大可以放心自信地去给出建议，不用顾虑太多。"我点点头，心里有些释然，但仍然感觉到身负重担：在面对患者的治疗需求的时候，我也能够开始给出有用的建议了；但是患者的健康，也将与我们给出的建议息息相关，责任太重大了。

有一句意大利谚语说道："每个人都有自己应该背负的十字架。"不管是遍尝百草的神农，还是宣誓"守卫信仰，援助苦难"的医院骑士团，还是黑死病时期仍然坚守在佛罗伦萨瘟疫一线的药剂师们，抑或是现在在一线岗位上为了广大人民的健康而奋战的药学前辈们，都选择了背负起这样的重担，不断求索，不断探寻。现在的我，在能力上还有所欠缺，远远达不到背负起真正重担的目标，但是自从那次谈话之后，我已经做好了背负起那副"十字架"的充分准备。

2017 年 9 月 11 日

梦开始的地方

郗有丽　南京大学医学院附属鼓楼医院

四月的阳光很好，照在窗台上，暖暖的。

转眼入职已经有几个月了，经过药房轮转学习，我对传统药师的职责有了比较深入的了解。但是，临床药师，一直是我心中的梦，高不可攀。上学的时候，听师姐们说过临床药师如何如何厉害，可以每天在病房里参与治疗，指点江山，激扬文字。由于患者的情况各不相同，每天的工作都充满了新的挑战。工作后，每天午饭时间我都会聚精会神地听临床药师前辈们讨论他们在病房的所见所闻，听他们讨论各类不同患者的用药问题，讨论临床医生和护士对他们工作的认可和肯定。虽然只是听听，插不上话，但这就已让我心潮澎湃，向往不已。作为初入职场的我，觉得临床药师特别"高大上"，从事的工作能跟我们平时所学相结合，能接触医生和患者，能更快地学习到临床方面的知识。作为一个能够充分体现药师价值的岗位，临床药师是每一个医院药学人员所追求的。

每天我都在期待着哪天可以成为临床药师，哪天可以去临床，我又会去哪个科室呢？此时的我在药学室做着处方点评，学习抗菌药物使用的基本原则。一起入职的同事，有的已经被安排去了临床。我除了羡慕还是羡慕，很多科室已经有临床药师了，我不知道自己会在哪里，又或者能不能成为临床药师。

"小郗，今天开始你就去泌尿外科做临床药师。这是今年新开拓的科室，希望你在泌尿外科可以很好地发挥临床药师的作用，保证患者用药安全！"葛主任笑着对我说道。

走在去见泌尿外科严主任的路上，我已经顾不得窗外春日的阳光。此时我的内心既激动又忐忑，激动的是，我终于可以开启我的梦，做一个临床药师；忐忑的是，作为一个新人，我该如何开展我的临床药师工作呢？如何在一个没有前辈指导的地方摸索出健全有效的工作模式？如何取得医生的信任和认可？心里有太多的疑惑。

"严主任您好，这是我们科的小郗，东南大学的硕士，以后就让她协助你们处理泌尿外科的用药问题，希望能给你们科带来帮助！"葛主任介绍着我，我赶紧抬头向主任问好。严主任是个很干练的人，他立刻打了电话，联系好带组医生，并对我的到来表示欢迎："小郗，希望我们一起，更好地为患者服务！"

下班后，从病区回来的路上，夕阳柔和而温暖，广场旁的迎春花随风摇曳，灿烂得如同我此时的心情。终于可以成为一名临床药师了，曾经的梦就这样忽然实现，让我惊喜万分。2016年4月26日，这一天对于我来说无比重要，临床药师职业生涯从此开启！我对自己说，要努力，努力学习知识，武装自己；要细心，细心观察和学习，了解患者和临床医护的需要；要耐心，耐心给患者讲解药学知识；要认真，认真审核患者每天的用药；要创新，在一个没有前辈的领域开拓出有自己特色的药学服务！

从今天起，在南京大学医学院附属鼓楼医院泌尿外科，我的临床药师梦就这样开启了……

2016 年 4 月 26 日

默默成长　静待花开

韩学诚　江苏省常州市第二人民医院阳湖院区

说起白衣天使，大多数人的脑海里浮现的都是"救死扶伤、仁心仁术"的医生和"素雅温馨，关怀备至"的护士的形象，鲜少有人会第一时间想起医院里还有这样一群人：他们活跃在治疗的第一线，以病人为中心，以保障临床药物治疗的安全、有效、经济为己任，协助医生确保门急诊、住院患者药物治疗的及时性、准确性和合理性。他们从不张扬，默默无闻，体会的是平凡，体现的却是奉献——这就是药师！

平凡岗位中的不平凡

记得一次我刚接夜班，走来一位表情严肃且略带怒气的老年患者，"我来问下啊，昨天我来看胃病，找的你们薛主任，你认识吧？""您有什么问题吗？""他给我开了这两种药，吃了一天今天全身痒，还起了红疹子，你说怎么回事，胃病没治好，弄出皮肤病了！"患者情绪非常激动。"我先看看您吃的药。"我接过患者拿着的药盒，"这个药（多潘立酮片）是治疗腹胀腹痛、嗳气的，您是不是最近胃胀不易消化？""是的。"患者情绪有些缓和。"这个药（枫蓼肠胃康颗粒）是中成药，主要用于治疗消化不好引起的腹胀、腹泻，您是不是这几天还拉肚子？""有点拉肚子。"患者点点头，"那我这满身红疹是怎么回事？是不是皮肤病？看病还看出皮肤病了？"患者情绪再次激动起来。"您身上的红疹是吃这两种药后起来的吗？""原本从来没有得过皮肤病，就是吃了这两种药后起来的，一个西药、一个中药，肯定是相互冲突引起的。""您稍等，我来看下。"

我诊查了下患者身上的皮疹，初步判断可能是药物引起的皮疹。又看了看这两种药物的说明书，确实在多潘立酮不良反应一栏中有提到皮疹。"您好，您的皮疹有可能是服用药物引起的，因为您是同时服用这两种药，现在很难判断是哪种药物引起的。""我就说嘛，还是主任呢，我还特意挂的专家号，我找他理论去！""您稍等，先别激动，听我先和您讲讲药物不良反应是咋回事，您再去理论也不迟。"

老人停了下来。"药物引起的不良反应不是每个人都发生，我们把药物在正常用法用量下出现的与治疗无关的反应称为药物不良反应，医生是不能提前预知哪位患者会发生哪种不良反应的，这两种药物是治疗腹胀腹痛的常用药，患者服药后皮疹发生率低，您还真不能怪薛主任。"患者将信将疑地说："他不该给我西药和中药混着开，中西药混着吃发生冲突才引起的。""您放心，我不会偏袒任何人，我是站在中立的角度和您讲的，中西药结合治疗疾病现在已经被认可了，不是还有中西医结合医院嘛。""那倒是，那我现在怎么办？""您现在先去皮肤科看看确诊下是不是药物引起的皮疹，如果是，您就暂时停用这两种药物，停药后皮疹会慢慢好转的。""那开的这些没吃的药怎么办？""没有开封的药，我帮您退掉。""你这小伙子不错，不让你为难，把这几盒退掉就行了。"我松了一口气，总算让这位患者理解了，没有将事情进步一扩大，后来这位患者皮肤科诊疗后确诊为药疹，退药后，我建议他再次去消化科就诊，他却说现在肚子不胀先不看了，等皮疹消了再说。

这件事让我有了很强烈的职业满足感，我用自己的药学知识避免了一次潜在的医患纠纷，这就是药师价值的体现吧。药师的药学服务不仅限于病房，门诊窗口也可以开展药学服务。"这个药饭后吃。""这个降糖药吃饭时与饭一起吃。""这个药需要回家放在冰箱冷藏层保存。""吃这些药时不要喝酒。"……这些都是药学服务的体现形式。

让青春在实践中飞翔

在药学部各部门工作中，我的成长离不开领导和同事们的帮助。我们科室每年都举办相关的继教班和业务学习，鼓励药师参加继续教育学习，专业学术会议，在这些会议上投稿。虽然是一名调剂药师，我也会利用一切休息时间参与这些学习机会，每次的学习都会有不一样的收获。

常州市医院协会药事管理专业委员会主办，常州市各医院药学部承办的"常州市临床药师规范化药学查房"活动已经举行六个阶段。每次活动都邀请全国药学界的知名教授和专家做点评和专题报告。

每阶段活动都会分享 2～3 个典型的临床真实案例，药师分组讨论，从用药问题、治疗难点、治疗矛盾、药学监护等方面进行深入浅出的探讨，提出解决问题的方式方法。通过参加这些病例讨论分析，让我更加深入地学习到了药师在疾病治疗中的关注点和发挥作用的切入点。从最初的听不懂、云里雾里，之后的恍然大悟、受益匪浅，到最后可以提出自己的观点，拓宽了我的思路，让我意识到仅仅掌握说明书的内容是远远不够的。从疾病的角度、从患者自身特点的角度出发再来评价用药合理性将更具说服力。

这些活动给医院药师提供了学习和锻炼机会，同时也给我市药师们搭建了学习交流的平台，作为受益者非常希望这样的活动继续开展下去。

"5-2-1" 学习管理

常州的青年药师的成长均有一个特点，就是无一例外都受益于游一中教授的"5-2-1"工程，即 5 篇文摘/月、2 篇综述、1 篇论文。正是由于这一工程的督促，积累的笔记慢慢地变成我工作后的第一篇文章，然后是第二篇……与临床药师的交流学习也使我有机会参与市级课题的立项开展，并参与了龙城科普系列丛书的编写。

作为青年药师，只有不断地学习成长才能适应现在医院药学的发展，医改后药师需要担负起以患者为中心的药学服务职能，需要不断的自我审视、查缺补漏，充实自己，只有养精蓄锐才能厚积薄发，等待那大显身手的未来。

2017 年 12 月 6 日

耐心沟通是信任之桥

严思敏　南京大学医学院附属鼓楼医院

"23 床的老爷子真难沟通啊！"一个阳光明媚的午后，刚审核完医嘱，准备稍微休整一下，便听到年轻的管床医生小岩一边抱怨，一边从病房冲回办公室。

"怎么了，小岩？不行我去试试？"看到平时温和的小岩医生竟然犯了脾气，我想这肯定是一位"麻烦"的患者，于是去看看能不能从药师的角度进行调解，这既有利于患者治疗方案的顺利推进，也可以从某种程度上锻炼自己的沟通能力。与患者的沟通不仅是医护人员需要掌握的技巧，作为临床药师的我们，良好的沟通技巧更是建立患者与药师之间信任的桥梁。

"23 床的老爷子，心衰加重入院。这不，刚入院三天，每天都要反复询问这种药物的用法，我已经跟他交待了很多遍了。严药师，正好他咨询的就是用药问题，您帮帮忙吧？""没问题，包在我身上。"我爽快地答应着。

随后，我系统地了解了老爷子的详细病史，此次入院的情况，并再次确认了该患者目前正在服用的药物。调整心态，出发！

我来到老爷子床前，微笑着对他说："刘老，您好。我是心内科的临床药师，专门负责解答患者的用药问题，您这次是因为什么原因住院的啊？"

"哎呀，我就是感冒了，夜里睡觉就不能平躺了，走路还喘。我知道我以前就有心衰，每天都吃这么多药，身体哪里吃得消啊。"老爷子抱怨道。

"老爷子，我刚刚也听您的管床医生说道您对药物治疗方案有些疑问，您看您有什么问题尽管问我，我尽量给您解答。"

"嗯，小伙子。你看啊，我每天要吃五种药，你能不能和我说说每种药有什么作用，我能不能不吃？"老爷子提出了他的要求，并从抽屉里拿出了他记在小本子上的药品名称。

其实他用什么药，早已在我找他之前就印在了我的脑海中。可作为药师，我仍然耐心地了解着他服用的每一种药物。接着，我将每一种药物都用最为大众化的语言给他进行了解释，虽然中间他表现得很不耐烦，但每一次我都会用耐心去和他沟通。换位思考，如果面对的是自己的家里人，我们会用怎样的态度和他聊天，劝他按时按量服用药物。

不知不觉，就这五种药物的相关问题，我向他来来回回，反反复复沟通了一个小时左右，终于在他脸上看到了满意的表情。"刘老，您弄明白了就行，有什么问题再找我，我就在医生办公室啊。""好好好，你这个小伙子不错，有耐心，你们临床药师真好！"刘老高兴地夸赞道。

第二天早查房结束，23床的主治医生沈老师回到办公室就说："小严，很厉害啊，你用的什么招数呀？23床老爷子今天终于没为难我们，用药依从性也很好。""哪儿什么招数，还不是一遍遍耐心地跟他沟通，直到他完全弄明白为止！"

听到医生们对我的肯定，看到通过我的耐心沟通，患者依从性改善，我的心里还是挺暖的。作为临床药师，专职负责药物相关的问题，就是我们的本职工作，我们应当尽自己的努力向患者提供尽可能的帮助与服务。

耐心沟通，的确架起了临床药师与患者的信任之桥！

2017 年 12 月 8 日

平凡的岗位，平凡的感动

杨秀丽　浙江省人民医院

　　有位哲人说过，生命可以没有灿烂，但不能失去平凡。骄人的成绩，是在平凡的岗位上创造出来的。作为一名药师，我深深知道我们万分之一的疏忽，对于患者就是百分之百的事故。自 2002 年成为一名药师以来，我始终坚持"一切为了患者、为了一切患者、为了患者一切"的服务原则，在平凡的岗位上勤勤恳恳、踏踏实实、兢兢业业，致力于持续提高药学服务水平。

　　早些年作为一名调剂药师，在窗口服务中，对待患者，我都会先说："您好！"对待每一位患者，我都会主动讲解药品的使用方法和注意事项。面对年龄比较大的患者的咨询，我总是面带微笑先称呼一声"大爷"或者"大妈"，再耐心解答。在平时的纠纷处理中，我都会换位思考，从患者的角度处理问题。

　　记得曾有一位大爷，带着一大袋子药来我院，拿出几板尼莫地平片，气冲冲地说是我们医院开的过期药品。我安抚好患者情绪后查看了药品批号，发现这些过期药品不是我们医院购入的药品。虽然我知道这个药肯定不是我们医院配发的，但是因为大爷比较固执，为了消除他的误会，我仔细检查了他所有的药，发现他的药品都脱包装或直接裸片放着。我帮大爷整理了所有的药品，并告知大爷药品存放注意事项，同时也整理出了在我院开的药品。老大爷对自己的鲁莽表示歉意，并再三向我表示感谢。

　　2014 年我非常荣幸地成为一名临床药师，经过十几年的药学实践与知识沉淀，我深信我可以很好得为临床为患者服务。然而，当真正走到病床边参与一个个具体案例的讨论时，我才发现原来我所掌握的知识还相当的匮乏，我要学习的东西还有很多很多。于是，我重新温习了解剖学、病理生理学，学习各种指南，学习资深临床药师的经验。当我第一次走到床边对患者进行药学问诊，向患者表明我是一名药师时，我很自豪；当我第一次主动在床边对患者进行用药宣教，患者对我表示感谢时，我很满足；当我第一次参与病例讨论，发表我的意见，临床医生接纳我的建议时，我很开心。

记得曾有一位长期卧床的老年患者在住院期间出现肌痉挛症状，排查了很久还是没有找到原因。我本能地想到肌痉挛发作是否为药物引起。我排查了患者用药和肌痉挛发作的相关性，患者于 2017 年 6 月 12 日首次出现肌痉挛发作，所用药物中头孢吡肟为 6 月 10 日开始使用，其他药物均为长期使用药物，而且头孢吡肟引起脑病的发生率较高，可引起脑病，肌痉挛，癫痫。我向临床医生建议抗生素更改为哌拉西林他唑巴坦 4.5g，静脉滴注，1 次 /8 小时，停用头孢吡肟后患者肌痉挛症状完全消失。

行胜于言。没有感天动地的豪言壮语，我立足平凡的岗位，从不张扬，默默无闻，在点点滴滴的小事中，用自己无言的行动，展现药师风采，践行"实事求是忠实于科学；全心全意服务于社会；忠于职守献身于药学；尽职尽责承诺于人民"的药师宣言。

2018 年 1 月 5 日

任重而道远

彭云云　江苏省海门市人民医院

当主任告知我可以去参加临床药师进修培训这一好消息时，我的内心早已开始庆贺了，可又想着仅在药房待了两年的我，即将面临一个完全陌生的领域，我真的可以做好吗？就这样，怀着既期待又担忧的复杂心情，我踏上了去南京的征程，并即将在这里开始我为期一年的进修学习生涯。

按照医院药学部的安排参加了相关科室的交班、查房及门诊工作，包括每天上午准时跟随医生查房及参与病例讨论，每天完善慢病管理、电话随访记录及药学查房，还有抗凝门诊等工作。在跟随医生查房的过程中，各位老师渊博的理论知识和对患者细心、精心的服务态度给我留下了非常深刻的印象，也使我深深体会到了待病人如亲人的服务内涵。几乎所有的诊断、治疗及药学服务等方面均有相关的指南，并严格按指南执行，而我感触最深的也正是这一点。这样做的话，患者得到的治疗均是相同的，部分疑难复杂的患者，由主任带领团队共同商讨制订出个体化治疗方案。

每周的病例讨论是我可以学习到新鲜知识的最佳时机，带教老师丰富的知识让我一次又一次获益匪浅，严谨负责的态度让我感受到自己责任的重大。这里的抗凝工作开展得井井有条，严格执行指南规范，为患者生命健康保驾护航。抗凝小组对每一位患者进行细致的抗凝指导，针对每位患者具体情况制订个体化抗凝方案，最大程度降低抗凝药物不良反应。

每天下午 4:30 迎来我们一天中最重要的时刻——药学查房。"老大爷，以后华法林这个药呢，每天就由我过来通知您怎么吃，一天一次，这个药物服用有一些需要注意的地方，我详细地为您讲解一下……"我将抗凝药物使用注意事项一一进行告知，告知一项打钩一项，做到有条不紊，完善每一个细节让患者感到舒心、放心。

在所有工作中让我印象最深刻的是带教老师主诊的抗凝门诊，对患者开出的抗凝药物的调整进行详细告知，并交代用药注意事项，同时做好记录，以便系统了解到每一位患者的病情变化，针对患者已出现的不良反应对治疗方案进行相应的调整。

在一次审核医嘱中，我发现一位患者入院后第 6 天血小板开始下降，由入院时的 187×10^9/L 下降到 74×10^9/L，该患者为"二尖瓣中 - 重度狭窄伴关闭不全合并房颤"，入院第 1 天即给予依诺肝素钠注射液 40mg q12h 皮下注射抗凝治疗，我从药物角度立马考虑到发生了肝素诱导血小板减少症，Ⅱ型肝素诱导血小板减少症的发病与免疫反应有关，发生于首次用药后 5～7 天，是由于应用肝素后产生抗体 Ig，与 Fc 受体结合，激活血小板使之聚集，血液呈高凝状态，终致血栓形成。

我立刻将我的想法告知我的带教老师，并在带教老师的指导下建议医生换用磺达肝癸钠注射液。根据 2013 年美国血液病协会的临床实践指南，若发生肝素诱导血小板减少症应停用肝素，应使用非肝素药物进行抗凝。磺达肝癸钠是间接 X a 因子抑制剂，分子量小，除与抗凝血酶结合以外几乎不与其他蛋白和细胞结合，因此罕有血小板减少症发生。该患者肾功能正常，因此建议换用磺达肝癸钠注射液，之后复查血小板升至 210×10^9/L。

现在的我不再是刚入院时每次查房躲在最后，生怕被医生提问的我，现在的我也有信心向医生提出我的建议，这样的进步让我更加坚定信心，坚信自己能够做好一名临床药师。

六个月的进修学习让我收获了很多，临床药师应该深入临床了解药物的应用情况，参与到临床药物治疗工作中去，这样才能体现临床药师的价值。要无缝融入到治疗团队，全程嵌入处方过程，为病人用药的规范安全"守门"。作为临床药师尤其是抗凝专业的临床药师，真正成为临床治疗团队的一员还有很多工作要做，还需要坚持不懈地努力学习，这条路，任重而道远！

2017 年 11 月 25 日

我的未来不是梦

邵腾飞　南京大学医学院附属鼓楼医院

坐在门诊发药窗口前，看着外面川流不息的人群，每个人脸上都写满了焦躁和不安。如果要说哪里是负面情绪的集中地，或许就是这里？"发药时一定要核对好患者姓名和药物剂量，不要混淆名字与包装接近的药品和多品规药品。不求发药速度，但要保证质量！"这些话被翻来覆去天天强调着，萦绕在耳边，渐渐冲淡了一些其实并不遥远的记忆。

我机械地将药品清点好，连同打印出的用药指导单，一起递给了病人。"请问这些药怎么吃？平时要注意些什么？"我迟疑了一下，抬头望望窗口外，等候配药的病人已排起了长龙，我无奈地摇了摇头，对他说："不好意思，排队的人太多了，您就照着用药指导单吃就行了。"他动了动嘴，想说什么，但最终还是默默离开。我的内心五味杂陈，虽然每天接触众多患者，但他们于我究竟意味着什么？我又能为他们提供怎样的帮助？仅仅是配药、发药吗？我不甘心！

傍晚，我拖着疲惫的身躯踏上归途，手机铃声不期而至。"小邵，你在调剂部门的轮转接近尾声，下个月派你去广州进行临床药师规范化培训，为期一年！"刚挂断手机，不知怎么，读研毕业期间发生的事一幕幕在我面前展现开来……

那天，刚放下手头的活，导师过来了："小邵，我觉得你还是比较适合做科研，真的。"在我研究生毕业找工作迷茫时，导师以师长和朋友的身份对我进行劝导。我下意识摸了下左脸颊，昨天做实验，一只大鼠挣扎着把一串血洒在了这个位置，我记忆犹新，便下意识对导师摇了摇头。

我选择了去医院，具体目标是临床药师，对我来说，却是去拥抱一个不确定的未来，因为对临床药师我的认识十分浅薄。

第一次接触到临床药师的真实状况，是在师兄师姐们的答辩会上。那时我还仅仅是一名大四学生，还在为毕业设计苦苦挣扎着。几位著名医院的药学部主任作为专家参加了硕士研究生论文答辩，会上自然而然聊到了临床药师这一新兴职业。提起这个话题，医院药学部的主任们忧心忡忡，谈论的不是取得了何种成绩，而是遇到的重重阻力。他们的谈论使我对临床药师形成了第一印象：吃力不讨好，不知何去何从。

再次关注到临床药师，已是研二结束。师姐毕业后，去了上海某医院，职位便是临床药师。师姐工作后偶有会面，均是匆匆而遇，匆匆而别，交流不多。得到的反馈是工作辛苦，考核多，指标高，收入不可观……

握着手机，我笑了：是的，我心中对"临床药师"尚无概念，但我选择了临床药师，不管前途如何，我都愿意闯一闯，我相信，我的未来不是梦！

转眼，我在鼓楼医院临床药师岗位上干了3年了，虽然仍旧未能成为心目中那个"指点江山，激扬文字"的人，但一步步走来，终究在这条路上越走越远，越走越稳。回忆当初懵懂的选择，突然想到是否要感谢那只大鼠？玩笑之余，突然想到，选择临床药师是我的初心，不变初心，坚持初心，或许才是成功之道。

2017 年 9 月 27 日

我和临床药学的那点事儿

祁金文　浙江省人民医院

初识：雾里看花懵懵懂懂

1993 年，高考成绩出来了，545 分，比江苏省的一类大学录取线高了 49 分。随后在全家人夹杂着焦灼不安和有点小幸福的期盼中，我收到了华西医科大学的录取通知书。全家人乃至全村人都为我开心，同学们也羡慕，一类重点医科大学的通知书啊。但我不明白，我被录取的这个五年制临床药学专业究竟是什么？当时，在我们那个小县城，没有人能够说得明白。

八月底，新生报到。一位高年级的同专业的师姐看望我们，我们全寝室的男生都问她，我们临床药学究竟学些啥？将来干什么？师姐告诉我们，这个是边缘学科，美国很重视，年收入是医生的 1.2 倍，发展前景非常好，全国只有我们华西医科大学有这个正式专业。听得我们眼睛很亮很亮，以为撞到宝了。具体干什么，也不是很清晰，说是医生的好助手，我们五年学的东西是美国人 7 ~ 8 年学的知识。

学的内容的确很多，药学的基础学科，医学的基础学科。逮着老师就问，国外的临床药学如何？美国的临床药学如何？得到的多是要耐心和语焉不详的鼓励。就这样，且学且询问，且学且探索，对前景和工作模式依然是雾里看花、懵懵懂懂。

探路：艰难起步

1998 年，大学毕业，被安排到了浙江省人民医院药剂科门诊药房从事调剂工作。那时候科室里还没有每天参与查房的临床药师，很多同事也不了解这个概念。

我根据大学里学的一些理论，和药学期刊的一些文章，写了一份关于建议科室开展药师参与临床查房的建议。时任主任的马珂主任很重视，面谈说会尽快开展，鼓励我多去图书馆，有机会多去临床看看病历。经过门诊一年的锻炼后，我调到了临床药学室。当时临床药学室只有两个人，主要是进行血药浓度监测，检测环孢素浓度，为病人和医生解读数据，以及一些动物实验。为了大力发展临床药学，科室新买了一台高效液相色谱仪和毛细管电泳仪。那时候的临床药学理念，是偏实验性的。

我申请参与临床查房，主任很支持，联系了肝胆外科，让我参与查房。就这样在忐忑中开始了查房之路。发现科室的不合理用药，然后进行调查，给出建议，发合理用药宣传单；发现不良反应及时登记，建立了护理人员作为不良反应监测登记员的系统；进行上市后新药的安全性监测。工作得到了院领导的关注，得到了医教科、护理部门的支持。兄弟医院也来参观探讨。

再后来，参与筹建 I 期临床试验研究室，开展人体生物等效性试验和药动学试验，由于人手不足，参与临床工作时间有所下降。那时候，关于临床药学工作应该以实验室为主，还是临床查房为主，国内有很多不同声音。

再后来，医院临床药理基地（后改名为临床试验机构）缺少管理人员，我以基地秘书的身份，协助教学部，进行全院临床药理基地的基础建设工作，以管理为主，就逐渐停止了以合理用药为目的的临床药学工作。

前景：任重道远

2016 年年中，我从临床试验机构的工作转岗，回到了阔别多年的临床药学室。这时候发现，真是"花开花落花满天"。临床药学部门里面，临床药师已经实现专科，也有量化考核管理，很多临床药师有了自己的工作方向。我选择了风湿免疫科，后来还在西京医院通过培训考核获得临床药师师资资格。临床药师队伍迅速扩大，人员变动也大，不少新人加入。大环境上，全国很多医院的临床药师队伍也逐渐壮大了，临床药师参与临床的专业科室也多了。中国药学会、中华医学会和中国医院协会都成立了临床药学相关分会。拥有博士学历、国自然课题、SCI 论文的临床药师也已经越来越多，颇有几分"乱花渐欲迷人眼"的味道。

我时常问自己：作为临床药师，我还能够做什么，我该如何把自己的工作做得更好？长路漫漫，但我坚信，前景光明而美好。

2018 年 1 月 28 日

我迷茫了

张杜枭　江苏省人民医院

大家好，我叫张杜枭，是一名药师。2015 年 8 月进入医院以后，我一直在门诊和住院药房进行调剂工作。在医院，我经常遇到这样一幕，我穿着白大褂在医院里走着，一位患者突然在面前出现，然后恭恭敬敬地问一句："医生，请问某某地方怎么走？"好吧，我是药师，但我还是给他指了路！其实我挺羡慕那人的，因为在他迷路时，有人给他指路。可是，我最近也迷茫了，又有谁能给我指指路呢？

缘由得从我的工作说起。我是一名调剂药师，似乎我已经习惯了每日机械地发药。先给大家报一组数据，每天经我调剂的处方在 1200～1500 张左右，涉及药品的金额有 25 万～30 万，药品总毛重在 50kg 以上，当然"微信"统计的每日步数也在两万步开外。毫不夸张地讲，医院的调剂药师一年可以搬空几座"小山"。不过现在，就是再搬空几座"金山银山"也没用了，因为新医改、新形势，医院药品的销售已经实行"零差率"了。现在的我，竟然也成了医院的"负担"。一时间，我迷茫了，相信很多药师也迷茫了。我该何去何从，作为药师，我的价值又该如何体现？

浑浑噩噩，日子一天一天过。直到有一天，一位前辈药师给我讲了个故事，让我若有所思。前辈形象地比喻，咱们药师，就像是卖菜的，医生，是经验丰富的大厨，医生开的处方就像大厨的菜单一样，而患者就是顾客，手里拿着大厨的菜单，选购菜品。医改之前，咱要是把菜买回来，加价卖出去，就能创造利润；但现在，不让加价卖菜，咱们也就不创收了，似乎也体现不了咱们的价值了。那怎么办呢？咱们卖菜的，也得转变观念，服务升级。比方说，咱不仅仅要把菜卖给顾客，还要让顾客知道吃了什么，怎么吃最好；还有，咱们还要把菜切切好，摆盘切花搞好了，给厨师去炒，还可以给厨师提供新到的菜品信息，告诉他们菜需要配什么佐料，火候控制到什么程度。总之，只有转变观念，服务升级，药师才能找到出路，占有一席之地！

我琢磨着前辈的比喻，慢慢回过味来。现在看来，医院对药师有着更多的需求和更高的要求。患者需要我们更加完善的用药指导；医生需要我们更加精准的药物信息与指南推荐；社会也需要我们在合理用药和节省医疗卫生资源上更进一步！

或许我曾经迷茫过，也曾因日复一日的调剂而变得麻木。但现在，是时候做出改变了！不仅仅是医院对我们有着需求，而国家的政策形势也给我们指明了方向！就在2017年7月12日，卫生计生委下发了《关于加强药事管理转变药学服务模式的通知》，通知明确提出"在医事服务费中体现药师劳务技术价值"，同时也要"探索设立药事服务费"。而医院，也早已为我们提供了大量外出学习的机会，让我们能够紧跟时代的大势与潮流，促进我们升级转型，逐步成为临床药师。毕竟，现在仅仅只做一个"卖菜的"，已经远远不够了。

医改形势为我指明了方向，前辈的故事也让我看清今后的道路。现在的我，不再迷茫，抽出时间来，到临床去看、去学，对患者做用药宣教，为临床提供药品信息。偶尔也会听到患者"走心"地对我说一句："谢谢啊，医生！"好吧，我是药师！看来药师自我价值的实现还有很多的路要走。不过我想，经过我的努力，总有一天，这句话会变成"谢谢啊，药师！"

2017年11月1日

临床实习的心路历程

崔瑞瑾　中国药科大学临床药学研究生

作为一名临床药学研究生，我已在临床学习了一年时间。回忆起刚步入临床的情景，那时的我，面对新环境既兴奋又不安。

在开始实习的第一个星期，我先熟悉了自己实习的环境——手足关节外科。日常临床工作中最多的还是与患者的沟通交流。最初我在跟着带教老师进行药学查房的时候，见到患者连最简单的自我介绍都磕磕巴巴，更别说询问患者的用药史并从中发现问题、解决问题了。但这些并不令人担忧，随着查房次数逐渐增多，问诊经验也逐渐丰富，开始变得游刃有余。当遇到术后服用抗凝药物的患者出现血栓或者出血增多时，老师会带着我与医生共同讨论，优化用药方案。在这个过程中，药师也完成了与医护人员的工作配合。

熟悉了日常工作后，便是研究生期间最重要的事情了——准备毕业课题。在查房及参与病例讨论时，我发现了一些临床问题，这些问题就是课题思路的源泉。做课题的目的是为了解决临床的问题。这说起来容易，做起来却是困难重重。我主要关注的是饱受化疗药物毒性困扰的骨肉瘤患者，每天的任务就是要询问药物不良反应。如果没有一丝技巧，每天进入病房后，开门见山地询问不良反应显然是不合适的，最重要的还是要建立患者对我的信任。

在日常与他们的交流中，我发现他们只知道化疗药物可以杀死肿瘤细胞，但对配合化疗的辅助药物的作用并不了解，比如使用细胞毒性药物之前及之后所进行的水化、碱化作用，还有使用甲氨蝶呤之后服用碳酸氢钠及肌注亚叶酸钙的原因，我都一一给他们进行了详细的解释说明。这些举动看似微小，但其实起到了很大的作用，还提高了药师在患者心中的地位。当我反复告知患者使用甲氨蝶呤后服用碳酸氢钠是为了促进药物的排泄、减少药物在肾脏的蓄积后，患者的服药依从性明显提高。除了对他们进行专业的知识讲解外，平日的关心也是必不可少的，哪怕是一句"再坚持一下，明天就会好些了"，或"要多吃一点东西，提高抵抗力"，这些都是对患者无形的支持。化疗患者都是根据化疗周期反复入院治疗的，时间久了，我与他们也在不知不觉中建立了融洽的关系。有时隔了一两天没去，他们还会想念我，这些都让我倍感温暖。

看着一个个患者在面对病痛的折磨时，仍能展现明媚的笑容，病患之间互相鼓励，共度难关，这些都令我十分感动！当遇到挫折、困难时，想想这些患者，瞬间觉得好像一切都不是问题。这些也是身为临床药师所收获的宝贵的精神财富。

在实习的这段时间，带教老师告诉我，发现临床中需要解决的用药问题是非常考察临床药师的观察力与细心程度的。在发现问题后通过怎样的方法解决问题又是考察临床药师逻辑思维及解决问题的能力。在寻求解决办法的过程中，免不了走一些弯路，或是想出的方法并不能解决问题时，又考验了药师的耐心，这些我都经历过。

要说起来做一个合格称职的药师可真不是一件容易的事情呀！这一段的实习时光教会了我很多东西，真是充实而开心。

2017 年 11 月 3 日

药师成长进行时

蒋金凌　吉林省梅河口市中心医院

流感暴发的季节，呼吸科病区总是人满为患，药师的工作如往常般忙碌。"小蒋？"我被一个熟悉的声音叫住了，"啊，姐，你怎么在这？""这不你伯母病了，今天刚办住院。"我简单询问了伯母的状况，原来伯母3天前出现无明显诱因呼吸困难，右侧卧位加重。入院临床诊断为右肺炎、右侧胸腔积液、右肺肺不张、低氧血症、呼吸性碱中毒，既往有高血压、乳腺癌、肾病综合征病史。

姐告诉我伯母入院前初步诊断为肺炎，在门诊静滴了3天头孢西丁钠，但症状并未减轻。姐知道头孢西丁属于抗菌药物，但是她担心用药是否对症。我解释道，肺炎多数都是感染导致的，几乎所有致病微生物都可以引起肺炎，但由于一般的病原学诊断滞后，临床都会首先经验性治疗。头孢西丁属于第二代头孢类抗菌药物，抗菌谱广，对呼吸道感染有确切疗效。但是伯母有肾病病史，应该慎用此药。用药后可能会发生一些不良反应，最常见的是血栓性静脉炎，偶可出现药物热、呼吸困难、间质性肾炎等，还是应该做好监测。

听完我的解释，姐如释重负地点了点头，说道："越来越专业啦！"我也开心地笑了。

回想去年的这个时候，是我来医院工作的第一年，也是偶遇伯母在肾脏内科住院，那时的我对药师的理解并不深刻，对临床用药上的认识更是含糊不清。那时伯母病情较重：双下肢水肿，咽痛、咳嗽伴发热，被诊断为肾病综合征合并肺部感染。看着伯母虚弱的身体我心里真不是滋味，可是却什么忙都帮不上。伯母的主治医生经临床药师张主任的指导选择了合适的药物进行抗感染治疗。当时临床药师这个名字给我留下了很深的印象，原来药师也可以参与到临床诊疗中，也可以通过合理用药为患者减轻疾病带来的痛苦，药师所起的作用不可或缺，我瞬间肃然起敬。

一年来我以成为一名合格的药师为目标，学习专业知识，充实自己，在实践中逐渐成长。每当遇到困难，我也时常问自己：学了几年的专业，丢了它我还能做什么？是啊，药学是我唯一的专业，药师是我唯一的职业，面对目前国内药学发展的瓶颈，我不能成为逃兵，要想改变药师命运，就要坚持不懈，永不退缩，不忘初心，砥砺前行，为药学事业奋斗终生。

主任经常教导我们，要牢记药师的使命，对得起药学这个专业，尊重药师这个职业！我深深地理解并以此来激励自己，怀着这份希望与理想，我将继续成长着，努力着。现在国家政策也越来越多的关注到药师群体，相信不久的将来，我们药师也会更多地得到社会的认可和患者的信任，而我们需要做的就是通过不断的学习，提升自我，来真正实现药师的价值，让药师在临床诊疗中贡献出自己的力量。

2018 年 2 月 9 日

小小药学生的我

孟安娜　中国药科大学临床药学研究生

"祖国赋我重托，人民健康所系，我志愿献身于崇高的医药事业。爱国爱校，勤奋学习，全面发展，求实创新。弘扬神农伟业，建树万世之功，为了人类的健康与发展而努力奋斗！"每次听到这段药学生誓词，内心总会有一种油然而生的使命感。

2016年7月4日，当我第一次穿着洁白的工作服出现在医院时，内心欣喜不已，当时更多地认为这只是一种角色的体验。直到一次午休时分，与好友在医院内逛时突然看到了一个年轻女孩的铜人像，了解到这名女孩原来就是我们药学人，在自己的生命即将逝去时，捐献了健康的器官，拯救了更多苦难而又幸运的人。那一刻，心中五味杂陈，原来这就是"渺小"的伟大！第一次对自己的药学生的身份产生了自豪感，也是那一刻，我明白了，原来我的肩上也承载着厚重的责任。

5月的某天，在疼痛随访时收到了带教老师的通知，有一名骨科脊柱术后的小女孩，术后疼痛程度一直得不到缓解。由于她年纪较小，不适宜过多使用强效镇痛药，因此需要我去了解真实情况，看是否由于镇痛药物使用不当而造成的术后疼痛。到了病床前，一个瘦弱、黝黑的身形映入眼帘，看到她的面容时，我意识到了原来患者是个藏族小姑娘。在与患者及家属的短暂交谈后，我了解到这名藏族小姑娘是由于某一项目的资助免费来到这里做脊柱侧弯手术，并且由于家境贫苦负担不起来往交通费用，只有她只身一人前来手术。

想到藏族小姑娘独自面对着这么大型的手术，不由得更加心疼这个瘦弱的小姑娘。我很明白，此刻我们能够为她提供的最大帮助就是尽早缓解她的痛苦。在详细了解到藏族小姑娘的疼痛特点后，我们意识到患者的术后疼痛一方面是由于藏、汉种族的基因差异性，另一方面是心因性疼痛。针对种族基因多态性的差异，我们的解决办法是暂不更改患者目前使用的药物，但对剂量进行调整，加大剂量。考虑到患者不远千里而来，独自面对如此大型手术，内心必定焦虑、恐惧，故在调整现有药物的同时联合使用加巴喷丁，不仅增强疼痛控制效果，还可缓解焦虑。

果然，第二天来看她时，小姑娘脸上露出了久违的微笑，疼痛控制住了，我们也深感欣慰。我们明白，这与药物的效果是密不可分的，但心理因素也不可忽略，我和张老师相约在自己的空闲时间轮流抽空过来看望小姑娘，而不局限于术后疼痛随访的 3 天期限，为这个坚强的藏族小姑娘带来一点小温暖。

在后来的实习生活中，我看到了各种各样的病痛，在每一次可以尽自己的绵薄之力时，内心都油然而生出小小的自豪感。很多时候，明明知道自己只是一名小小的药学生，却总是忍不住想为医院里那些痛苦的人们多做些什么，然而又常叹息于自身力量的渺小。我明白，想要发挥自身的能力，为别人缓解痛苦，需要自己更加努力地汲取知识，不然一切美好的愿望都是空谈。

2017 年 11 月 19 日

追梦人的自由之旅

丁跃辉　江苏省宿迁市人民医院

南京，六朝古都，川流不息的人群，便捷的地铁，诉说着文明的交汇与历史的变迁。南京，我心所向往的地方，十年了，再次踏上求学之路，心中的困惑与彷徨在这里能否会找到答案？望着巍峨的鼓楼医院新大楼，心中充满着期待。

一张青春洋溢的入学集体照开启了同行人的临床药师进修之旅，照片最左边胖胖的，矮矮的笑容可掬的就是我啦，旁边来自福建的帅哥和前面云南、陕西、浙江的妹子，则是我们朝夕相处的密友，相互认识了解之后，成熟、工作经验丰富成为了我的专属标签。接下来就是岗前培训，站在讲台前的是临床药学的分管主任。"如果你们的工作还在发药，还在整天忙于处方点评……"一席话听的我是一阵心颤，心想这不就说我嘛。点了十年的处方，感情我这都白点了呀！心中的苦与谁诉说，好在这梦终于被点醒了。

日本著名的漫画家宫崎骏先生有句名言"如果方向错了，停下来就是前进"。对，临床才是我们的战场，为医生用药进行把关，为病人提供专业用药服务才是我们职责所在。这次岗前培训令我终身难忘，它为我今后的临床药学工作指明了方向，而接下来的所有工作都深刻地贯彻了这一核心理念，让我完整地演绎了一遍"药学版的刘姥姥进大观园"。

"不好意思，电脑能借我用一下吗？我还有一个出院教育需要修改，病人等着要出院呢。"一位药师焦急地说。"你好，这个医嘱用药没有嘱托，请您再核对一下。"年轻、充满灵气的药师自信地和医生沟通着，说完她就径直向我们走来。"听老师说你们是今天刚来的吧，我们是同行，比你们早来一年，很快就要毕业了，我先给你们介绍下我们的日常工作吧。"听着师姐的介绍，我还是云里雾里的，好在大体意思明白了。

"查房啦！"主任中气沉稳地喊了一声。吸取第一天的教训，我拿出了昨晚刚买的装备（笔和本子），远远地跟着查房队伍，绝不越出城池半步，跟得太近的话，主任会提问！俗话说"师傅领进门，修行在个人"，在老师和师姐的谆谆指导之下，我进步较快，不但可以独自为病人进行用药教育了，而且还可以尝试着审核医嘱。在和老师的一次交流中，我接触到了指南，仔细拜读下，如获至宝，我惊呼，这简直是药学界的"葵花宝典"呀！还是那句老话，"只要功夫深，铁杵磨成针"，我如饥似渴地攻读着各种指南。虽说十年磨一剑，但我两个月就把专科的疾病搞懂了七八成，这下硬气了，查房都站在了第一排，不怕你提问，就怕你不问，现在才明白打铁还需自身硬啊！

鼓楼有一道非常靓丽的风景线，那就是国际友人特别多，各种肤色，我经常抽空找他们聊天，他们大多能听懂汉语，其中有个印度人，我至今还珍藏着和他的合影，他说中国的"Pharmacist"勤奋又有激情，他很喜欢这里，说得我内心也跌宕起伏。

时间如白驹过隙，转眼即将面临毕业考核，清晨紧张而又忙碌的时刻，师生共同学习与讨论的场景，患者交流沟通的画面，夜晚挑灯奋战的身影，不断编写着一部临床药师的奋斗史。毕业前的考核，速度与激情，惊险而刺激、紧张又忙碌，而成功后的喜悦及自信，更是一种用言语无法表达的幸福，这次进修带给我们的实在是太多太多……

高铁缓缓进站，追梦人的自由之旅即将结束，我收起了思绪，一次旅行，一场修行，一份眷恋和些许期待。重拾点滴以此纪念进修时的那段美好时光。

2017 年 10 月 30 日

做患者身心的守护者

居博伟　新疆医科大学第五附属医院

"您今天感觉怎么样？吃饭如何？睡眠呢？来，让我看看血糖监测表。"

作为内分泌科的临床药师学员，这是我跟带教马老师的日常工作。马老师是一位认真严谨的临床药师，每天早上我们都会准时跟随医生进行查房，像这样的问诊不知道每天要说多少遍，得到的患者回答也近乎一致："还不错，吃饭还可以。""感觉头晕，乏力。""感觉好多了，睡眠也改善了。"但有一天，一位患者的回答令我们语塞。

那是一个寒冷的早晨，主治医生丁老师一边为我们讲解前一位患者的疾病状况，一边与我们讨论胰岛素的使用剂量，不知不觉走到了 20 床患者的床前，我抬头一看，这是一位容貌姣好、乌发飘逸、妆容精致的女性患者，只是她的手背已无少女般光滑，我翻开病历一看：42 岁，好年轻啊，相比隔壁的爷爷、奶奶们，她的患病年龄令我惊讶。

"这是前天新入的患者，诊断为 2 型糖尿病，各项身体机能还不错，经检查暂无其他病症"丁老师说道。我和马老师像往常一样，走到她床前轻轻问道："您好，我们是临床药师，今天您感觉怎么样？"她看着我们顿了顿说道："医生，我得了这种病，是不是很折磨人，不能吃的东西太多了，生不如死啊，我还这么年轻，以后可怎么活啊！"丁老师从医多年，对于这种状况已是习以为常，"别害怕，住几天就出院了，你这不是多大的问题。"简单安慰几句后，丁老师转身离开去了下一间病房。而我和马老师则留下来，安慰她。但那一刻，通过她的眼睛，我能清晰地、强烈地感受到那种对于未知事物即将来到前本能的恐惧和紧张，她的眼神黯淡无光，夹杂着无望和乞求，那眼神令我难忘。作为专业技术人员，我能用通俗易懂的言语讲解疾病，我能告诉她药物如何使用，我能告诉她治疗期间应该注意什么，我能告诉她很多很多。

人类在面对重大疾病时，往往会变得脆弱、胆怯、忧虑重重。而在我们很多临床医护人员的潜意识中，手术和药物配合治疗已经成为救治患者的万能公式，这种思想甚至是根深蒂固的。进而随着时间的推移，面对患者我们的治疗变得程式化，关注的焦点往往在于病而非患者，对患者的心理干预和支持鼓励往往少之又少。尤其面对目前高发的、治疗成本高昂的慢性疾病，本身漫长的疗程和未知的危险因素往往令患者身未动、心已弱，精神上压力巨大且充斥着恐惧，对于治疗极易丧失信心，而家人的支持和鼓励也许只能暂时缓解境况。因此，他们需要我们，需要我们在救治病症的同时，给予他们精神力量，守护他们的心灵。

作为患者的守护者，我们应从临床出发，一切以患者的健康为核心，但在临床常规治疗手段外，我们还需要进行心理干预，患者也需要我们专业的心理治疗。也许我们替代不了临床医师诊治患者，替代不了护士护理患者，但作为临床药师的我们可以走进病房，走近患者，设身处地地为他们着想，围绕药物这个工作重心的同时，利用专业技术给予患者精神力量，疏导压力，缓解紧张，勾勒希望，重塑信心，支持和鼓励他们战胜病魔。

做患者身心的守护者，我们还有太多事情要做。

2018 年 2 月 1 日

一名新晋临床药师自我成长的心路历程

叶静　新疆医科大学第五附属医院

最近，读到"桃李春风一杯酒，江湖夜雨十年灯"，觉得格外感慨。"十年"，在人生中，是一段不短的时光，而我，从接触药学至今已是第十三个年头，而真正踏入临床药学之路才刚刚开始。荀子《劝学》中有云："不积跬步无以至千里，不积小流无以成江海。"用它来形容一名新手临床药师的心路历程再合适不过。

第一次接触临床药学是 2005 年大学填报志愿的时候。清楚地记得当时在"百度百科"上还搜索了这个专业——临床药学（Clinical Pharmacy），指从医院药学中分离出来的科学分支，是以患者为中心，以提高临床用药合理性为目的，以药物与机体相互作用为核心，研究和实践药物临床合理应用方法的综合性应用技术学科。当时的我并不太理解这个名词的真正含义，只是满心疑惑：临床药学既然是药学的分支，那么他们之间的区别是什么呢？

带着疑惑和好奇，我开始了五年的大学生涯。期间，除了学习各种药学理论，我还学习了内外妇儿等临床医学的专业知识。对于临床药学，我逐渐有了清晰的认识，兴趣也与日俱增。为了日后能更好胜任临床药师的工作，我选择了继续读研。

2013 年，我硕士毕业后就职于新疆医科大学第五附属医院药学部，开启了自己的药学工作生涯。近四年的调剂药师经历是一笔珍贵的财富。有一日，我在门诊药房咨询窗口正办理退药，这时有一位老爷爷气喘吁吁地跑来，默默地排到了一位退药的阿姨身后，脸上的神情很焦急。我当时处理完退药后，赶紧询问："爷爷，有什么我可以帮助您的吗？"爷爷坐下来憋得满脸通红地说了句："你们这么大的医院怎么能卖假药呢？"说着掏出一盒硝苯地平缓释片（拜新同）放到了我面前，我赶紧接过来，边询问具体情况边查看了外包装的效期及里面药片的外观，未发现有什么不合格的地方。可是爷爷又不说明为何会认定是"假药"，只是一直在强调他观察了很久，有充分的证据证明是"假药"，亲自来这里只是想要一个态度、一句道歉，可是具体事情始终不说明。由于后面咨询和退药的患者越积越多，大家都议论纷纷。考虑到爷爷的情绪，我赶紧把他请了进来，由同事帮我处理咨询事宜。我给爷爷接了杯温水："外面冰天雪地，您这么大老远过来，先喝杯热水吧。"

爷爷这时才说出来事情原委：他是一位高血压患者，服用硝苯地平控释片（拜新同）有段时日，可是每次大便都会排出完整的药片。一开始他以为是他肠胃不好，可是次次都是这样，没有一次例外。听到这，我立刻想起来有次"每周一药"的业务学习中专门讲过"拜新同"这个药：由于它是控释片，不能掰开服用，不能提前从铝箔板中取出，不能饮用大量西柚汁，粪便排出空壳属正常现象。赶紧给老爷爷用通俗易懂的话解释，并且又询问了他的血压控制情况。"爷爷，控释片就相当于给药物穿上了'外衣'，您服药后，它在您体内通过'外衣'的孔隙以恒定的速度释放药物，当有效成分释放完了就剩下这件'外衣'，也就是最后您看到的。您看，您的血压通过规律的服药后不是控制得很好吗。"爷爷这时脸上露出了满意的笑容，连连说道："原来是错怪你们了，应该我给你们道歉啊。"看着爷爷远去的身影，我深感平时的学习积累是很重要，并且通过实际遇到的例子加深对知识的理解。针对不同年龄的患者，用通俗易懂的语言进行沟通，往往会达到事半功倍的效果。

世上无难事，只怕有心人。工作中一步一步地认清自己想要的，然后选定目标一步一步地去实现。四年磨砺，不得不承认是人生重要的蜕变，而今回头，收获多少，甘苦自知。

2017年，我有幸去国家临床药师培训基地进修心血管内科临床药师。

光阴似箭，日月如梭，一年进修时间转瞬过半。每日跟随临床医生查房、病例讨论、审核医嘱、制定个体化用药方案，学习临床知识的同时巩固药学知识并在临床中发现和解决问题。离开临床实践的临床药师开展临床药学工作只能是纸上谈兵。术业有专攻，在进修期间，我深深地感到临床药师其实就是医生的助手和战友，是一种互相协作的关系。团队从来不是一个人的事情，更安全、更有效、更经济的药物治疗方案和细致入微的药学服务，才是医生欢迎、患者乐见的。

做一行，精一行。总是带着一颗浮躁的心是做不好任何事情的；做一行，爱一行，只要用心去做，哪怕是来得晚，走得慢，我坚信终究会到达目的地。

2018 年 1 月 9 日

八、怀昔抚今 任重道远——其他篇

伦敦机场的礼遇

徐航　南京大学医学院附属鼓楼医院

2016 年 9 月 26 日，伦敦，Heathrow 机场。

我依次排队，等待安检，想到充实而又飞快过去的三周，我不由回首而望，远处正是一轮绚丽的伦敦夕阳，心中顿时充满了感激和不舍。

"女士，请放下您的背包，安检了。"安检工作人员是一位和蔼的黑人中年妇女。"好的！"很快，我顺利通过安检，来到出口处，等待我的背包。

约过去了五分钟，安检人员——一位白人帅哥，提着我的背包来到我面前，礼貌地对我说："女士，您的背包好像有些问题，可以请您打开一下吗？"

"啊？怎么会？"我有些惊讶，但还是按照要求，打开了背包。在背包侧面口袋里，我竟掏出了一把从国内带来的多功能瑞士军刀。

"就是这个！"英国帅哥接过军刀，用尺子量了一下："不好意思！女士，这把军刀已经超过了随身携带的尺寸，需要托运。"

我的天哪！我竟然忘了把瑞士军刀放在先前托运的行李里面！可现在该怎么办呢？我真的不知所措。

"那我只能没收了！"帅哥一脸严肃，同时打开了身旁的工作箱，里面满是各种打火机、刀具等被没收的物品。

"哦，不！这把军刀是我与先生在瑞士度蜜月时买的，已经陪伴我十年了，是我从中国带过来的，您不能没收它！"我不能接受物品被没收的现实，但心里很清楚：这把瑞士军刀是不能带上飞机的。于是，我哀求道："有没有其他的办法？"

"No！"帅哥的回答斩钉截铁。

看来是肯定要被没收了，无助的眼泪就快要涌出我的眼眶。

"Are you a pharmacist？（您是药师？）"突然间，帅哥看见了我背包里的《英国国家处方集》（BNF）。

"Yes,I'm a pharmacist！（是的，我是药师！）"

"您来我们英国是做什么的，来了多久了？"帅哥的脸色没有原先那么严肃了。

"我来伦敦大学进行为期三周的交流学习，现在学习结束，要回国去了。"我还是满脸沮丧，心里全是我的瑞士军刀。

"还回来吗？"帅哥口气明显缓和多了。

"不知道，也许下次再来就是旅游了。"虽然还在挂念着我的军刀，但好奇心让我的心情好了一些："您也知道药师？"

"当然！在我们这里，药师为我们提供了很多用药指导与帮助，非常受人尊敬！这样吧，您和我一起下去，把瑞士军刀放在您前面托运的行李里，好吗，药师？"帅哥说着，主动帮我收拾起背包来。

"太棒了！"我差点儿高兴得跳了起来。

我三下五除二，收拾好背包，跟着帅哥一起从内部通道来到楼下行李堆放处，他帮我一同找出了我的托运行李，把瑞士军刀放在了行李侧袋！

随后，帅哥又把我送回楼上的安检出口。"非常感谢！您真是太好了！"我真不知该用什么样的英语来感谢他。

"不客气，Chinese pharmacist！欢迎您再来英国！"帅哥微笑着和我握手告别，我使劲握了握他的手，背上背包，走向回国航班的登机口。

夕阳照在帅哥的脸上，感觉他更英俊了；夕阳也照进了我的心里：药师——医疗机构中一个普通的职业，也会被社会认识、接受和尊重！我的职业自豪感油然而生。我将更加坚定地在临床药师这条路上一直走下去！

飞机启动了，缓缓驰向起飞跑道，我突然想到，怎么忘记和帅哥合个影？哎，可惜了！

2016 年 12 月 1 日

神农尝百草

柳汝明　昆明医科大学第一附属医院

纽黑文，是美国东部的一座小城市。在这个小城里，有一所闻名遐迩的大学，那就是鼎鼎有名的耶鲁大学。2017 年秋，我曾到这所著名大学的附属医院——耶鲁 - 纽黑文医院（Yale-New Haven Hospital）做过访问学者。

在访学期间，发生了许多有趣的事情。例如，有一次我在移植科查房，一名患者因私事心情不好拒绝医生查房，使得交班会上作了激烈讨论的医生们在病房外吃了个"闭门羹"，只好悻悻然"打道回府"，临走时还连连道歉。诸如此类在我看来不可思议的"另类现象"不胜枚举，而其中一件发生在医生和药师之间的趣事，给我留下了格外深刻的印象。

那是在该院肾内科学习期间发生的事。当时，我的药学带教老师是一名两鬓斑白的临床药师，年过五十，是该院资历最老的一名临床药师，名叫 James，我们都叫他 Jim。某日，Jim 神秘地跟我说有一位医生邀请他做一场"Drug taste"的特殊试验，我十分惊讶和疑惑，但他没有过多解释，说见过之后自然明白。

隔日，在查房结束后 Jim 便带我到小药库准备试验的药品。经过一个多小时的挑拣，各种各样的药品便摆在一个小推车上，大部分都是临床常用的药物，有一些不常用的"特殊嘉宾"也被请上试验台。另外，大大小小置药和喝水的杯子也一应俱全。

医生们的工作异常繁忙，预定早上 11 点开始的试验，推迟到 11 点 40分才开始。来参加试验的都是新来的轮转医生，虽已忙碌了几个小时且临近午餐时间，大家却无疲态，反而个个兴奋异常，倍感新鲜。待一切准备妥当，Jim 首先进行自我介绍，随后向大家解释这项试验的由来：在很多年前，有一位医生向 Jim 抱怨个别患者经常不吃药，反复叮嘱后仍频频发生，甚至出现把药倒掉，然后谎称服药的现象。经过询问后得知，患者觉得某些药实在难以入口，便宁愿倒掉撒谎也在所不惜。Jim 思索良久，决定先不劝患者服药，反而举行了一场别开生面的 "Drug taste" 试验，让开药的人也来尝尝这药的滋味。试验大获成功，于是不断有医生邀请他，现已渐渐成为该院的一项传统，是新来医生们的一门"选修课"。

在座的都是年轻人，大概极少吃过自己开的药，都伸长了脖子跃跃欲试，兴奋中也稍显不安。试验开始，首先登场的是制霉菌素口服液（nystatin oral suspension）。Jim 一边拆药品包装并分装在小水杯中，一边介绍药品名称及药理作用。制霉菌素口服液非常浓稠，颜色类似橙汁，但我猜想味道绝不像橙汁那么美味可口。果然，众人尝了之后立即显出"苦瓜脸"，并连连吐舌头，有的立即喝一大口水漱口。Jim 显然已料到众人反应（他后来跟我说他早已尝过今天试验的药），但并不在意，接着开始拆第二个药。此时，Jim 看到我在一旁乐呵，就问我是否也要尝试一下。我犹豫了一下，一方面感觉这试验新奇异常，但一方面"是药三分毒"的思想早已在我脑海中根深蒂固，何况要同时吃这么多药，又不禁打起退堂鼓。Jim 显然猜到了我的心思，笑着说每个药就尝一点点，"毒"不死你的。我随即被这美式幽默说动了，最终好奇心战胜了不安，欣然接过了他递过来的一小杯无色的液体。

整个试验过程，我们一起尝了九种药，除了制霉菌素外，还有乳果糖口服液、聚乙二醇粉剂（溶于水服用）、阿托伐醌口服液、柠檬酸镁口服液、碳酸镧片剂、氯化钾口服液、对乙酰氨基酚口服液以及琥珀酸铁口服液。这些药或甜或苦，或酸或腥，或是那种难以用言语描述的味道。令我印象最为深刻的当属琥珀酸铁口服液，这个药不仅看起来像血，尝起来也和血的味道非常类似。我只用舌尖蘸了一丁点，血腥味立刻在味蕾中生根发芽，并逐渐弥漫整个口腔，令我想起小时候换牙时期咬断即将脱落牙齿的痛苦回忆。最终，琥珀酸铁也毫无悬念得以全票通过的方式获得"最难喝的药"称号。

Jim 在最后的总结中说道，很多时候医生只管自顾自地开药，却往往忽视药品对患者造成的困扰，药品的糟糕味道只是其中的一个方面。我们在强烈要求患者遵嘱服药的同时，也要考虑药物的适用性和安全性，并尝试去理解患者的痛苦，只有这样才能获得患者的信任与配合，药物才能发挥其最大的作用。在场的每一个参与者都频频点头并若有所思。

我很庆幸自己参与了这次试验，它将成为我人生中最重要的体验之一，让我铭记并回味一生。

2018 年 2 月 3 日

社区药学服务感悟

蒙龙　重庆医科大学附属第一医院

重庆医科大学附属第一医院药学部团队在社区开展的慢病管理药学服务已有两个年头，回顾过去的两年，有许多感激与感慨。现在谈谈这些经历给我带来的最深刻的感受。

第一，我发现社区居民不能管理好自己慢性疾病的原因，并不是我们一开始设想的选药不合理，剂量不合适这种"高精尖"问题，而相当一部分是由于没有正确使用药物，用药观念错误，挂号没挂对科别，吃错药等因素所造成！

我们管理的一对老夫妇，两个人都患有2型糖尿病，由于血糖控制不佳来参加我们的药学服务。我们通过询问才发现，虽然他们都患有糖尿病，但是口服降糖药的治疗方案不同，但是这对老夫妇却将自己的口服降糖药放在一起，使用的时候也是随意从里面拿一盒服用，如此一来，用药的疗效和安全性都难以保证。

又比如：当我们问一名阿姨为什么她每服一个月阿司匹林肠溶片后会停药一个月，然后再继续使用。她说自己担心服用阿司匹林会对胃不好，所以每服用一个月会停药一个月让胃休息一下。

又比如药物经济性问题。相当多的病人会因为药品太贵而自行减少剂量、降低频次或缩短疗程。还有药物储存不当的问题，部分居民拿了药不吃而存放备用，然后新旧药混合放置，久而变质。等有了症状才拿出来使用，殊不知这样可能有害于身体。

另外，患者就诊时不能主动向专科医生提供所有合并疾病和用药情况，这也会造成潜在风险。我们监护的一名高血压患者患有严重的干眼症，我们在梳理患者用药时发现他正在使用β受体拮抗剂以及氢氯噻嗪，通过查阅文献我们发现β受体拮抗剂及利尿剂可能会导致干眼症加重，于是建议患者调整用药。在与患者交谈过程中，我们询问患者在心内科就诊时为什么不把干眼症的病情告诉医生呢，患者回答："眼疾的问题不属于心内科医生负责，所以没有必要告诉他们。"

而不正确的药物治疗观念更是导致患者疾病控制不佳的重要原因。例如：一名患者长期头痛，一头痛就吃阿咖酚散（头痛粉），可到医院检查后才发现患有高血压；在居民中使用民间土方治疗慢性疾病也比较常见，比如相当多的患者使用蜂胶或山楂泡水等方法治疗高血脂等慢性疾病；有的居民错误地以为高血压是在血压高时，糖尿病是在血糖高时，才需服药；还比如有的患者虽然在使用药物治疗高血压糖尿病等疾病，但是很少监测疾病的控制情况，也没有及时调整用药方案，药一吃就是几年。

第二，社区药学服务的必要性毋庸置疑。药师不仅仅可以去到患者身边进行实质的用药教育与引导，更让我意外的是，通过药师的服务有时甚至可以拉近患者与子女间的互动。

有一位老人家，由于儿子忙于生意，常自以为儿子不关心她，其内心虽不想麻烦他，然而自己行动又不便，总难免有点儿情绪。每当她儿子提醒她别乱吃药，她都会说："我知道，不会乱吃的，都是依照医师的指示。"但事实上，我们已发现老人家用药不正确，也常弄不清楚吃什么药物？我们拿出七日药盒送给她，并且告诉她儿子，我们有发现他母亲有重复吃药的问题，请他帮忙每周装药入盒，好让老人家不会重复使用。当时，老人家因儿子说以后会为她分装药片时，竟流下了眼泪！

随着空巢老人问题的日益突出，有许多独居或相互扶持的老夫妇辛苦了大半辈子，却在晚年遭受病痛缠身而子女都不在身边的无奈，老人家们有感叹的，也有自嘲的。而实际上很多老年人都需要更多子女的关心与照顾，但往往由于家庭本身的问题而存在一些矛盾。而药师可以从旁观者的角度出发，通过关心及善意的沟通化解对立和不满。

要改变一个人的用药观念与习惯，减少用药相关问题，使居民更好地管理好自己的疾病，需要我们药师发挥前所未有的耐性。虽然偶尔会有无力感，但是如果能让大众正视我们的职业，认可我们的工作，欢迎我们药师到身边来，那么也是为万里长征开了一个好头。

我相信如此有意义的工作会一直持续下去。

2018 年 3 月 7 日

海峡两岸的交流

杨贤　南京大学医学院附属鼓楼医院

2016 年年底，我有幸受到台中荣民总医院的邀请，前往我国台湾地区参加为期一周的抗凝药师药事服务经验交流活动。与我同行的还有来自全国十几家医院从事抗凝工作的临床药师。在此之前，我在冠心病监护室开展临床药学服务也已经有近一年的时间了，对抗凝治疗领域目前的专业发展状况有一定的认识，因此我对此次参观访问，特别是和台湾地区药学界同道的交流充满了期待。

台中荣民总医院（简称中荣）位于台湾地区台中市西屯区大肚台地，为台湾中部唯一公立医学中心。它成立于 1982 年，原为台北荣民总医院台中分院，后于 1988 年独立为台中荣民总医院。全院有员工约 3600 人，病床数 1500 余张，每日门诊量 6500 余人次。

在第一天的访问中，现任中荣院长、内分泌专家许教授热情接待了我们，令人惊讶的是，他本人也和大陆医学界有频繁的互动。我在惊讶之余，亦感叹两岸医疗领域的蓬勃发展和密切交流是大势所趋。

之后几天的时间里，我国台湾地区药学界的同仁们为我们准备了丰盛的"学术大餐"。不光是中荣，包括新光医院、林口长庚医院、中国医药大学附属医院、高雄荣总、彰化基督教医院等，来自台湾地区各家医院的临床药师热情洋溢地向我们介绍了抗凝药学服务的特点和工作模式。其中很多内容都给我留下了深刻的印象。

在这里，医学院几乎所有课程都以英语授课及考试，以避免医学专业名词翻译的不规范，同时还可以促进与西方医学交流。我也看到了医疗文书中的很多内容都是用英语书写。

在这里，新型口服抗凝剂（NOAC）的使用十分积极，这得益于NOAC纳入了健保目录，只要该患者的病情符合我国台湾地区卫生主管部门的规定，就可以免费使用新型口服抗凝剂。

在这里，因为服用保健品的患者人数众多，我国台湾地区卫生主管部门专门牵头编写了中西药相互作用参考手册，还建立了相应的网站，医生及药师可以通过检索，解决工作中碰到的药物相互作用的疑问。

在这里，用药咨询门诊实行预约制度，医生可以在信息系统内设置预约时间和咨询的药物类别，方便患者在需要的时间段接受用药教育。

在这里，青年药师们可以参加客观结构化临床考试，一种类似于大陆标准化患者的临床测试，这种形式克服了以往临床教学或测验中难以找到具有针对性病例的问题，可以根据需要使用，提高了测验的有效性。

最令人兴奋的是，我国台湾地区于2014年推出了云端药历查询系统，可以即时查询患者近三个月的用药明细记录，包括处方来源、主要诊断、药品药理作用、成品名称、药品用法用量及患者就医日期等。也就是说，患者来到医院之后，无论之前在哪个医院看病开药，三个月之内所有的资料都会呈现出来。这对于医生和药师了解患者的既往用药史和药物不良反应等是很有帮助的。

短短一周的行程无法完全涵盖台湾地区临床药学发展的全部面貌，但至少让我感受到了宝岛临床药师们严谨认真的工作态度，触摸到了临床药师们专业的学术精神。我觉得大陆和台湾地区在临床药师发展上都有很多相似之处，比如注重循证医学的积累，对个体差异大的药物如华法林的疗效和安全都十分关注，也都在摸索青年临床药师的培养模式。同样的，台湾地区临床药学的发展也存在一些困境，比如法律法规不够健全，药师在病房的工作模式不够成熟等。

给点时间吧，给台湾地区的临床药师，给大陆的临床药师，给每一个想为临床药学做点事情的人一点时间。假以时日，临床药学事业一定会日趋成熟，并在临床诊治中发挥更大的作用。

2017 年 3 月 17 日

澳洲临床药学的课堂教学

张晋萍　南京大学医学院附属鼓楼医院

2015 年 5 月 6 日，对我来说，是个值得纪念的日子——梦想了很久的出国进修终于启程。感谢江苏省政府留学奖学金的资助，使得我有幸来到澳大利亚悉尼大学药学院，开始为期三个月的进修。

2002 年，在我工作的第七年，我曾前往上海长海医院进修临床药学。半年的进修结束，我回到医院，开始了临床药学道路的探索。很幸运，2006 年年底，我们医院成为第二批国家临床药师培训基地。我很光荣地成为药学带教老师，开始了培养临床药师的工作。但渐渐地，我发现不管自己多么努力，在工作思路、教学方法等方面，都有点黔驴技穷了。我迫切需要一次充电。所以，我积极学习英语、准备材料，申请了江苏政府留学奖学金，希望能够汲取国外临床药学教学和工作方面的经验，为自己的工作注入新的活力。

经过一年的努力，我如愿来到澳洲，见到了我的带教老师——Timothy Chen 教授，一位出生在澳大利亚的第五代华裔。他为人随和，但教学态度严谨。第一次见面，他就给我布置了作业——写两篇文章，一篇介绍中国的药学教育，另一篇介绍老年慢病患者教育与管理现状。还给我一张课表，并告诉我可以去听哪些课，特别是他觉得对我有帮助的课。

周一，Chen 教授上午告诉我，今天下午有他的讲座：Quality use of medicine，让我一定要去听课。这里的学习氛围跟国内不太一样，同学们每人上课都带着电脑，除了认真听课外，他们也在自己的电脑上忙活着。原来，学生都可以在自己的电脑上同步观看教授的讲课幻灯片。Chen 教授的英语有很重口音，我听着有些吃力。看着他滔滔不绝地在台上说着，像在表演脱口秀，气氛轻松，学生们也非常随意，我也渐渐放松下来，融入了在澳洲的第一堂课。课前，我进行了预习，所以在听到他谈老年合理用药评判标准时，并不感到陌生。理论的掌握固然重要，但我更关心的是，在日常工作中，药师们是如何执行的。不知不觉中已经接近下课时间了，可我还是没听到我要的答案，正琢磨着教授是不是准备延长时间时，他却戛然而止，给我们留下了悠长的回味。最后的几分钟，教授抛出若干问题让我们独立思考，留给我们课后研究。难道，这就是传说中的 Question based 教学方法？

次日 Chen 教授出差在外，但还是不忘提前用邮件通知我，今天中午去听 Ben Basger 教授的课：Quality use of medicine。我心里猜测，这该不会是昨天那堂课的后续吧？不想那么多了，眼见为实。

Basger 教授的个人风格非常明显，说话铿锵有力，做事雷厉风行。去听课的路上，我和他边走边聊。他问了我很多问题，比如，我在国内做的就是抗菌药物合理应用、哮喘患者管理方面的工作，为什么还要来听他的课。我的答案是，自己想要充一次电，更新自己的知识储备，学习国外临床药学的教学经验。

在课堂上，Basger 教授说话语速不快，吐字清晰。我基本上都能听懂，这让我颇有成就感，也对留学生活充满了信心。Basger 教授讲课常常引经据典，语言幽默风趣，引来同学们的阵阵笑声和掌声。他谈了很多关于老年合理用药方面的依据，但涉及具体做法，还是没有给出答案。我原本还期待着能在这堂课中得到答案，看来期望又落空了。这次的课后题目是"如何确保患者用药的安全"，下次课需要大家做一个 Presentation 来汇报自己的想法了。看来，在澳洲读大学，课后不花时间思考，自己不查资料、找答案，是没法顺利完成学习任务的。

接下来的一周，我又参加了两场汇报课。这两次课完全是学生唱主角。他们每人上台发言，自信满满，不但演讲水平相当出彩，而且为了配合演讲，在幻灯片上下足了功夫。有的拍了一段视频，有的甚至将著名访谈节目换上自己的配音，作为本次演讲的引子。学生们的发言成为了课堂学习的延伸。老师只负责引导，答案还是由学生自己去思考。细细想来，这与我们国内的教学方法有着巨大的差异。身为老师，我们总是习惯于告诉学生应该做什么，却不让学生去探究为什么这样做，又如何去做。我们总是抱怨学生学习不够主动，但反过来想想，我们的教学方法是不是也需要稍加改进呢？

　　光阴荏苒，从澳洲进修回国已经两年了。这期间，我又完成了两届学员和五届师资的带教工作。现在的我，对学生的引导多于说教。每当我对学生的学习状态不甚满意时，我都会回忆起当初 Chen 教授让我参加的课，想起他们讲课时留下伏笔以及学生胸有成竹地做汇报时的情景。老师应该使用启发式教育，以问题为导向，不但能激发学生的兴趣，更能培养培养他们独立思考的能力。如此这般，我又能够静下心来指导学生，等待他们的下一次改进。随着教育水平的普遍提高，学生们的素质也大大提高了。年轻的药师们能够在我的指引下出乎意料地完成任务，给我带来惊喜的同时，也让我看到了临床药学未来的希望。

2017 年 8 月 12 日

"鸡毛信"——为新药评估工作
搭建临床沟通的桥梁

李俐　南京大学医学院附属鼓楼医院

"李老师，您好！给××科主任的鸡毛信已发至您的邮箱，请查阅，谢谢！"这是办公室小龚三天内发过来的第2封"鸡毛信"了。这样的"加急电报"，真的一点不容耽误。因为还在北京出差，我赶紧打开手机上的电子邮箱……

已记不清是从何时起，我们药事管理办公室的同事们开始写起"鸡毛信"。所谓"鸡毛信"，它不是抗战时期民兵连向组织汇报前方战况的加急情报，而是新药遴选过程中医院药事管理部门向临床科室反馈评估讨论结果的书面材料。

作为一名医院药学专业技术人员，我们的首要职责是保障优质、及时的药品供应。然而，做好药品供应保障的前提是科学、合理地制定全院药品目录和处方集。尤其是在我国医药市场药品品种纷繁复杂、各个厂家质量参差不齐的情况下，做好医院用药目录的制定对于医院药事管理部门是一项非常重要的任务。为了加强医院用药目录的动态管理，我们药事管理办公室以临床需求为导向，从规范临床的药品引进申请入手，不断加强新药遴选评估体系的建设。

"鸡毛信"就是担负着将新药遴选评估结果向临床反馈的角色。通过书面沟通的方式，"鸡毛信"将我们评估的意见进行充分地阐述，同时将同类药品的比较结果进行客观的呈现。当然，我们也会接到临床科主任回复的"鸡毛信"，或表示认同，或表达异议。虽然双方存在不同意见的争论，但是"鸡毛信"这样的交流方式搭建起了临床和药学部门互相沟通的桥梁。双方都不担心互相之间产生不必要的隔阂，正所谓"一场争论可能是两个心灵之间的捷径"。当然，书面沟通仍然不能解决意见的分歧时，我们会以当面沟通的形式进行针对性讨论，这也是非常必要的补充。

在沟通的桥梁搭建完成后，如何确保沟通的有效畅通，又如何保证评估结果的科学性和客观性，这对沟通者的专业能力要求很高。自2003年起，药学部成立了新药遴选评估小组。该小组的主要职责是对临床申请引进新药品的必要性，以及新药品的安全性、有效性和经济性进行综合评估。为了更好地做好评估工作，评估员在这个团队中的作用非常重要。通过不断优化人员组成，目前我们的评估员主要由各专科临床药师担任。别看我们的临床药师们年纪不大，但是大家在各自专科领域中的知识积累却不容小觑。在每次的初评结果讨论中，他们不仅对该专科专病的治疗药物进行系统的梳理，而且通用大量的文献检索，对临床申请药品与院内同类药品进行全方面的比较。每次的讨论会后由我们药事管理办公室的同事负责整理和撰写"鸡毛信"。我们严谨、负责的药品评估工作也得到了院领导的充分肯定。

在新药遴选工作中，我们通过"鸡毛信"的方式，与临床科室建立了有效、畅通的沟通桥梁。我认为尽管有时大家所持的意见不一致，但这只是因为大家看待事物的角度有所差异。我相信只要大家都坚持以患者为中心，保持高效的沟通交流，逐步加深医药之间的理解，最终肯定能够达到临床合理用药的共同目标。

2018 年 5 月 20 日

英国的 IPE 教学见闻

张海霞　南京大学医学院附属鼓楼医院

2013 年，我有幸前往英国莱斯特德蒙福特大学的三家附属医院（Royal Infirmary，Glenfield，General hospital）进行为期 3 个月的参观学习。

在最初的一个月，我主要对医院药师与社区药师的工作模式进行了学习。我发现，无论社区药师还是医院药师，他们都在切实地提供真正以患者为中心的药学服务。他们按照最大程度保证患者用药安全、有效、经济的原则开展工作，并与医生、护士密切合作，提高患者的生活质量。虽然医生、护士与药师每天做着平凡的工作，但他们那种随处体现的团队合作精神让我无比惊讶。我一直在思考同一个问题：为什么这里的医生、护士与药师能够如此亲密、和谐？在接下来的学习中，我得到了答案。那就是：除了完善的制度保障与药师高水平的专业实践能力外，这与医院内多学科团队合作的理念密不可分。而这种团队合作理念并不是工作后才形成的，而是从大学学习阶段就已开始。

在莱斯特，德蒙福特大学与莱斯特大学联合举办的 IPE（Interprofessional Education）课程就是为学生灌输这种理念而设计的。Interprofessional Education 简称 IPE，大多译为"专业间教育"，实际为一种跨领域团队合作照护教育，其目的是培养出具备合作与团队照护能力的医疗专业人员，实现跨领域团队合作照护，进而提升医疗照护品质。为此，德蒙福特大学与莱斯特大学密切合作多年，共同为医学、药学、护理、社会工作等专业的学生组织开展这种 IPE 课程。

IPE 课程的教学模式是这样设置的：将不同专业（如医学、药学、护理、理疗专业、语言治疗、职业治疗、社会工作等）的学生进行分组（每组 4～5 人），使不同专业的学生有机会互相学习、分工合作，并组队到医院或社区等机构进行访问和实践，在提升专业能力的同时，也培养多学科团队合作的理念。IPE 课程的内容主要包括：学习理论知识、以团队形式进行实地访问和案例实践、团队成员共同对学习内容进行回顾性总结和分析，并以演讲形式分享学习成果与体会。

在这 3 个月中，我有幸参加了 Interprofessional care planning、Polypharmcy、Health in the community、Interprofessional assessment in Mental Health 四次 IPE 的学习。通过这四次学习，我觉得 IPE 课程是非常有效的教学模式。它不仅使学生进一步熟悉了临床工作的特点，还让他们了解了各专业的特点及工作职责，更重要的是培养了学生跨专业的团队合作意识，认识到多学科团队合作的重要意义。

相比课堂教学，紧贴临床的案例实践让学生们对这种团队合作理念的体会要更加直接和深刻。以医院的营养支持小组为例，该小组主要由医师、药师、护士以及营养师组成。其中，医生负责日常诊疗，护士负责执行医嘱，营养师负责查房（重点是成人 ICU 和儿科 ICU）并进行营养评估，而药师与营养师共同完成组方，确定 TPN 配方。对于患者的照护，除了医、药、护、营养四个专业团队的相互合作外，理疗专业、语言治疗、职业治疗等不同专业人员也会定期为每位患者进行评估，并根据评估结果开展相应的监护，全方位地促进患者身心康复，提升患者生活质量。此外，在患者的就医过程中，社会工作者同样会参与其中。他们主要为患者提供生活、资金等方面的帮助。总而言之，在医院学习的每一天，从他们面对面的交流到病历等文书的书写，我都能感受到他们团队合作的理念和精神。

短短 3 个月的学习使我深刻感受到了英国医院药师工作的专业与敬业，同时对英国的大学教育模式也产生了新的认识。希望国内的医学院校也能够早日探索这种 IPE 教学模式，从大学期间就给学生灌输多学科团队合作的理念。

2018 年 2 月 18 日

我的双重身份

周晓燕　新疆维吾尔自治区克拉玛依市中心医院

我是一名工作在一线的调剂药师，自毕业以来已在一线工作将近6年，一直以来只觉得自己的工作是简单的调剂、发药。直到2017年9月份，第一次以家属的身份带着自己8个月大的孩子来医院看病。

"老师，我家孩子拉肚子。"我对儿科齐医生说。齐医生问完孩子基本情况，检查完后诊断为肠炎。

齐医生问："家里有没有蒙脱石散和双歧杆菌乳杆菌三联活菌片（金双歧）？"

我答："这两种都有的。"

齐医生问："你是我们医院药剂科的，知道药怎么吃吧？"

顿时，我搜索大脑里面所有的信息来给这两种药一个准确的用法用量（只是针对我们家的孩子），很遗憾的是我从自己所有的信息里面只判断出这两种药须分开服用。

我不好意思地说了声："老师，我不是很清楚。"。

齐医生愣了一会儿说："专业知识不够扎实。蒙脱石散我们医院是3g一包的，你家孩子吃三分之一，一天吃3次，金双歧我们是0.25g一片的，你家孩子每次吃1片，每日3次。"

我惭愧地应了声"嗯。"

带孩子回家药物治疗一天后，孩子开始上吐下泻，高烧40℃不退，声音嘶哑、咳嗽，再次带来医院，刚好是首诊医生值班，检查完孩子的情况，诊断为胃肠炎、支气管炎。

齐医生说:"根据孩子现在的情况需要住院治疗。"

我答:"可以的。"马上为孩子办了住院手续。

住院期间,齐医生叫我去医生办公室,说:"你的专业是药学的,所以我想和你谈谈孩子的治疗方案和用药情况。"

那一瞬间我脑中一片空白,机械地说了句"好"。

齐医生说:"根据你们家孩子现在的情况,不是特别严重,只是因为他胃肠炎,不适合口服药物,只能选择静滴,孩子还太小,门诊治疗不合适,选择住院治疗。目前呢,我的建议是我们先补液,孩子上吐下泻的原因是电解质失衡,用阿莫西林克拉维酸钾,再口服金双歧,再加雾化布地奈德和特布他林,再等等孩子的检查结果,你觉得呢?"

我愣了一会,别人以为我在考虑用药情况是否合理,实则我脑子根本什么都判断不出来,只答:"可以。"

按这种方案治疗一天之后,孩子的体温有所下降,呕吐基本消失,其他症状依然在。孩子的尿常规,大便常规和血常规检查结果出来之后,齐医生再次叫我去医生办公室。

齐医生点开孩子的所有检查结果说:"检查结果显示孩子就是细菌感染,我们还是按原治疗方案走?"

在孩子住院期间我专门去药房研究孩子用的这几种药的说明书,才算对它们有了更深层次的理解,才完全掌握每种药的用法用量,注意事项和不良反应以及禁忌证。

我这次肯定地回答:"好。"

五天之后,孩子的所有症状消失,查体气管声音消失,检查结果也全部正常,出院。

我是家属?我是药师?我既是药师又是家属,但我的亲身经历证实了我不是一位特别合格的药师,保证患者合理用药是药师的使命,可直到有了这次经历,我才深深地理解患者家属对药物治疗所寄予的期望,他们希望得到更加有效的治疗方案。作为一名药师,不管自己在哪里工作,专业知识是我们始终不能忽略的,但更重要的是我们要将专业知识运用于实践中，用心服务于患者。现在药师服务模式已经转变，患者需要的不再只是单纯地在窗口发药的药师，他们需要的是专业的药学服务，有情感的用药指导而不仅仅是冰冷的语言。

2018 年 2 月 22 日

努力做一个好园丁

周素琴　兰州大学第二医院

晚饭后正在收拾家务，往届的一个学员给我打来电话。电话里的声音特别兴奋，她说今天她们医院神经外科请了我院一位专家过去会诊，抗感染的意见和她的会诊意见完全一样，她为此特别开心。她也已经将会诊全面做开了，她们医院的医生都特别认可她的会诊。在电话里她很感慨因为我这个老师当时让她们专业知识学得扎实，她才能这样有信心。

我很开心，带了8届学员了，很多学员都和我保持联系。他们回到各自单位后都做得不错，好几个因为业务能力突出还被提拔为临床药学室负责人。作为老师，我很关注他们后期的继续成长和工作状态，也经常询问了解她们临床工作的情况，整体来说学员们都发展得不错。回想这些年带教的过程，在某个层面上也是一个在失败中不断反思，不断积累并反复实践验证的过程。

第一次带教是2010年秋季，当年招了2个学员，那个时候的带教根本没有经验。除了让学员跟着医生查房，不知道还能做些什么，刚开始我们连问诊都很少做，怕患者不配合，怕医生不理解。理论知识的学习也没有系统可行的计划，学员茫然，而作为带教老师的我除了茫然，更多的是着急。第一年的带教就这样在迷茫与摸索中结束了，看得出学员也是有情绪的，对此，我满怀愧疚。到现在我都有这样的想法，如果我的第一届学员愿意再过来，我一定好好带他们3个月。

同样的错误不能发生第二次，在第一届学员结业后，我马上着手进行教学改进。

当时翻阅了不少临床药师工作及带教方面的相关文献，想了解有关临床药师工作模式方面的内容，我自己也从第一年的点滴积累中找到了一些方法。如吸入剂的用药教育制作成 SOP 格式，实施全病区均质化用药教育；不再让学员自学理论知识，而是制订我们呼吸组的学习计划，每周五下午进行系统教学，而且一直坚持到现在；临床实践是一个重要环节，怎么样让学员在与患者的沟通中获取用药信息并能指导患者，这也是学员提升临床实践能力很重要的方面。我们规定每周二、四对病区所有口服用药患者进行床旁用药指导。通过这种方式，学员能够从患者那里得到第一手的用药信息，而且和医生的沟通也因为以患者为中心顺畅了很多；在近期的带教中，我们加强了对慢病患者的评估和管理，尤其对慢阻肺的患者，初入院的药学问诊和用药记录，是学员必须要做的，目的在于让学员通过对这类慢病患者的问诊，掌握患者总体用药情况，用药依从性以及入院后药物调整的情况。

在此基础上，我还改进了学员药历批改的方式，不再只是进行书面的指导纠正，而是让学员在书写药历的初、中期阶段进行脱稿口头汇报。这个方法已经实行了四届，效果很明显，学员在对诊断的把握，对药物治疗方案的掌握，对患者病情评估、药学监护计划的制订和执行等方面都有了很大进步。

每周五下午的专科学习和一周总结也是呼吸专业教学的亮点，作为老师有必要知道学员一周的学习收获和问题，帮助他们及时发现问题，进行教学内容和方法的调整。也是这样的学习模式，我们在病历讨论中发现文献汇报的题材和病历讨论的要点，患者教育以及医嘱审核中发现的问题，都成为学习的素材。

如今我的教学模式已趋于成熟，也积累了不少好的经验。学员在这种模式下，通过不同阶段相对密集和强化的临床实践，已经完全熟悉了临床工作和学习的流程，并且能够较好地融入临床工作团队中。当然我也很注意调整教学方式和进度，我会要求每届学员结业前给我提带教意见和建议，以利于及时修正、调整我的教学方法。

　　带教是一个很花费时间和精力却又很受益的过程，在和学员一起成长的过程中，我也体验到了作为老师的幸福。每年都会收到学员从不同地方给我寄来的特产，兰州的学员年年组织我们师生聚会。

　　我常常说自己是播撒火种的人，临床药师的队伍目前还不够壮大，我们作为已经在临床成长起来的药师，有责任也有信心将这个队伍带好，引导学员在这条路上走得更远。

　　要求学员做到的我自己先努力做到，而作为我的学员，你也必须努力！

2018 年 1 月 26 日

做年轻药师的良师益友

何瑾　昆明医科大学第一附属医院

一走进病案室，我就看到王药师在玩手机。我生气地问道："今天下午医嘱点评的怎么样了？点评了几份？"

"这些病例太复杂了，我只点评了3份。"她支支吾吾地回答道。

"那你点评的这3份病例，医嘱有没有什么不合理的地方？"我继续问道。

她沉默了片刻，突然说道："何老师，我说不清楚这几份病例有什么合理或者不合理，因为我看着这些医嘱、检查单就头晕，天天做这些医嘱点评，都是些重复的工作，太无聊了，没意义。"

我愣了一下，看着她，回想起了2个月前面试时的情景，当时我问了她个问题，就是临床药师的工作内容有哪些，她当时回答得头头是道，其中也说到了临床药师的工作内容包括处方点评、医嘱点评，可是她现在居然说出这样的话，让我感到非常诧异！

我严肃地说："作为老师，我不得不提醒你，在医院里，医生、护士也和我们一样，每天都要做着重复的工作，比如医生每天都需要查房、开医嘱、写病历等，护士需要护理病人、执行医嘱、参与抢救病人等，但他们依然每天兢兢业业地在自己的岗位上默默付出，老师也和他们一样，每天都做着重复但又必不可少的工作。医嘱点评是临床药师比较重要的工作内容，这个工作是有价值、有意义的，通过医嘱点评不仅能发现医嘱中存在的共性问题，进而规范医生的用药行为，也能降低不必要的费用支出，最终使患者受益。简单的事情重复做，你就是专家，重复的事情用心做，你就会成为赢家。凡事只要你坚持去做，终究会获益的。你自己好好想想，如果实在觉得不愿意做医嘱点评，我也不勉强，但如果你愿意做医嘱点评，我会竭尽所能指导你。"这时，她羞愧地低下了头，默不作声。

第二天中午，我收到了王药师的一条短信："何老师，非常感谢您昨天对我说的那番话，之前我确实对医嘱点评工作认识不够。我想了一晚上，今后我还是想参与到医嘱点评工作中。只是我基础差，可能老师要多费心来指导我，请您不要放弃我，给我次机会。"看着她发的短信我露出了欣慰的笑容，因为此刻她学习态度端正了，我回了九个字："好的，看你今后的表现。"

此后，不管是做医嘱点评，还是规培阶段需完成的文献阅读、病例讨论等，王药师都积极认真地去完成。一天早上，我刚从外面会诊回来走进办公室，就见到她拿着几份医嘱点评表来找我。她说道："何老师，我发现呼吸科室经常用溴己新注射液来雾化，有个患者用了还发生不良反应呢，说明书上没建议这种用法，是不是不合理呢？"我回答道："你发现这个问题很好，这是个超说明书用药，但是你需要去查文献，看看有没有循证医学证据支持，如果确实不合理，我们在干预医生时才有说服力。"过了两天，她把查阅的文献汇总、分析整理后做成了 PPT 发给我。我们讨论形成结论后，我带着她去了呼吸科，一起跟临床医生讨论了这个问题，最后临床医生决定不再用溴己新注射液雾化。同时，王药师还把那个使用溴己新雾化发生不良反应的案例写成了一篇文章发表了。慢慢我俩变得亦师亦友，经常就一些问题坦诚地讨论交流，相处得非常愉快。

一年的规培很快就结束了，王药师成长得非常快，无论是专业理论知识方面，还是在沟通交流、查阅文献、PPT 制作方面都有了明显的提高，在毕业考核时她也交出了满意的答卷，实现了预期的目标，我也露出了欣慰的笑容。

师者，传道、授业、解惑也。在日常学员带教中，我们应秉承这种大爱无疆的精神，除了专业知识的传授，还要坚持以人为本，相互理解和尊重，加强沟通，把握他们的思想动态，为他们排忧解难，助其成长。所谓"君子所过者化，所存者神"，应做年轻药师的良师益友。

2018 年 2 月 3 日

选择药学　相守一生

邱爽　吉林省梅河口市中心医院

那一年我18岁，在一纸志愿单上选择了临床药学，将今生都许给你，至今无悔！

其实，一直到大学期间读药学专业的时候，我对药学在医院的地位以及临床药学具体做哪些工作，都是模糊不清的。

22岁时，我成为了一名临床药师。正当我沉浸在喜悦中，一个又一个困难接踵而至，我发现自己什么都不会，不知道从何抓起。幸运的是我遇到了一个临床药学的老前辈，他安排了两个带教临床药师，每天带着我去临床参与工作。过了一段时间，主任就直接把我派到了几个临床科室去轮转。一开始内心是抗拒的，因为自己还什么都不会，怎么给医生提供合理用药的建议呢？那应该说是最艰辛的一段日子了，我绝对是硬着头皮去的。果然如我所想，主任、医生、护士都在问我不同的问题，我也如预料那样不能直接解答他们的问题。每天都战战兢兢地去临床，我第一次感受到了这个专业的重要性与尴尬性，尴尬是因为你的知识撑不起你的专业，你就没有发言权。你永远是附属品，时间久了，你就成为一个没有价值的人，你的专业就会被贴上"无用"的标签。但是当你真正起到作用的时候你就是临床治疗团队中不可或缺的一员。从那以后我就暗下决心，做一名有用的临床药师。每天早上去临床当医生的小跟班，学习临床知识，回到科室利用空档时间继续学习理论知识。通过医院电视台定期给患者普及用药常识、利用多媒体做群体教育、床旁用药教育。

那一年我23岁，第一次收获了"感动"。那时我在门诊用药咨询窗口，我用手势、图片和语言，一字一句地向一位年近七旬的老大娘讲解眼药水的用法，发现她还是记不住，我就把所有的信息都写到了一张纸上交给她，让她看一遍是否能看懂。老大娘临走前和我说："谢谢你，小姑娘，你们真是服务太到位了，幸亏你告诉我这些。"

大娘走后，我激动了好久，看到患者因为药师的服务而受益，就觉得这一切都是值得的。也许就是那一句"谢谢"，成为了我今后前进的动力，因为我要对得起那一句"谢谢"，对得起患者的信任。

今年25岁的我已然对这个专业有了更深的感情，我克服了怯懦，可以走近床旁、走进临床科室、迈进社区，去向广大群众科普安全用药的知识，可以为医生提供合理用药的建议，也可以以临床药师的身份站在讲台上给大学生授课，一次又一次地变不可能为可能。感谢这个职业，它催我奋进、激我成长，让我有了信念，让我坚信这个世界只要你想，你去坚持，没有什么是不能改变的。有时我在想每一个临床药师的路都是充满荆棘的，可是他们仍然要坚持走下去，并且越挫越勇，或许这就是信念的力量吧。

时光慢慢流、岁月静静走。既然选择了药学，就要与你相守一生。

2018 年 2 月 7 日

"长风破浪会有时"

苏适　南京大学医学院附属鼓楼医院

"小苏，一会儿找一下张老师，让她带你去肾科交接一下工作。"那天是 2015 年 9 月 10 日，入职培训刚刚结束，满脑子还沉浸在医院文化、职业规划和院长慷慨激昂的讲话中，就被突如其来的电话铃声打断了。主任通知我，肾科的药师外出进修了，需要我去接替那里的工作。

放下电话，心里非常忐忑。虽然读研期间在临床也有两年的经历，但是所接触的工作基本是抗凝专业范畴的。我对肾科的工作内容并不熟悉，如何开展工作也是万分的茫然，瞬间感觉压力陡增。

我的第一站是肾科（血透室），一踏入大门，大厅里一张张病床都占满了，一排排透析机周而复始地工作着。这就是我今后的工作环境。陌生的环境，陌生的专业，陌生的同事。张老师把我引荐给了血透室的王主任。谈话中，王主任对上一位肾科临床药师的工作表示了肯定。在随后与患者的谈话中，我了解到他们平时遇到药物相关的问题都会咨询临床药师。经过这两段谈话，我忐忑的心总算是放下了一些。有前辈们奠定的基础，医生和患者对临床药师的工作都有了一定的认识。这使得我今后的工作降低了很多阻力和难度，而我就将在这样的环境中，一边学习，一边熟悉工作。

来血透室进行血液透析的患者，大部分是固定的。也正因如此，大家都比较熟悉。一个笑话可以引起全场的哄笑，一条八卦可以造成满屋的议论。大家就像认识多年的朋友。在这里，你会知道老杨是如何追求他的妻子，老张是如何谈教子有方，老孙打针的时候是如何大叫。也许正是这样，当这里的轻松环境被打破时，大家都会不知所措。

当老赵在赶来透析的路上，因为心搏骤停，猝死在医院门口的公交站台；当每天最早到位，上机后审阅各大报纸，时不时插一两句话的李叔与我们有了遥不可及的距离；当病情稳定，每周只需透析一次的朱老师突然送进了重症监护室，最终不幸去世。这些事情给了我很大的触动。我打心眼里想为这些熟悉的、可爱的人做点什么，能够在药物治疗的角度贡献我力所能及的力量。

作为初级药师的我，虽然目前还没有达到为患者保驾护航的水平，但是在空余时间里，我积极翻看相关的教科书、指南和文献，尽力做到日积月累、积微成著。在日常工作中，我也时刻留意，寻找肾科临床药师工作的切入点。

作为初级药师的我，还是非常幸运的。前辈的努力让医生和患者对临床药师有了认识和肯定，让我们可以站在前辈的肩膀去做更多工作。但是我的专业素质需要在学习中积累，在临床实践中提高。盼望有一天能够像诗中一样，"长风破浪会有时，直挂云帆济沧海"。

2015 年 9 月 18 日

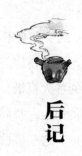

后记

《中国临床药师成长实录》终于完稿，搁笔之际，感慨良多。

感慨一：写书好难！

本书的编写意向萌发于 5 年前。当时，我院药师开展临床药学工作已有好几个年头了。最早进入临床的抗凝、营养、内分泌等专业的临床药师已能很好地融入医疗团队，并受到所在科室的欢迎。与此同步，我的邮箱中也积攒了十多万字药师们在临床中从迷茫困惑到获得认可的种种体会与感悟。这些文字真实记录了临床药师的成长过程，其中不乏感人的经历和经典的案例。我意识到，应该将这些文字结集出版，一则可以给临床药师们留下一份成长的记忆，二则亦是对未来的启迪，给想要成为临床药师的同道、学子提供借鉴。于是，我和同事们兴致盎然地把这些体会、感悟装订成册，并充满诗意地取名为《脚印》。然而，兴奋之余细读《脚印》，却忐忑起来。作为正式出版物，应该主旨明确、专业突出，还要具有可读性和代表性，但这仅凭热情和感觉装订起来的《脚印》就显然问题多多了。这些问题摆在面前却不知从何下手。于是，《脚印》在我的案头一搁就是几年。

感慨二："70后"真好！

去年，游一中教授主编的《中国药师海外游学札记》由人民卫生出版社出版。读着包括本人在内的50多位中青年药师英、美访学的一篇篇札记，感叹游老的格局与远见、效率与热情的同时，又想到我心心念念的《脚印》。听完我的诉说，游老说，只要对临床药学发展有帮助，那就赶紧做。很快，游老率领知名的复旦大学附属中山医院蔡映云教授、药学前辈常熟市第一医院甘克苏主任、我的大学长《抗感染药学》编辑部陈幼亭老师，顶着盛夏的骄阳来到我院。几位前辈和我们反复讨论斟酌，最终确定了本书的写作宗旨、体例以及征稿要求等，并特别强调稿件内容一定是作者亲历的真实事（案）例。这次讨论使一筹莫展的我豁然开朗，自此，编书工作在前辈们的指导和督促下有序展开。因游老率领的几位前辈平均年龄已有75岁，故戏称"70后"。由衷感慨："70后"真好！

感慨三：80后值得信赖

本书得以顺利出版，让我难忘编审小组9名80后年轻同事努力的身影。他们为本书稿件的征集、遴选以及校对等做了大量的工作。由于本书涉及众多的医药学专业知识以及文字表达的修辞要求，这些80后在陈幼亭老师和南京航空航天大学附中语文教研室苗建亚老师的指导下，不厌其烦，严谨细致，像雕琢一件心爱的艺术品一样，一遍遍查核，一句句斟酌，精益求精、不知疲倦。值得一提的是，本书的成书过程恰巧伴随着年轻的编审小组组长刘梦颖药师的十月妊娠。梦颖药师自豪地说，她同时孕育了两个宝宝，一个宝宝于两周前诞生，现在期待这个宝宝早日面世。

感慨四：Thanks a lot

《中国临床药师成长实录》得以成书，离不开众多学者、前辈的鼓励与指导，离不开众多同道的信任与支持。此刻，我的心中是满满的感激与感动。

由衷感谢中国药学会医院药学专业委员会主任委员北京协和医院朱珠教授、教育部高等学校药学类专业教学指导委员会主任委员中国药科大学副校长姚文兵教授以及我的院长韩光曙教授和我的分管领导党委书记彭宇竹教授，感谢他们对本书的立项、编写所给予的热情鼓励及大力支持与指导。

由衷感谢我的同道，新疆医科大学第一附属医院王建华主任、陆军军医大学第一附属医院夏培元主任、昆明医科大学第一附属医院张峻主任、南昌大学第一附属医院魏筱华主任、浙江省人民医院方晴霞主任、吉林省梅河口中心医院张天镇主任，尤其是江苏泰州市人民医院医学专家孔旭辉副院长，感谢他们在稿件征集、修改等工作中给予的信任与帮助。

最后，我要向以四川省人民医院杨勇主任、中山大学附属第一医院陈杰主任、山东省青岛市市立医院孙福生主任等为代表的全国20个省、市、自治区48家医院127名提供稿件的优秀药师致敬，衷心感谢他们为用心写成一篇篇既专业又可读性强的稿件所付出的努力与辛劳，感谢他们的无私分享。

由于能力与水平所限，书中一定会有不当或错误之处。因此，本书权作引玉之砖，恳请各位读者批评指正。

葛卫红

2018 年 9 月 16 日